U0267249

儿童消化道超声扫查
基本切面及疾病诊断

Basic Section and Disease Diagnosis of
Digestive Tract Ultrasound in Children

主　编　黎新艳　刘萍萍
主　审　贾立群　王晓曼　王红英

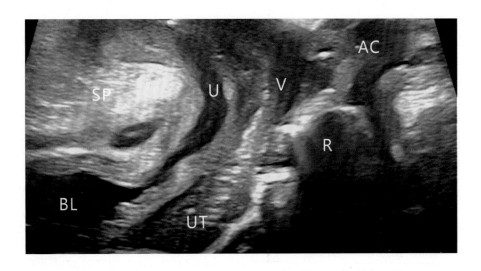

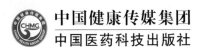
中国健康传媒集团
中国医药科技出版社

内 容 提 要

本书经过大量的临床一线工作实践，并参考了大量国内外专业文献和书籍，总结了一套小儿消化道的基本扫查切面及扫查方法，绘制了相应的切面模式图。超声扫查图与切面模式图一一对应，对每组切面还编写了易于记忆的口诀，让读者对小儿消化道的扫查切面一目了然，并能尽快掌握扫查方法。本书针对每一组扫查切面能筛查及诊断的疾病作了详细的章节介绍，从消化道的胚胎发育、解剖结构、生理特点、病理状态方面展示了大量的胎儿期及小儿期的病例，让读者体会扫查切面的重要作用，并能运用在小儿消化道的疾病筛查及诊断中。为提高学习效果，本书提供了相关超声动态图展示，读者可以利用激活码在相关平台重复观看。本书可供儿科、消化科、超声科以及相关专业医师学习参考。

图书在版编目（CIP）数据

儿童消化道超声扫查基本切面及疾病诊断 / 黎新艳，刘萍萍主编 . — 北京：中国医药科技出版社，2023.8

　ISBN 978-7-5214-4055-3

　Ⅰ . ①儿⋯　Ⅱ . ①黎⋯　②刘⋯　Ⅲ . ①儿童疾病—消化系统疾病—超声波诊断 Ⅳ . ① R725.704

中国国家版本馆 CIP 数据核字（2023）第 136575 号

美术编辑　陈君杞
版式设计　也　在

出版　**中国健康传媒集团** | 中国医药科技出版社
地址　北京市海淀区文慧园北路甲 22 号
邮编　100082
电话　发行：010-62227427　邮购：010-62236938
网址　www.cmstp.com
规格　787 × 1092mm $\frac{1}{16}$
印张　22 $\frac{3}{4}$
字数　455 千字
版次　2023 年 8 月第 1 版
印次　2023 年 8 月第 1 次印刷
印刷　三河市万龙印装有限公司
经销　全国各地新华书店
书号　ISBN 978-7-5214-4055-3
定价　**198.00 元**

获取新书信息、投稿、为图书纠错，请扫码联系我们。

版权所有　盗版必究

举报电话：010-62228771

本社图书如存在印装质量问题请与本社联系调换

编 委 会

主　编　黎新艳　刘萍萍

主　审　贾立群（国家儿童医学中心　首都医科大学附属北京儿童医院）

　　　　　王晓曼（国家儿童医学中心　首都医科大学附属北京儿童医院）

　　　　　王红英［国家儿童区域医疗中心（中南）　广州市妇女儿童医疗中心］

副主编　卢一郡　韦秋芬　曾　甜

编　者（按姓氏笔画排序）

韦佳宋	韦秋芬	孔　琳	龙飞雯	卢一郡	田晓先
朱小翠	刘春鳞	刘萍萍	杨水华	杨玉燕	杨祚建
李　燕	李雪芹	李新宁	何　宁	何桂丹	沙　燕
陆巧锐	林莲恩	林剑军	罗苏丽	罗艳合	庞玉兰
夏红卫	高晓燕	唐艳妮	唐娟松	黄小英	梁　艳
梁蒙凤	蒋丹华	覃　敏	覃桂灿	覃银贝	曾　甜
路　婧	黎新艳	潘力嘉	潘保星		

（以上编者单位均为广西壮族自治区妇幼保健院 儿童医院 妇产医院）

本书由下列基金资助

广西儿科疾病临床医学研究中心（任务书编号：桂科 AD22035121）

广西临床重点专科（医学影像科）

广西妇幼健康重点专科

广西生殖健康与出生缺陷防治重点实验室运行补助项目（项目编号：21-220-22）

广西医疗卫生适宜技术开发与推广应用项目（项目编号：S2020059）

序

随着儿科超声越来越被关注，临床对儿科超声诊断的依赖性日渐突显，越来越多的超声医生涉足儿科领域。儿童消化道超声是儿科超声的亮点，并逐渐成为研究热点。众所周知，超声检查最忌气体干扰，因此消化道一度成为超声检查的盲区。北京儿童医院超声团队率先开展儿童胃肠超声检查，其诊断效能与胃镜、肠镜、MRI 等并驾齐驱，各有千秋，甚至很大程度上替代了放射线检查，逐渐在广大超声医生乃至临床医生心中建立了用超声诊断儿科胃肠疾病的理念，并得到了广泛的认可和推崇。

本书从初学者的视角，注重基础，由浅入深，对消化道的基本扫查方法、整体走行追踪及精准定位做了精细的讲解。对消化道的扫查基本切面、每一段的扫查步骤、要点、技巧等进行详细分解，再过渡到切面在疾病中的应用，按照疾病的胚胎发育、病理生理、临床表现、超声诊断、治疗预后等层层推进，深入浅出地阐述了疾病发生发展的变化及诊断价值，展示了大量胎儿期及儿童期的病例，并与放射影像、手术、病理对照。此外采用超声图、模式图及示意图对照，一目了然，通俗易懂，有利于初学者参考学习。

本书内容丰富详实，图文并茂，凝聚了作者多年工作经验和研究结晶。相信本书能够对初学儿科超声的医生起到非常大的帮助和指导作用。

国家儿童医学中心　首都医科大学附属北京儿童医院

2023 年 7 月

前　言

消化道蜿蜒曲折，相互重叠且内容物多，影像干扰因素多，且儿童消化道疾病的临床症状不具备特异性，因此此类疾病的诊断是影像学医师面临的巨大挑战之一。儿童消化道疾病的诊断主要依赖影像学检查如 X 线腹平片、X 线钡剂造影、CT 及 MRI、电子胃镜等，而近年来超声成像技术及检查方法发展迅速，越来越多地应用于评估儿童的消化道疾病，具有较高的准确性和可重复性，甚至在某些领域，诊断价值能与 CT 及 MRI 媲美，并借助其无放射性、实时动态、可重复检查、价格低廉等优势将儿童消化道疾病的诊断提高到了一个新的水平，为儿童消化道疾病的筛查及诊断开拓了一条希望之路。

广西壮族自治区妇幼保健院超声团队多年来开展儿童消化道疾病超声筛查及诊断，经过大量的临床工作实践，坚持和手术及病理相对照，积累了丰富的临床工作经验和大量的病例资料。编者在多年的工作实践及教学培训中，有感于儿童消化道正常及异常结构超声表现的复杂性和多变性，为提高超声医师检查的准确性和可重复性，减少超声检查中的盲目性，在阅读了大量国内外专业文献和书籍的基础上结合自身的工作经验，总结出一套儿童消化道超声的八组基本扫查切面，在我院多年的临床应用中发现这套基本切面对于提高儿童消化道疾病超声检查的准确性和可重复性，减少漏诊误诊中起到了重要作用，并得到了临床医师及学员们的一致好评。因此，我们针对这套儿童消化道超声的八组基本扫查切面，专门绘制了相应的切面模式图，同时介绍了消化道的胚胎发育、解剖结构、生理特点、病理状态等，并展示了大量的胎儿及儿童期的病例，编写了本书。

本书的亮点及精华，是书中的超声切面图及绘制的相应切面模式图，还有大量的病例图片。超声切面图基于超声科团队在无数的工作细节中总结出的实践经验，从大量的影像资料中精挑细选而出；然后以超声图为模板，一笔一画地从一幅幅手绘稿开始制作模式图，一点点地勾画出每一处轮廓，力求最真实地还原超声影像特征，经过整个团队的反复揣摩、讨论，一遍又一遍地修改，最终敲定底稿。之后再经过繁琐的美工制图流程，既要突出切面的重点要素又要兼顾视觉的舒适性，整个团队秉持一丝不苟的严谨工作态度，在无数次的配色尝试及美工精修后，最终呈现了书中的切面模式图。我们还针对每个切面的特点各自编写了对应的记忆口诀，旨在朗朗上口中理解切面的精髓。书中大量病例追踪图片均来自于我院多学科共同协作，让我们的超声诊断得到了最好的印证，希望起到抛砖引玉的作用。

本书得到了首都医科大学附属北京儿童医院贾立群教授、王晓曼教授以及广州市妇女儿童医疗中心王红英教授的悉心指导，感谢他们在撰写及修订过程中给予的宝贵意见。本书在编写过程中还得到了医院领导的大力支持，是在医院外科、儿科、产科、病理科、放射科、超声科同仁们群策群力下完成的，超声科成员在繁忙的工作之余，承担了繁重的校对工作，在此一并表示感谢！

本书瑕疵难以避免，恳请专家教授们及广大同行批评指正。

编者

2023 年 7 月

目　录

———・第一章・———
消化道基础知识及超声扫查基本切面

———・第二章・———
食管疾病的超声诊断

———— • 第三章 • ————
胃幽门疾病的超声诊断

———— • 第四章 • ————
十二指肠与肠系膜上动、静脉疾病的超声诊断

———— • 第五章 • ————
空回肠疾病的超声诊断

第六章
回盲部及阑尾疾病的超声诊断

第七章
结直肠及肛周疾病的超声诊断

第八章
其他疾病的超声诊断

---●　第九章　●---
超声新技术在小儿消化道疾病中的应用进展

第一章

消化道基础知识及超声扫查基本切面

第一节 消化道胚胎发育

胚胎时期，背系膜和腹系膜将胃肠系统悬吊在腹腔，呈一条直管，依照胃肠道前、中、后肠的分段，分别有相应的血液供应、自主神经支配、淋巴引流及系膜构筑等，随着前肠和中肠的转位、背系膜的生长、网膜囊的形成和小肠的生长，原始消化管的简单构造随之改变，形成了人体具有复杂功能的消化管，但各种复杂结构之间的关系仍然保持着胚胎时期的形式。

一、早期原基

胃肠系统来自原肠胚的内胚层和侧板脏壁中胚层，脏壁是胃肠道的原基。侧板中胚层腔化后形成胚内体腔，随之分成了两层：体壁中胚层、脏壁中胚层，后者紧贴内胚层而形成脏壁。

二、原肠管和系膜的形成

当原肠胚的胚盘卷折成桶状时，脏壁也卷折成原肠管，前肠延伸至胚头区，后肠则延伸至胚胎尾部，而中肠以宽大的中肠门与卵黄囊相通（图1-1-1）。背系膜和腹系膜将原肠管悬吊于体腔中，将腹腔分隔为左右两半。由侧板中胚层分化为这些腔面上的脏腹膜和壁腹膜的单层扁平上皮，脏腹膜覆盖在系膜和胃肠的表面，而壁腹膜铺衬在腹壁的内表面（图1-1-2）。至第1个月末，前、后肠的腹系膜消失，肝、胰等器官的原基芽从原肠发生（图1-1-3）。

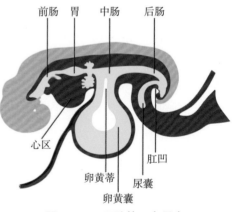

图 1-1-1 胚胎第 1 个月末

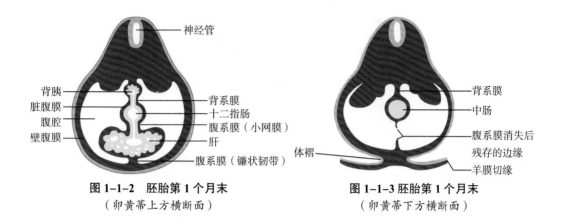

图 1-1-2　胚胎第 1 个月末
（卵黄蒂上方横断面）

图 1-1-3 胚胎第 1 个月末
（卵黄蒂下方横断面）

三、前肠、中肠和后肠

第 5 周，卵黄囊演化成一端细长的卵黄蒂而被卷入脐带。中、后肠的腹系膜消失，原左、右腹腔变成被壁腹膜构成的大腹膜囊铺衬的大腹膜腔。胸腹隔膜分隔了腹腔和胸腔，前肠形成的各器官原基也在发生。前肠仍保留其腹系膜（胃腹系膜或小网膜），其游离缘内含有胆总管。

前肠、中肠和后肠的血供都来自于主动脉，即前肠的腹腔干、中肠的肠系膜上动脉和后肠的肠系膜下动脉。

1. 前肠

胚胎第 5 周，前肠衍化成食管、胃、十二指肠的前 2/3。前肠局部膨大、旋转形成胃（图 1-1-4）。背侧生长迅速形成胃大弯，背侧系膜短，连于背侧体壁，腹侧生长缓慢形成胃小弯。胃腹侧系膜向右向头侧翻起并形成小网膜，胃背侧系膜向左向尾侧突出及旋转，膨胀的胃背侧系膜形成大网膜。大网膜由胃大弯发出，与横结肠附着、延伸、折返，继续包绕胰腺，构成网膜囊。腹膜腔通过网膜孔与网膜囊相通。与此同时，前肠沿胚体长轴顺时针旋转 90°，使胃大弯位于左侧，胃小弯位于右侧，十二指肠转向腹右侧；前肠沿背 - 腹轴（胚体的前后向）顺时针旋转 90°，使胃横向左侧，十二指肠和肝脏右移。同时十二指肠和胰腺转向背侧体壁，继发成为腹膜后器官（图 1-1-5）。肝、胆囊、胰腺则从肝憩室（前肠与卵黄蒂交界处的肠管内胚层增生突出形成的囊）发育而来。前肠的旋转异常则导致内脏反位或异位。

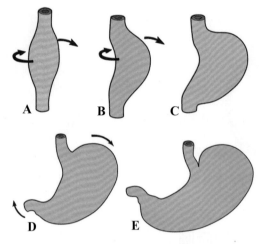

图 1-1-4　胃的胚胎发育

A. 前肠沿胚体长轴顺时针旋转；B. 局部背侧膨大；C. 胃大弯移至左侧；D. 胃沿腹背轴顺时针旋转；
E. 胃横向左侧

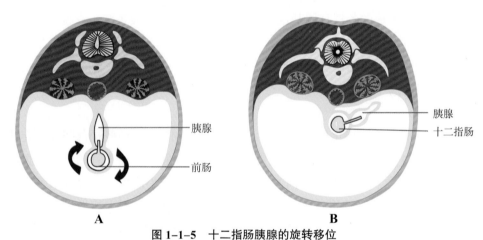

图 1-1-5　十二指肠胰腺的旋转移位

A. 前肠沿胚体长轴顺时针旋转伴右移；B. 十二指肠和胰腺移至腹膜后

2. 中肠

中肠衍化成十二指肠的后 1/3、空肠、回肠、盲肠、阑尾、升结肠和横结肠的前 2/3，回肠经退化的卵黄管与脐带相连。由中肠衍化来的肠管，其血液供应来源于肠系膜上动脉。胚胎第 6 周左右，中肠迅速增长，肝、中肾的迅速发育，中肠突出脐腔，并以肠系膜上动脉为轴逆时针方向旋转 90°，形成生理性的中肠疝。胚胎第 10 周后，腹腔生长速度渐趋平衡，肠管逐渐缩回到腹腔内。中肠沿背-腹轴共完成约 270° 的逆时针旋转，12 周左右中肠完成旋转（图 1-1-6）。盲肠及阑尾由左侧、上中腹部移到右下腹，十二指肠和升结肠从腹腔移至腹膜位。小肠、横结肠、乙状结肠借系膜游离地悬吊于腹腔内（腹腔内位器官，图 1-1-7，图 1-1-8）。

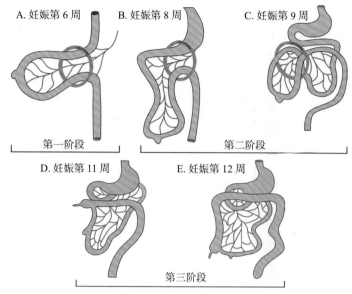

A. 妊娠第 6 周　　B. 妊娠第 8 周　　　C. 妊娠第 9 周

第一阶段　　　　　　　　　第二阶段

D. 妊娠第 11 周　　　E. 妊娠第 12 周

第三阶段

图 1-1-6　中肠的旋转

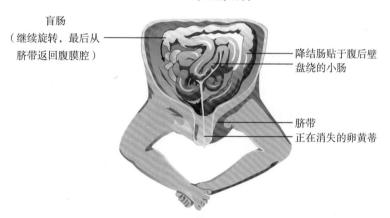

盲肠
（继续旋转，最后从
脐带返回腹膜腔）

降结肠贴于腹后壁
盘绕的小肠

脐带
正在消失的卵黄蒂

图 1-1-7　10 周的胎儿

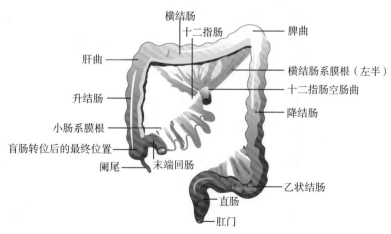

横结肠
十二指肠
脾曲
肝曲
横结肠系膜根（左半）
升结肠
十二指肠空肠曲
小肠系膜根
降结肠
盲肠转位后的最终位置
阑尾　末端回肠
乙状结肠
直肠
肛门

图 1-1-8　4~5 月的胎儿

3. 后肠

后肠衍化成横结肠的远段 1/3、降结肠、乙状结肠和直肠，末端与泄殖腔相连。泄殖腔是后肠和尿囊尾端的一个腔，尿直肠隔将泄殖腔分隔成腹侧的尿生殖窦和背侧的直肠肛管（图 1-1-9），泄殖腔膜被分为腹侧的尿生殖膜和背侧的肛膜。尿直肠隔的尾侧端则形成会阴体，肛膜的外方为一浅凹，称肛凹或原肛。肛膜在第 8 周破裂，肛凹加深并演变为肛管下段。如果肛门未破或肛凹未形成就会导致肛门闭锁，如果尿直肠隔分离泄殖腔失败或其与泄殖腔膜融合失败，可导致一系列尿直肠隔畸形。

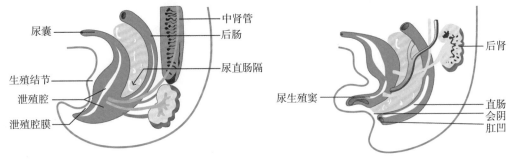

图 1-1-9　后肠的发生

第二节　消化道正常结构及超声声像特点

一、解剖学结构

消化系统包括消化管和消化腺两大部分。消化管是指从口腔至肛门的管道，按照各部的功能及形态不同，可分为口腔、咽、食管、胃、小肠（十二指肠、空肠和回肠）和大肠（盲肠、阑尾、结肠、直肠和肛管，图 1-2-1）。临床上通常把从口腔至十二指肠的这部分管道称上消化道，空肠及以下的部分称下消化道。消化腺按体积的大小和位置不同，可分为大消化腺和小消化腺两种。大消化腺位于消化管壁外，成为一个独立的器官，所分泌的消化液经导管流入消化管腔内，如大唾液腺、肝和胰。小消化腺分布于消化管壁内，位于黏膜层或黏膜下层，如唇腺、颊腺、舌腺、食管腺、胃腺和肠腺等。

二、组织学结构

组织学上消化道管壁的一般结构包含四层（图 1-2-2、图 1-2-4、图 1-2-6、图 1-2-7）。

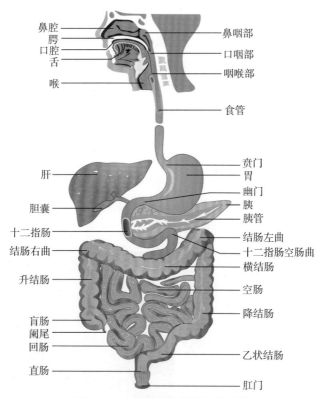

鼻腔
腭
口腔
舌
喉

鼻咽部
口咽部
咽喉部

食管

肝
胆囊
十二指肠
结肠右曲
升结肠
盲肠
阑尾
回肠
直肠

贲门
胃
幽门
胰
胰管
结肠左曲
十二指肠空肠曲
横结肠
空肠
降结肠
乙状结肠
肛门

图 1-2-1 正常消化道解剖模式图

（一）黏膜

包含上皮、固有层、黏膜肌层。消化道各段黏膜结构差异很大，是消化管执行消化、吸收等功能的主要部分。

1. 上皮

在口腔、咽、食管及肛门为复层扁平上皮，适应摩擦，具有保护作用；胃、肠为单层柱状上皮，以分泌、消化和吸收功能为主。

2. 固有层

为结缔组织，富含血管、淋巴管及淋巴组织。

3. 黏膜肌层

收缩可改变黏膜的形态，有助于营养物质的吸收及腺体分泌。

（二）黏膜下层

疏松结缔组织，在食管及十二指肠的黏膜下层内分别有食管腺与十二指肠腺。在食管、胃和小肠等部位的黏膜与黏膜下层共同向管腔内突起，形成皱襞。

（三）肌层

除口腔、咽、食管上段与肛门处为骨骼肌外，其余大部分均为平滑肌。肌层一般分为内环、外纵两层。

（四）外膜

外膜可分为纤维膜和浆膜。由薄层结缔组织构成称纤维膜，与周围组织无明显界限。浆膜由薄层结缔组织与间皮共同构成，其表面光滑，利于胃肠活动。

消化系统的基本功能是摄取食物，进行物理和化学性消化，经消化黏膜上皮细胞进行吸收，最后将食物残渣形成粪便排出体外。

三、超声声像特点

消化道的正常层次结构，在超声上从腔内至腔外可显示出五个不同的回声强度（高—低—高—低—高，图1-2-3，图1-2-5），与组织学基本对应，其中超声显示的第一层与第二层对应组织学上的黏膜层。

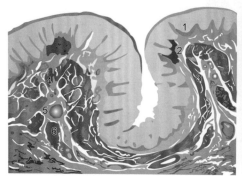

图 1-2-2　食管（横切面）光镜模式图
1. 上皮；2. 固有层；3. 黏膜肌层；4. 食管腺
导管 5. 黏膜下层；6. 食管腺腺泡

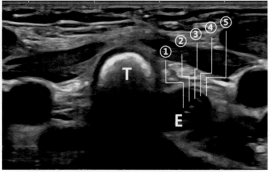

图 1-2-3　超声下横切面显示的食管壁五层结构
①黏膜层与消化道腔的高回声界面；②黏膜肌层；
③黏膜下层；④肌层；⑤浆膜层

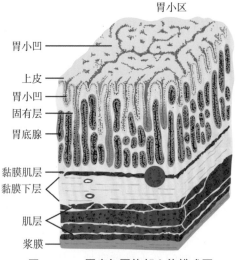

图 1-2-4　胃底与胃体部立体模式图

第一层：高回声（腔内与黏膜面的分界回声，含黏膜上皮层和腺体层）。

第二层：低回声（黏膜固有层和黏膜肌层）。

第三层：高回声（黏膜下层）。

第四层：低回声（肌层）。

第五层：高回声（浆膜与浆膜外脂肪组织）。

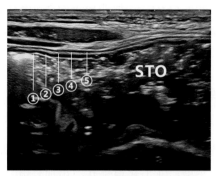

图 1-2-5　超声下胃壁的五层结构

①黏膜层与消化道腔的高回声界面；②黏膜肌层；③黏膜下层；④肌层；⑤浆膜层

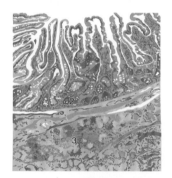

图 1-2-6　十二指肠黏膜与黏膜下层
光镜模式图

1. 小肠绒毛；2. 小肠腺；3. 十二肠腺

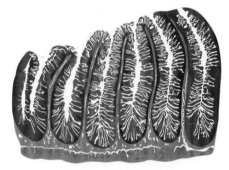

图 1-2-7　空肠（纵切面）光镜模式图

1. 皱襞；2. 小肠绒毛；3. 黏膜层；4. 肌层

第三节　儿童消化道超声检查技术要点

一、设备要求

1. 仪器选择

推荐采用高分辨力彩色多普勒超声诊断仪，主要应用二维灰阶与彩色多普勒功能。

2. 探头选择

高频线阵探头、小型凸阵探头或微型凸阵探头（通常需联合运用）可较好地利用患儿腹壁薄的特点提高近场分辨力，在满足显示深度的条件下，应尽量选用较高超声波发射频率的探头。早产儿、足月儿建议用高频率探头（6MHz 以上），婴儿建议用较低频率的探头（中心频率 3~6MHz）。探头要求在 3~10MHz 范围内可调，或采用多个频段复合型的二合一探头（低频可达 4MHz，高频可达 18MHz），探头应用单晶体材料者图像信噪比更高。

二、适应证与禁忌证

1. 适应证

儿童消化道超声检查适应证：①呕吐、腹痛、腹胀、腹泻；②先天性消化道畸形；③消化道炎性疾病、感染；④消化道穿孔、出血；⑤消化道占位；⑥腹部外伤；⑦盆腔腔囊性包块、实体肿瘤等；⑧术前常规；⑨术后随访；⑩对产前提示异常的监测随访；⑪ 采用亚低温治疗、体外膜肺支持或应用其他生命支持的重症患儿的监测及评估等等。

2. 禁忌证

儿童消化道超声检查无绝对禁忌证。

三、肠道准备

肠道准备时常采用的饮食模式主要为清流质饮食和低残留（低纤维）饮食，检查前让患儿禁食（禁食时间参考表 1-3-1）。如需评估胃肠道运动建议夜间禁食。当患儿腹部严重胀气膨隆，大量气体干扰，腹壁张力高无法按压时，可行胃肠减压及生理盐水灌肠后检查。对于结直肠的占位，应禁食并多次灌肠，尽量排空肠道后进行观察。

表 1-3-1　儿童各年龄段禁食时间参考

年龄段 \ 项目	一般检查	结直肠的占位
新生儿期（出生到 28 天）	约 1.5~2 小时	不少于 3 小时
0~3 岁	约 2~4 小时	
3~6 岁	约 4~6 小时	不少于 6 小时
6~18 岁	约 6~8 小时	

四、检查体位

检查体位主要以仰卧位为主，当气体严重干扰时，可让患儿侧卧位，并采用逐级加压法，最大限度地避免气体干扰。经会阴切面观察直肠、肛管、盆腔脏器和结构时，采用截石位。

五、检查方法

运用儿童消化道的扫查切面，常用以下方法：

1. 顺序扫查法

常用于检查患儿的食管、食管裂孔、贲门，沿着贲门往远端扫查，依次显示胃底、胃体、胃窦、幽门、十二指肠球部、降段、水平段、升段，主要观察上消化道的结构、位置、形态等。

2. 纵横扫查法

常用于观察小肠（空回肠为主），同时可观察系膜、网膜，评估全腹的整体情况。

3. 解剖标志定位法

常用于消化道位置较固定、解剖标志明显的节段。①食管的观察；②十二指肠的走行；③回盲部的定位；④阑尾的观察；⑤结肠肝曲、脾曲；⑥经会阴部观察直肠肛管、盆底结构与消化管的关系等等。

4. 水充盈法

尤其适用于上消化道梗阻，无特殊禁忌证及不良反应，不仅能协助我们判断梗阻点，还能形成良好的透声窗观察病变部位及与周边脏器的关系。可嘱患儿饮水20~100ml，对于不能主动配合的患儿可用注射器经胃管注水，检查完毕后可回抽。

第四节　儿童消化道八组超声扫查切面详解

我院总结的儿童消化道八组基本扫查切面，主要以静态切面为主，含部分动态切面。静态切面主要显示解剖定位标志，通过其更好地显示消化道各段的特征及走行，动态切面主要根据静态切面中的解剖定位点及消化道的走行，将全段消化道通过动态扫查延续起来。这套系统顺序扫查切面可以筛查及诊断儿童消化道各种先天性及后天性的疾病，涵盖鉴别诊断在内，多达40多个病种，是儿童消化道疾病诊断及治疗效果评估的最经济最有效的检查手段。

一、切面名称

切面一　食管颈段及胸段切面

切面二　食管腹段及贲门切面

切面三　胃幽门切面

切面四　十二指肠与肠系膜上动、静脉切面

切面五　空回肠切面

切面六　回盲部及阑尾切面

切面七　结肠切面

切面八　经会阴切面

儿童消化道超声八组基本扫查切面模式图与超声图

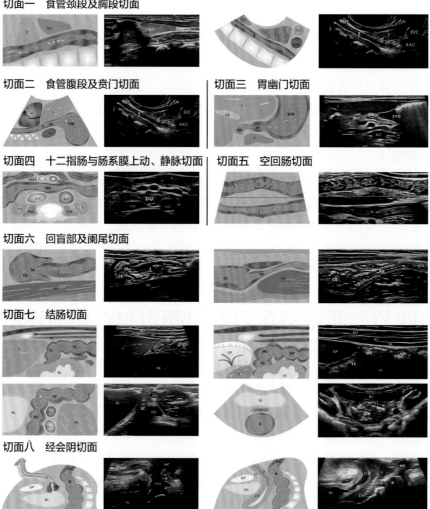

图1-4-1-1　八组扫查切面的模式图与超声图

二、各切面详解

切面一 食管颈段及胸段切面

（一）食管的正常解剖

食管是一肌性管状器官，也是消化管中最狭窄的部分，前后扁平，紧贴脊柱前方（多为左前方）走行（图1-4-1-2）。上端在第6颈椎体下缘平面与咽相接，下端约平第11胸椎体高度。与胃的贲门连接。食管可分为颈部、胸部和腹部。颈部平对第6颈椎体下缘至胸骨颈静脉切迹平面之间，前方借结缔组织与气管后壁相贴。胸部最长，位于胸骨颈静脉切迹平面至膈的食管裂孔之间。腹部最短，自食管裂孔至贲门，其前方邻近肝左叶。

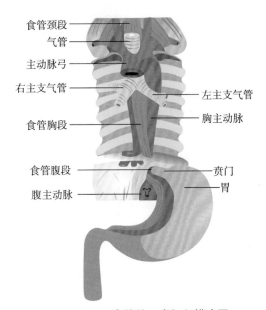

食管颈段 ——
气管 ——
主动脉弓 ——
右主支气管 ——
—— 左主支气管
食管胸段 ——
—— 胸主动脉
食管腹段 ——
—— 贲门
腹主动脉 ——
—— 胃

图1-4-1-2 食管的正常解剖模式图

（二）切面扫查方法

取仰卧位，下颌抬起，颈背部垫高，头部后仰并略向右偏斜，充分暴露颈部。探头首先置于颈前正中线偏左侧（图1-4-1-3），从咽腔开始从上至下，纵切及横切扫查至锁骨上窝，可显示颈段食管的矢状面（图1-4-1-4）及横断面。对于新生儿及婴幼儿，探头置于胸骨柄旁，沿着胸骨柄纵切及横切扫查胸段食管（图1-4-1-5），可显示胸段食管的矢状面（图1-4-1-6）及横断面（图1-4-1-7）。随着年龄增长，胸骨骨化，肺部气体干扰，食管胸段需采用微凸探头（图1-4-1-8），置于胸骨上窝，探头与胸骨柄约呈30°~50°角，斜形向后下方扫查食管胸段矢状面（图1-4-1-9）。甲状软骨在儿童食管颈段中起定位作用，可快速定位食管位置，定位好后可避开甲状软骨的遮挡对颈段食管进行观察。

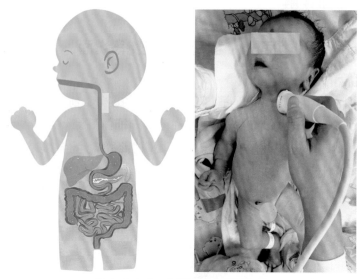

图 1-4-1-3　食管颈段矢状面扫查

（三）切面显示要求

1. 食管颈段矢状切面（图 1-4-1-4）要求显示：食管颈段、甲状软骨、甲状腺、脊柱。

2. 食管胸段矢状切面（图 1-4-1-9）要求显示：食管胸段、甲状腺、胸腺、上腔静脉横断面、升主动脉弓横断面、脊柱。

3. 食管横断面：动态扫查，可显示食管横断面、气管、甲状腺、胸腺、颈部血管鞘等。

切面一记忆口诀：

一骨二腺速定位，甲状腺后颈段清，

胸骨上窝微凸切，胸腺出现胸段显。

（一骨：甲状软骨；二腺：甲状腺、胸腺）

（四）切面观察的主要内容

1. 食管颈段及胸段

沿咽部向下，显示食管颈段及胸段（图 1-4-1-4，图 1-4-1-9），呈长条形管状结构，管腔中央为高回声的黏膜层及气体。正常食管壁在超声上可显示消化道的五层结构（图 1-4-1-10），由内向外表现为（高—低—高—低—高），对应结构分别为：黏膜层与腔内的高回声界面、黏膜肌层、黏膜下层、肌层与浆膜层。可实时观察吞咽运动时，食管从空虚至扩张的变化（图 1-4-1-11）。

2. 气管

气管由"C"形的透明软骨环、平滑肌和结缔组织构成，纵切时超声表现为"三线征"（图 1-4-1-12），两线为"串珠状"排列的环状软骨断面，断面之间为高回声的结缔组织，中间为强回声的气体亮线。

3. 毗邻脏器

食管后方显示脊柱强回声，前方可显示甲状软骨、甲状腺、胸腺及心脏大血管。食管胸段两侧是肺脏。

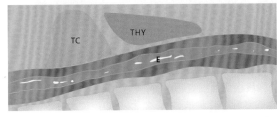
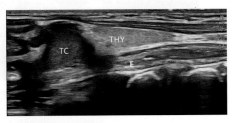

图 1-4-1-4 食管颈段矢状面的模式图及超声图
E：食管（颈段）TC：甲状软骨 THY：甲状腺

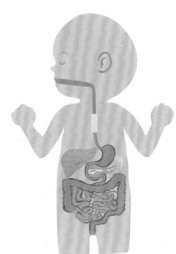
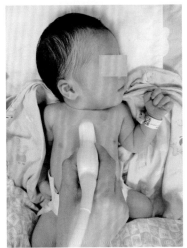

图 1-4-1-5 食管胸段矢状面扫查（探头沿胸骨柄）

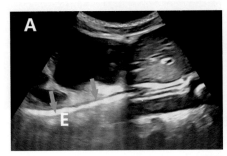
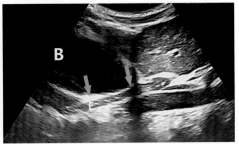

图 1-4-1-6 食管胸段矢状面扫查超声图
A.胸段食管内充满气体，呈高回声亮带状；B.胸段食管内点状气体，呈低回声管状结构

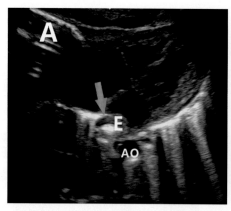
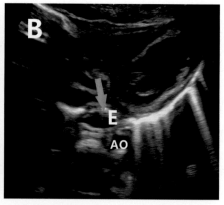

图 1-4-1-7　食管胸段横切面扫查超声图

胸段食管横切面：A. 气体充盈时；B. 吞咽水时食管扩张。E：食管　AO：腹主动脉

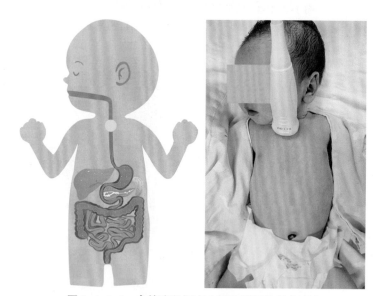

图 1-4-1-8　食管胸段扫查（探头置于胸骨上窝）

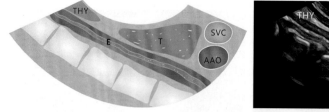
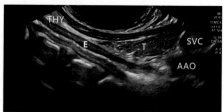

图 1-4-1-9　食管胸段矢状面的模式图及超声图

E：食管（颈段）　THY：甲状腺　T：胸腺　SVC：上腔静脉　AAO：升主动脉弓

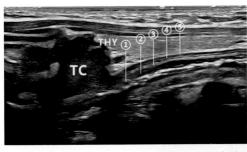
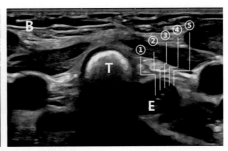

图 1-4-1-10　食管的纵切面与横切面

图示食管纵切（A）及横切（B）时显示的食管壁五层结构：①黏膜层与消化道腔的高回声界面；②黏膜肌层；③黏膜下层；④肌层；⑤浆膜层

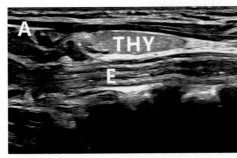
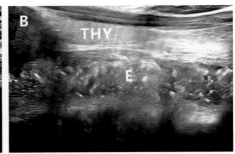

图 1-4-1-11　食管空虚和扩张状态

A. 避开甲状软骨后显示的空虚食管；B. 吞咽时食管扩张

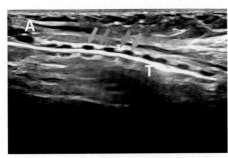
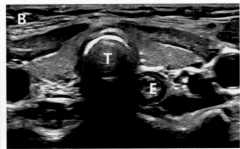

图 1-4-1-12　气管的纵切面与横切面

图示气管纵切（A）与横切图（B），纵切面显示"三线征"（蓝箭头示"串珠状"排列的气管环状软骨断面，黄箭头示高回声的结缔组织，中间为强回声的气体亮线）。T：气管；E：食管

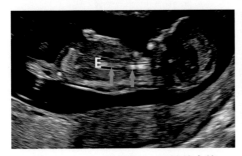
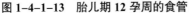
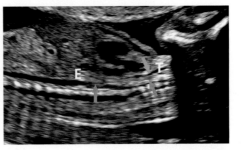

图 1-4-1-13　胎儿期 12 孕周的食管　　　　**图 1-4-1-14　胎儿期 23 孕周的食管和气管**

切面二　食管腹段及贲门切面

（一）食管腹段及贲门解剖

腹段食管短（图 1-4-2-1），成人为 1~2cm，自食管裂孔至贲门，而贲门属于胃的近端一部分，区域不明显，即胃的近端与食管连接处。

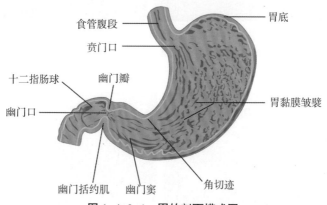

图 1-4-2-1　胃的剖面模式图

（二）切面扫查方法

取仰卧位，探头置于剑突下平行于胸骨柄，标志点对剑突下方，声束与人体矢状面平行，以肝左叶作为声窗，后方显示腹段食管的旁矢状切面，呈椭圆形的"橄榄征"。探头标志点逆时针旋转至与胸骨柄呈 25°~35° 角时（图 1-4-2-2），可显示食管腹段及贲门长轴。

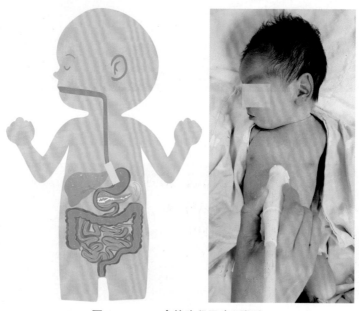

图 1-4-2-2　食管腹段及贲门扫查

（三）切面显示要求

要求显示心脏、食管裂孔、食管腹段、贲门、腹主动脉断面、肝左叶、胃（图1-4-2-3）。

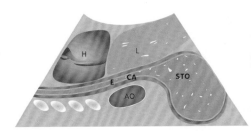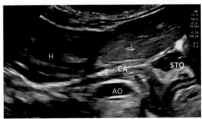

图1-4-2-3　食管腹段及贲门的模式图及超声切面图
E：食管（腹段）　CA：贲门　STO：胃　AO：腹主动脉　H：心脏　L：肝脏

切面二记忆口诀：

> 心肝之间定横膈，声窗优选肝左叶，
> 横膈中央裂孔穿，腹主腹侧躺食管，
> 裂孔贲门夹腹段，鸟嘴征象示贲门。

（四）切面观察的主要内容

食管裂孔　纵切面时心脏与肝脏分界平面约为膈肌水平，同水平对应的食管穿过处约为食管裂孔处，此处测量食管裂孔的大小。食管裂孔至贲门"鸟嘴征"之间约为腹段食管的范围。

食管腹段　以肝左叶作为声窗，腹主动脉前方为食管，食管腹段与胸段延续，管壁结构的图像特点一致，管腔内充满强回声气体。旁矢状切面呈椭圆形的"橄榄征"（图1-4-2-4）。

贲门　纵切面时贲门部呈"鸟嘴征"（图1-4-2-5），与食管腹段延续，两者无明显分界。

毗邻脏器　肝左叶、与贲门延续的胃底、心脏、腹主动脉。

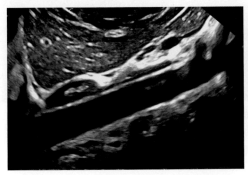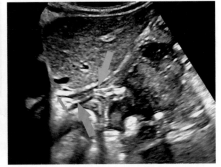

图1-4-2-4　腹段食管的旁矢状切面图　　**1-4-2-5　贲门部**

食管裂孔（黄色双向箭头），食管腹段（黄箭头）及贲门部的"鸟嘴征"（蓝箭头）

切面三　胃幽门切面

（一）胃及幽门的正常解剖

胃壁黏膜层柔软，血供丰富，胃空虚时形成许多皱襞，充盈时变平坦（图 1-4-3-1）。黏膜下层由疏松结缔组织构成，内有丰富的血管、淋巴管和神经丛，当胃扩张和蠕动时起缓冲作用。肌层较厚，由外纵、中环、内斜的 3 层平滑肌构成。其中，中层的环形肌较纵行肌发达，环绕于胃的全部，该层在幽门处较厚称幽门括约肌，位于幽门瓣的深面，有延缓胃内容物排空和防止肠内容物逆流至胃的作用。胃的外膜层为浆膜。

幽门位于胃出口，连接十二指肠处，胃体下界与幽门之间的部分，称幽门部（图 1-4-3-2）。胃大弯侧有一不明显的浅沟称中间沟，将幽门部分为右侧的幽门管和左侧的幽门窦（临床上常称"胃窦"），幽门窦常位于胃的最低部。

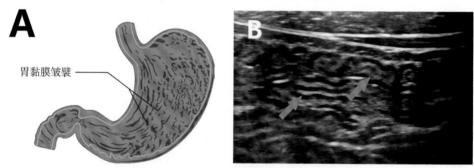

图 1-4-3-1　胃黏膜的解剖模式图与超声图

A. 胃黏膜的解剖模式图；B. 高频超声下儿童的胃体部黏膜皱襞

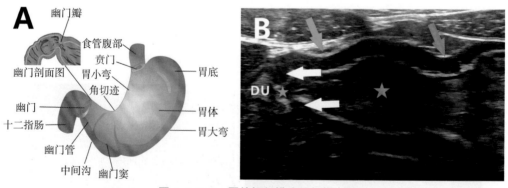

图 1-4-3-2　胃的解剖模式图与超声图

A. 胃的解剖模式图。B. 超声声像图下的中间沟（蓝箭头）和角切迹（黄箭头）、幽门管（蓝星标）和幽门窦（黄星标）、幽门瓣（白箭头）、十二指肠球部（DU）

（二）切面扫查方法

取仰卧位，探头首先置于剑突下显示贲门，然后移动探头稍向左侧沿着胃底、胃体、胃窦顺序扫查（图1-4-3-3），幽门管约位于肝脏与胰腺之间，紧邻胆囊，远端续接十二指肠球部。先显示胰腺，后显示幽门，手法调整使幽门管长轴尽可能与声束垂直，重点观察幽门部。探头旋转90°后可显示幽门管的横切面，扫查过程中要反复旋转探头，轻微加压驱走肠气后图像更清晰。

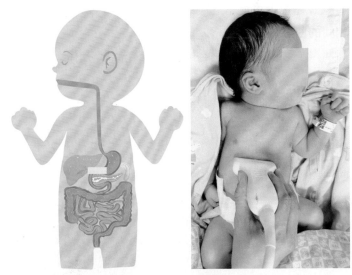

图1-4-3-3 胃幽门扫查

（三）切面显示要求

幽门静态切面（图1-4-3-4）主要显示：幽门管长轴（尽量与声束垂直）、十二指肠球部、肝脏、胰腺。

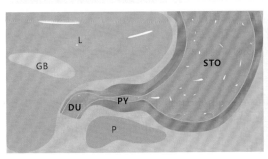
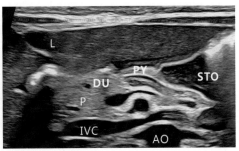

图1-4-3-4 胃幽门的模式图及超声图

PY：幽门 DU：十二指肠（球部）STO：胃 L：肝脏 GB：胆囊 P：胰腺 AO：腹主动脉 IVC：下腔静脉

胃的动态扫查应包含贲门、胃底、胃体、胃窦、幽门及十二指肠球部的动态、全程、顺序追踪扫查。

切面三记忆口诀：

剑突开始左侧移，胃的走行顺序扫，

幽门藏身肝胰间，搯腰征出显真形。

（四）切面观察的主要内容

1.胃

包含胃的走行以及大致形态，胃黏膜层表面覆盖高回声气体，胃壁完整，无明显中断或变薄。胃壁在超声上可显示五层结构（图1-4-3-5），从腔内至腔外在超声上可显示为高低相间的回声强度：

第一层：高回声（黏膜表层为高回声，表面覆盖胃腔气体，是胃腔与黏膜面的分界层）。

第二层：低回声（黏膜肌层）。

第三层：高回声（黏膜下层）。

第四层：低回声（肌层）。

第五层：高回声（浆膜层）。

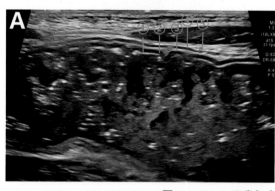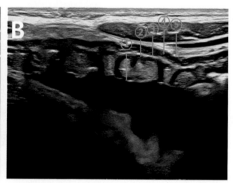

图1-4-3-5　正常与炎症的胃壁对比

A.正常情况下的胃壁；B.炎症时胃壁黏膜层增厚。胃壁的层次结构：①高回声的界面；②低回声的黏膜肌层；③高回声的黏膜下层；④低回声的固有肌层；⑤高回声的浆膜层

2.幽门管

（1）动态观察胃蠕动并辨认中间沟的位置，此处为幽门窦与幽门管的分界沟，是幽门管的起始部位。声像图上幽门管位于肝脏与胰腺间，紧邻胆囊，幽门出口朝向肝门区。

（2）幽门纵切面：幽门肌层为低回声，管腔中央为高回声黏膜层，重点观察幽门管黏膜的状态，胃出口通畅与否等。幽门横切面：可显示幽门肌层的环形低回声带，中心可见高回声黏膜层。

（3）测量幽门肌层的厚度及幽门管的长度、前后径、左右径（图1-4-3-6）。如果需鉴别幽门痉挛与幽门肥厚，建议在5~10分钟内连续观察及重复测量。

3. 毗邻器官

肝脏、胰腺、胆囊。

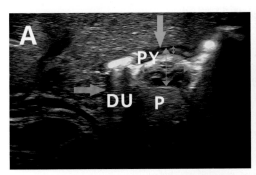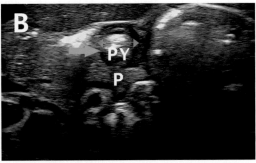

图 1-4-3-6　幽门测量

A. 儿童期关闭时的幽门纵轴（蓝色箭头）及十二指肠球部（黄色箭头）；B. 儿童期关闭时的幽门短轴。红色双箭头示幽门肌层的厚度及幽门管的长径、前后径、左右径测量。
PY：幽门　DU：十二指肠（球部）　P：胰腺

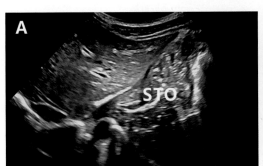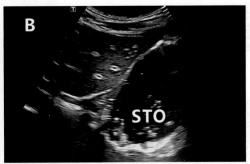

图 1-4-3-7　空虚与饱满的胃

A. 空虚、萎瘪的胃；B. 充盈、饱满的胃

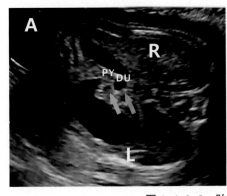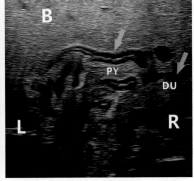

图 1-4-3-8　胎儿期的幽门

胎儿期的幽门（蓝色箭头）及十二指肠球部（黄色箭头）。A. 凸阵探头显示的中孕期胎儿幽门及球部，B. 高频探头显示的晚孕期胎儿幽门及球部。PY：幽门　DU：十二指肠（球部）　L：左侧　R：右侧

切面四 十二指肠与肠系膜上动、静脉切面

（一）十二指肠及肠系膜上动、静脉正常解剖

1. 十二指肠正常解剖

十二指肠是小肠中长度最短、管径最大、位置最深且最为固定的部分。它既接受胃液，又接受胰液和胆汁，具有十分重要的消化功能。十二指肠整体呈"C"形（图1-4-4-1），包绕胰头，可分为球部、降部、水平部和升部。除始末两端以外，十二指肠均在腹膜后隙。

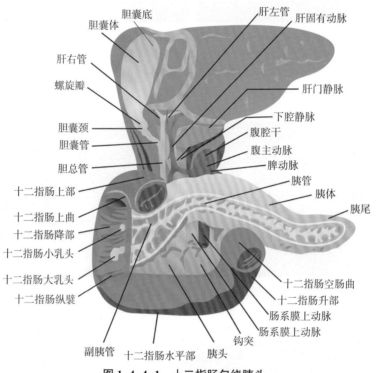

图 1-4-4-1 十二指肠包绕胰头

（1）球部：起自胃的幽门，水平行向右后方，至肝门下方、胆囊颈的后下方，急转向下，移行为降部。球部与降部转折处形成的弯曲，称十二指肠上曲。球部肠壁薄，管径大，黏膜面光滑平坦，无环状襞，是十二指肠溃疡及其穿孔的好发部位。

（2）降部：起自十二指肠上曲，沿着胰头垂直下行，至第三腰椎体右侧弯向左侧，移行为水平部，转折处的弯曲，称十二指肠下曲。十二指肠大乳头是降部发达的环状襞形成的，是肝胰壶腹的开口处，在大乳头上方，有时可见到十二指肠小乳头，是副胰管的开口处。

（3）水平部：起自十二指肠下曲，横过下腔静脉和第三腰椎体的前方，至腹主动脉前方、第三腰椎左前方，移行为升部。肠系膜上动、静脉紧贴此部前面下行。

（4）升部：最短，自水平部末端起始，斜向左上方，至第二腰椎左侧转向下，移行为空肠。十二指肠悬肌和包绕于其下段表面的腹膜皱襞共同构成十二指肠悬韧带，又称 Treitz 韧带（图 1-4-4-2），是确定空肠起始的重要标志。

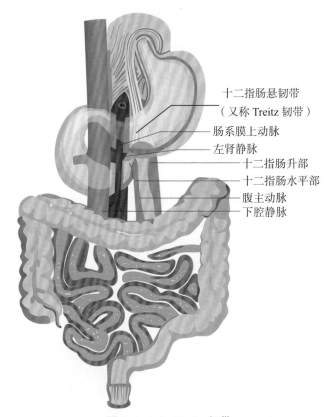

十二指肠悬韧带
（又称 Treitz 韧带）
肠系膜上动脉
左肾静脉
十二指肠升部
十二指肠水平部
腹主动脉
下腔静脉

图 1-4-4-2　Treitz 韧带

2. 肠系膜上动、静脉正常解剖

肠系膜上动脉（SMA）起自腹主动脉，从腹腔干的稍下方发出，经胰头和胰体交界处的后方下行，越过十二指肠水平部进入小肠系膜根。肠系膜上静脉（SMV）走行于小肠系膜内，与同名动脉 SMA 伴行（图 1-4-4-3）。收集十二指肠至结肠左曲以上肠管、部分胃和胰腺的静脉血，与脾静脉汇合成肝门静脉。

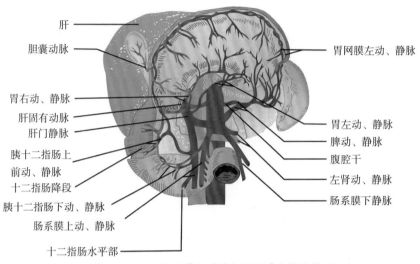

肝

胆囊动脉

胃右动、静脉

肝固有动脉

肝门静脉

胰十二指肠上
前动、静脉

十二指肠降段

胰十二指肠下动、静脉

肠系膜上动、静脉

十二指肠水平部

胃网膜左动、静脉

胃左动、静脉

脾动、静脉

腹腔干

左肾动、静脉

肠系膜下静脉

图 1-4-4-3　肠系膜上动脉与肠系膜上静脉伴行

（二）切面扫查方法

取仰卧位，探头置于剑突下，按照胃的动态扫查（切面三），顺序追踪至幽门，续接十二指肠球部，紧贴胰头前方下行，显示降部（图 1-4-4-4），至转折处移行为水平部。约第三腰椎处水平横切探头，先显示胰腺，然后在胰腺下方移动探头（图 1-4-4-7），显示腹主动脉（AO）、下腔静脉（IVC）、肠系膜上动脉（SMA）、肠系膜上静脉（SMV）四根血管的横断面。探头继续追踪十二指肠水平部从四血管横断面（AO、IVC 与 SMA、SMV）的中间通过后斜向左侧方走行，远端向下移行为空肠。

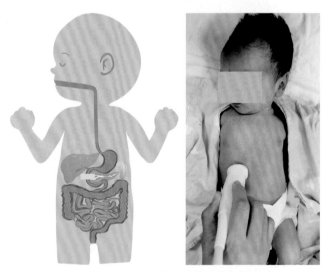

图 1-4-4-4　十二指肠球部和降部扫查

（三）切面显示要求

静态切面显示：AO、IVC、SMV、SMA 四根血管的横断面，十二指肠水平部横穿于 AO、IVC 与 SMV、SMA 中间（图 1-4-4-8）。

动态切面：扫查过程中需全程、顺序、动态追踪十二指肠，包括球部、降部、水平部及远端。

切面四记忆口诀：

十二指肠 C 形走，球降紧贴胰头行，

水平横穿四血管，水能助攻觅芳踪。

（四）切面观察的主要内容

十二指肠全程：呈"C"字形包绕胰头。

1. 球部

幽门管延续扫查，连接十二指肠球部（图 1-4-4-5），球部的辨认特征：①幽门管壁比球部的壁明显增厚，以肌层厚度差异为著；②幽门处具有幽门瓣及幽门括约肌，在出口处形成"掐腰征"；③球部形态：空虚时球部内气体线，上与幽门、下与十二指肠降部延续；充盈时球部呈"类圆形""类三角形"，出口约朝向肝门区。

2. 降部

与球部延续，紧贴胰头前方向下走行。充盈时图像清晰（图 1-4-4-6）。未充盈时可借助气体线的走行判断（图 1-4-4-5A）。

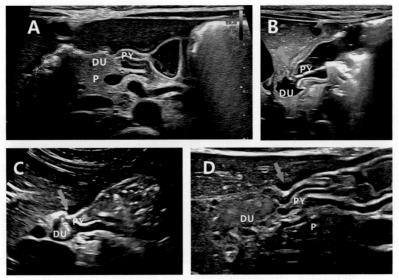

图 1-4-4-5　十二指肠球部

A. 示十二指肠球部萎瘪时，球部的可根据气体线的走行判断（黄虚线示幽门管至十二指肠降部的气体走行）；B~D. 示十二指肠球部充盈，黄色箭头示"掐腰征"。DU：十二指肠　PY：幽门　P：胰腺

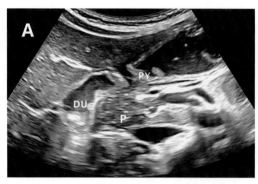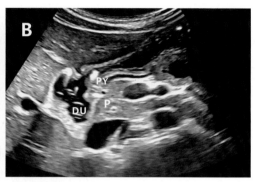

图 1-4-4-6　十二指肠降段

A.B. 两正常儿童幽门排空时，胰头前方的十二指肠降段充盈

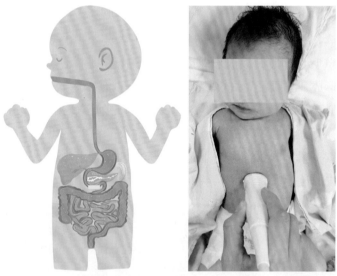

图 1-4-4-7　十二指肠水平部扫查

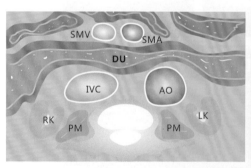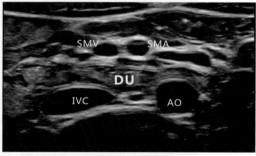

图 1-4-4-8　十二指肠与肠系膜上动、静脉的模式图与超声图

DU：十二指肠（水平部）　AO：腹主动脉　SMA：肠系膜上动脉　SMV：肠系膜上静脉　IVC：

下腔静脉　PM：腰大肌　LK：左肾　RK：右肾

3. 水平部与 SMA、SMV 切面

（1）先显示四血管的横断面关系，通常情况下，AO 位于脊柱的左侧，IVC 位于 AO 的右侧，SMA 从 AO 发出，横切面时位于 AO 的前方，SMV 位于 SMA 的右前方。

（2）十二指肠水平部走行于四血管横断面（AA、IVC 与 SMA、SMV）的中间。

（3）长轴切面时 SMA 与 SMV 平行走行。当发生肠旋转不良、肠扭转、肠闭锁时，SMA 与 SMV 的关系可改变。

（4）SMA 与 SMV 的关系可存在正常变异。

4. 升部

与十二指肠水平部远端延续，超声声像图中难以精确区分。

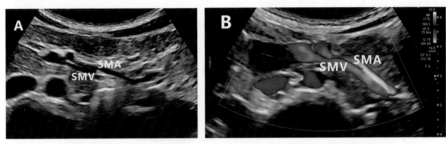

图 1-4-4-9　正常儿童的 SMA 与 SMV 平行走行二维及血流图

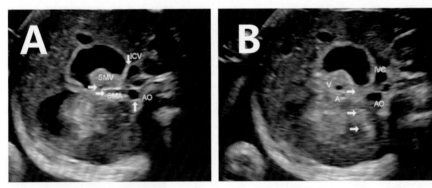

图 1-4-4-10　胎儿十二指肠闭锁声像

A. 示十二指肠降段扩张，SMA 从腹主动脉发出；B. 十二指肠水平段萎瘪，闭锁点位于降段与水平段交界处，白色箭头示十二指肠水平部横穿行于 AO、IVC 与 SMV、SMA 中间。AO：腹主动脉　SMA：肠系膜上动脉　SMV：肠系膜上静脉　IVC：下腔静脉　DU：十二指肠

切面五　空回肠切面

（一）空回肠及肠系膜正常解剖

1. 空肠和回肠正常解剖

空肠上端起自十二指肠空肠曲，回肠下端接续盲肠。空肠和回肠一起被肠系膜悬系于腹后壁，合称为系膜小肠。有系膜附着的边缘称系膜缘，其相对缘称游离缘或

对系膜缘。空肠和回肠的形态结构有区别，而这种变化是逐渐发生的，故两者间无明显界限。一般将系膜小肠的近侧 2/5 称空肠，远侧 3/5 称回肠。从体表位置上看，空肠常位于左腰区和脐区，回肠多位于脐区、右腹股沟区和盆腔内。空肠的环状襞较回肠发达，黏膜面相对粗糙（图 1-4-5-1，图 1-4-5-2）。从外观上看，空肠管径较大，管壁较厚，血管较多，颜色较红，呈粉红色。回肠管径较小，管壁较薄，血管较少，颜色较浅，呈粉灰色。

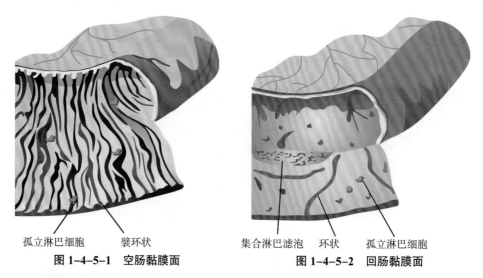

孤立淋巴细胞　襞环状
图 1-4-5-1　空肠黏膜面

集合淋巴滤泡　环状　孤立淋巴细胞
图 1-4-5-2　回肠黏膜面

2. 肠系膜正常解剖

系膜是壁、脏腹膜相互延续移行，形成许多将腹腔脏器连至腹后壁的双侧腹膜结构，整体呈扇形（图 1-4-5-3，图 1-4-5-4），内含有出入周围器官的血管、神经及淋巴管和淋巴结等。主要的系膜有肠系膜、阑尾系膜、横结肠系膜和乙状结肠系膜等。

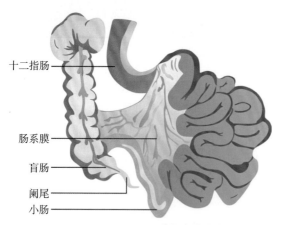

十二指肠

肠系膜

盲肠

阑尾

小肠

图 1-4-5-3　肠系膜解剖模式图

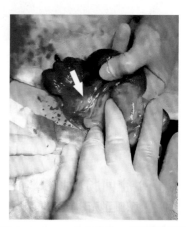

图 1-4-5-4　术中水肿、增厚的系膜

（二）切面扫查方法

上达肋弓缘线，下达盆腔，左右侧达双侧腋前线，四者共同围成的盆腹腔区域内，分别行叠瓦状纵向、横向动态扫查覆盖全腹（图1-4-5-5，图1-4-5-6）。

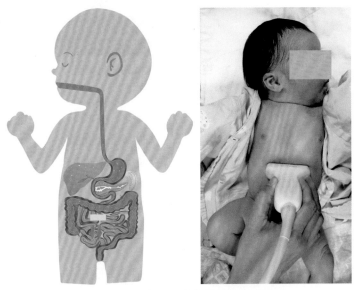

图1-4-5-5 空回肠动态纵向叠瓦状扫查

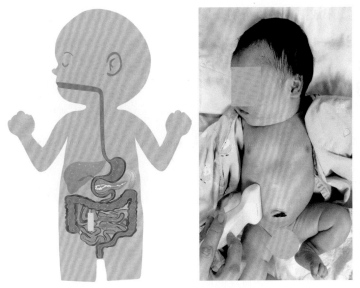

图1-4-5-6 空回肠动态横向叠瓦状扫查

（三）切面显示要求

动态扫查空肠及回肠（图1-4-5-7）。

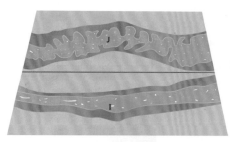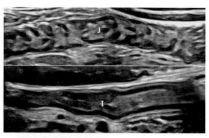

图 1-4-5-7　空回肠切面模式图与超声图
J：空肠　I：回肠

切面五记忆口诀：

> 空空回回弯弯绕，纵横扫查全覆盖，
>
> 空左回右及盆腔，黏膜皱襞疏密分。

（四）切面观察的主要内容

1. 空肠及回肠

（1）根据分布位置区分：空肠主要位于左上腹及脐区，回肠主要位于盆腔及右侧腹。

（2）根据黏膜皱襞的疏密区分：空回肠在超声下无明显界限，在部分大龄儿童中可根据黏膜皱襞的疏密来区分（图 1-4-5-8）。但是在婴幼儿尤其是新生儿中，黏膜皱襞还不发达、未成熟，难以辨别，只能大致根据空回肠的位置关系来区分。

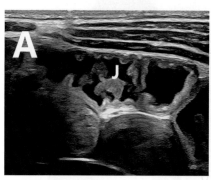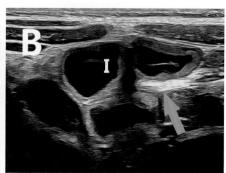

图 1-4-5-8　空肠与回肠

同一患儿的腹腔，充盈的空回肠，内容物为液体及食糜，肠系膜呈线状高回声（黄箭头）。A.充盈时的空肠，黏膜皱襞较密；B.充盈时的回肠，黏膜较光整，黏膜皱襞稀疏

（3）根据内容物区分：空肠及回肠主要承担消化及吸收的功能，腔内充满食糜及液体，可见密集光点，内液体透声欠佳，有节律地正向蠕动，气体相对结肠少得多，可与结肠充满气体及粪团的内容物特点鉴别。回肠末端于右下腹与盲肠相接（切面五），末端回肠是定位回盲部及寻找阑尾的重要标志。

2. 小肠系膜

儿童的肠系膜上脂肪少，通常情况下，系膜仅表现为线状高回声，分布于相邻的肠壁与肠壁之间，有腹腔积液衬托时可清晰显示（图1-4-5-9）。当发生腹腔炎症时，肠系膜增厚，回声增强（图1-4-5-10）。

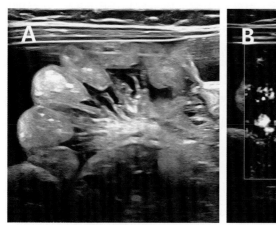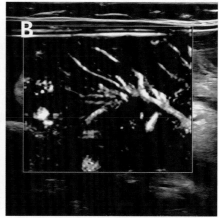

图1-4-5-9 正常肠系膜

A.腹腔积液衬托下的正常肠系膜；B.超微血流模式显示的系膜血流

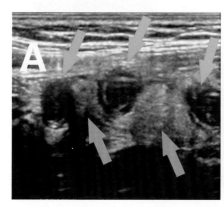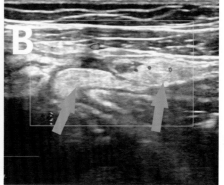

图1-4-5-10 增厚的肠系膜

A，B.蓝色箭头示肿胀的阑尾横断面，黄色箭头示增厚的系膜

切面六 回盲部及阑尾切面

（一）回盲部及阑尾的正常解剖

1.回盲部正常解剖

盲肠是大肠的起始，上续升结肠，左侧有回盲口与阑尾口（图1-4-6-1，图1-4-6-2）。回盲口指盲肠与末端回肠连接口，此处肠壁内的环形肌增厚，并覆以黏膜而形成上、下两片半月形的皱襞称回盲瓣，此瓣的作用为阻止小肠内容物过快地流入大肠，以便食物在小肠内充分消化吸收，并可防止盲肠内容物逆流回小肠。回盲口下方是盲肠与阑尾连接的阑尾口。回盲部一般位于右髂窝内，新生儿期时位置可平脐，当肠管旋转异常时，可出现异位，既可高达髂嵴以上，也可低至骨性盆腔内，其

至出现于腹腔左侧。

2. 阑尾正常解剖

阑尾是附属于盲肠的一段肠管，根部较固定，连于盲肠后内侧壁，并经阑尾孔通盲肠腔；阑尾尖端为游离盲端，移动性较大，所以阑尾位置不固定。阑尾腔易被粪石阻塞，形成阻塞性阑尾炎。阑尾系膜呈三角形或扇形，其游离缘短于阑尾本身，致使阑尾呈钩形、"S"形或卷曲状，是阑尾发炎的形态基础。阑尾一般常与盲肠一起位于右髂窝内，可随盲肠位置变化而变动，既可高达肝下，亦可低达骨盆内或越至左侧腹。阑尾本身也有多种位置变化，可有回肠前位、回肠后位、回肠下位、盲肠后位、盲肠下位。

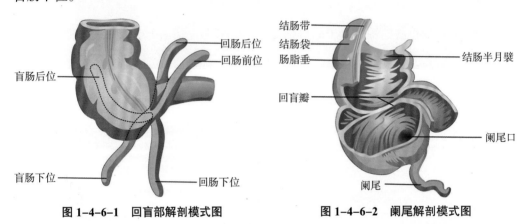

图 1-4-6-1　回盲部解剖模式图　　　　图 1-4-6-2　阑尾解剖模式图

（二）切面扫查方法

1. 盲肠

（1）顺序扫查法：探头置于右髂窝纵切（图 1-4-6-3），在少量腹腔积液的衬托下显示具有盲端样结构的盲肠（图 1-4-6-4）。

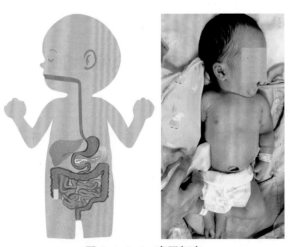

图 1-4-6-3　盲肠扫查

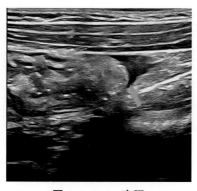

图 1-4-6-4　盲肠
盲肠的盲端（黄箭头）

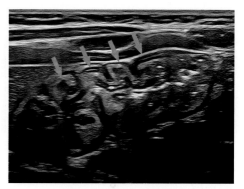

图 1-4-6-5　升结肠
升结肠，结肠袋（黄箭头）

（2）逆向扫查法：探头置于肋弓下缘，定位肝曲（切面七），以其为起点，探头逆行扫查升结肠，逐渐向右髂窝方向移动，至具有盲端样结构的盲肠。

2. 回盲部

确定盲肠后，探头旋转 90°，寻找盲肠与末端回肠形成的特征性"嵌插征"，此处为回盲口及回盲瓣，近端续接末端回肠（图 1-4-6-6）。

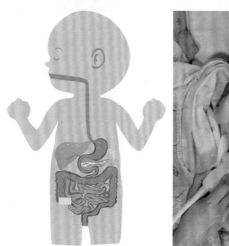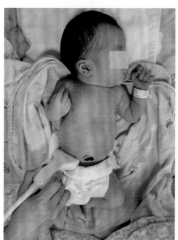

图 1-4-6-6　回盲部及阑尾扫查

3. 阑尾

定位好回盲口后，探头再往下方切换扫查，显示阑尾口，沿着阑尾长轴全程扫查至阑尾盲端，然后探头旋转 90°，动态观察阑尾的横切面。

（三）切面显示要求

1. 回盲部

要求显示盲肠、回盲口（尽量显示回盲瓣）、末端回肠（图 1-4-6-7）。

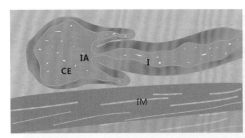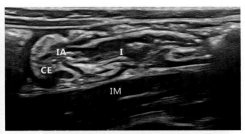

图 1-4-6-7　回盲部模式图及超声图

CE：盲肠　I：回肠（末端）　IA：回盲口　IM：髂腰肌

2. 阑尾

要求动态追踪阑尾全程，显示阑尾的起始、全程、盲端（图 1-4-6-8）。

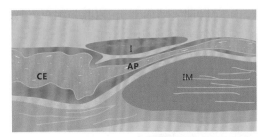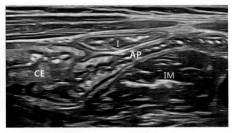

图 1-4-6-8　阑尾模式图及超声图

AP：阑尾　CE：盲肠　I：回肠（末端）IM：髂腰肌

切面六记忆口诀：

> 回盲形似蘑菇头，内置回盲阑尾口，
> 回盲口接回肠末，阑尾口发出起始，
> 蚓状爬行至盲端，双盲双口敲重点。

（四）切面观察的主要内容

1. 盲肠

通常位于右髂窝，为一盲端（图 1-4-6-4），肠腔内充满气体和粪团，向上与升结肠（图 1-4-6-5）延续，向左与末端回肠及阑尾相连。

2. 回盲口

盲肠与末端回肠连接口，形成"嵌插征"（图 1-4-6-10、图 1-4-6-11A），此处增厚的环形肌及黏膜形成回盲瓣，在声像图上表现为"等号征"。

3. 末端回肠

与回盲口相接（图 1-4-6-9）。其与阑尾的鉴别点：管腔大于阑尾管腔、连续扫查无盲端、动态观察可蠕动。因淋巴滤泡增生常引起肠壁增厚、回声减低（图 1-4-6-10A）。

4.阑尾

阑尾口从回盲口下方发出。阑尾定位通常由三要素决定（图1-4-6-12）：回盲口（瓣）、阑尾口、阑尾盲端。准确分辨回盲口及鉴别末端回肠，是寻找阑尾前的重要步骤。

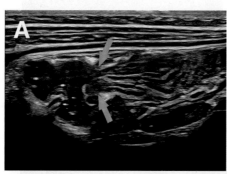
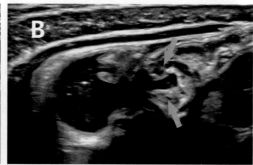

图1-4-6-9　回盲瓣关闭与开放瞬间
图示盲肠充盈时，回盲瓣关闭（A）及回盲瓣开放瞬间（B）

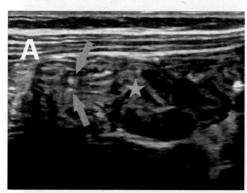
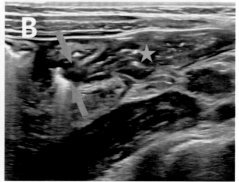

图1-4-6-10　回盲部与回盲瓣
图示回盲部"嵌插征"，回盲瓣"等号征"（黄箭头）。A.末端回肠（蓝星标示）淋巴滤泡增生，肠壁增厚；B.正常的末端回肠

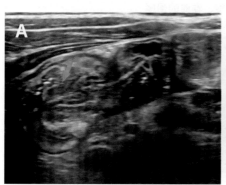
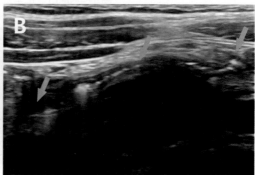

图1-4-6-11　回盲部与阑尾
同一儿童的回盲部"嵌插征"及阑尾全程（黄色箭头）

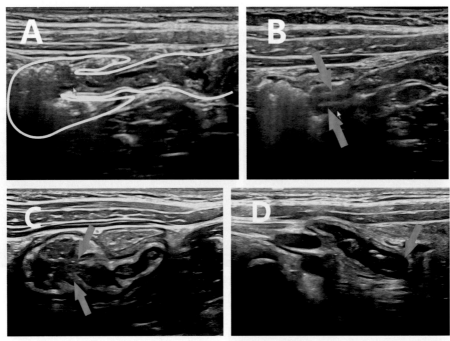

图 1-4-6-12　回盲部与阑尾
A. 回盲部；B. 回盲瓣；C. 阑尾起始；D. 阑尾盲端

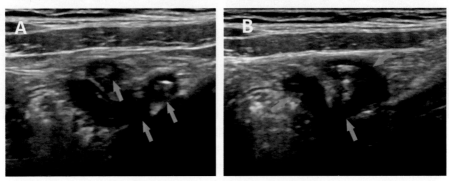

图 1-4-6-13　正常盘旋、卷曲的阑尾

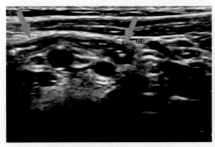

图 1-4-6-14　正常阑尾
正常阑尾跨过髂血管前方

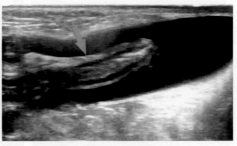

图 1-4-6-15　阑尾疝出
阑尾经内环口疝入腹股沟区

切面七 结肠切面

（一）结肠解剖

结肠是介于盲肠与直肠之间的一段大肠，整体呈"M"形（图1-4-7-1），包绕于空、回肠周围。结肠分为升结肠、横结肠、降结肠和乙状结肠4部分。结肠的直径自起始，到乙状结肠末端逐渐递减，因此乙状结肠末端是结肠腔最狭窄的部分。结肠和盲肠具有三种特征性结构，即结肠带、结肠袋和肠脂垂（图1-4-7-2）。**结肠带**由肠壁的纵行肌增厚形成，沿大肠的纵轴平行排列，分为独立带、网膜带和系膜带3条，均会聚于阑尾根部。**结肠袋**是肠壁由横沟隔开并向外膨出的囊状突起，这是由于结肠带短于肠管的长度使肠管皱缩所形成。**肠脂垂**是沿结肠带两侧分布的许多小突起，由浆膜和其所包含的脂肪组织形成。

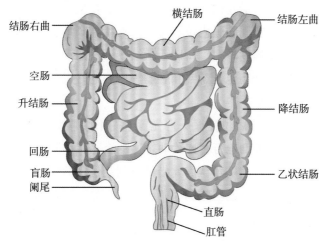

图1-4-7-1 大肠和小肠模式图

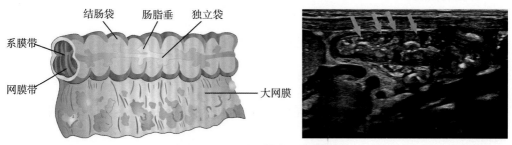

图1-4-7-2 结肠模式图及超声图

A.结肠的特征性结构模式图（横结肠）；B.超声示空虚的降结肠，可显示结肠袋（黄箭头）

1. 升结肠

起自右髂窝处的盲肠上端，沿腰方肌和右肾前面上升至肝右叶下方，转折向左前下方移行于横结肠，转折处的弯曲称结肠右曲（或称肝曲）。升结肠属于腹膜间位器官，无系膜，其后面借结缔组织贴附于腹后壁，因此活动性甚小。

2. 横结肠

起自结肠右曲，先行向左前下方，后略转向左后上方，形成一略向下垂的弓形弯曲，至左季肋区，在脾脏面下，折转成结肠左曲（脾曲），向下续于降结肠。横结肠属腹膜内位器官，由横结肠系膜连于腹后壁，活动度较大，其中间部分可下垂至脐或低于脐平面。

3. 降结肠

起自结肠左曲，沿左肾外侧缘和腰方肌前面下降，至左髂嵴处续于乙状结肠。降结肠与升结肠一样属腹膜间位器官，无系膜，借结缔组织直接贴附于腹后壁，活动性很小。

4. 乙状结肠

左髂嵴处起自降结肠，沿左髂窝转入盆腔内，全长呈"乙"字形弯曲，至第三骶椎平面续于直肠。乙状结肠属腹膜内位器官，由乙状结肠系膜连于盆腔左后壁。由于乙状结肠系膜在肠管中段幅度较宽，所以乙状结肠中段活动范围较大，常成为乙状结肠扭转的因素之一。乙状结肠也是憩室和肿瘤等疾病的好发部位。

（二）切面扫查方法

结肠的全程扫查，取仰卧位，探头首先置于右下腹髂窝处，从盲肠开始上行扫查，沿着结肠"M"型的解剖走行，连续动态追踪至乙状结肠，长轴与短轴切面交替进行。由于行程较长，肠段间的辨认需要借助解剖定位，故结肠切面扫查设置切面定位点：回盲部、肝曲、脾曲、乙状结肠起始、直乙交界。通过切面定位点，实现结肠各段肠管的延续扫查。

1. 盲肠及回盲部

详见切面五。

2. 升结肠

以盲肠为起点，沿着升结肠走行方向到达肝曲（图 1-4-7-3），完成升结肠的扫查。

3. 横结肠

肝曲处旋转探头 90°，沿着横结肠走行方向到达脾曲（图 1-4-7-5），完成横结肠的扫查。

4. 降结肠

脾曲处旋转探头 90°，沿着降结肠走行方向到达左髂嵴处，此处是降结肠与乙状结肠的交界处，至此完成降结肠的扫查。

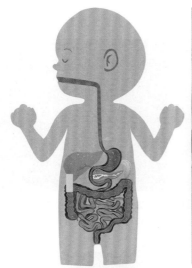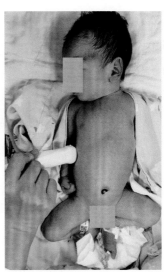

图 1-4-7-3　肝曲扫查

5.乙状结肠起始

左髂嵴处旋转探头 90°，移行为乙状结肠起始（图 1-4-7-7），沿着左髂窝、盆腔方向扫查乙状结肠，乙状结肠走行于腰大肌及髂外动、静脉的前方，与膀胱相邻。追踪至直乙交界处（图 1-4-7-9），完成乙状结肠的扫查。

（三）切面显示要求

动态切面：全程、动态、长短轴切面交替观察。

静态切面：要求显示 5 个切面定位点：回盲部、肝曲（图 1-4-7-4）、脾曲（图 1-4-7-6）、乙状结肠起始（图 1-4-7-8）、直乙交界（图 1-4-7-10）。

切面七记忆口诀：

> 肝曲脾曲巧定位，肝脾肾及三层肌，
>
> 髂血管前躺乙状，直乙相会膀胱后。

（四）切面观察的主要内容

1.结肠的五个切面定位点

回盲部、肝曲、脾曲、乙状结肠、直乙交界。

（1）回盲部：详见切面五。

（2）肝曲：沿着腋前线腹直肌上行，与升结肠走行方向一致，肝曲大约位于右肝缘下、右肾上缘处（图 1-4-7-4）。肝曲定位还可参照第十肋的断面，此处为腹内斜肌和腹横肌的止点。

（3）脾曲：沿腋前线平行扫查，与降结肠走行方向一致，脾曲大约位于脾脏下缘、左肾外侧缘处（图 1-4-7-6）。脾曲定位同样可参照第十肋的断面。

（4）乙状结肠：左髂嵴的转折处即为乙状结肠起始，后跨越髂腰肌、髂外动静脉的前方，紧邻膀胱走行（图 1-4-7-8）。

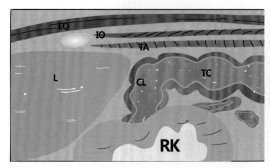
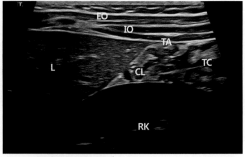

图 1-4-7-4　结肠之肝曲模式图及超声图

CL：结肠肝曲　TC：横结肠　L：肝脏　RK：右肾　EO：腹外斜肌　IO：腹内斜肌　TA：腹横肌

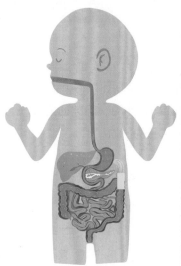
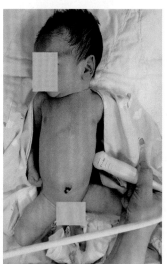

图 1-4-7-5　脾曲扫查

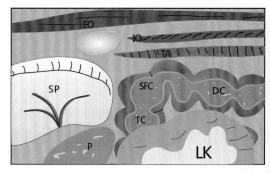
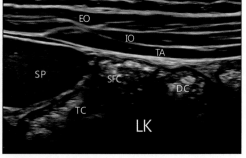

图 1-4-7-6　结肠之脾曲模式图及超声图

SFC：结肠脾曲　TC：横结肠　DC：降结肠　SP：脾脏　EO：腹外斜肌　IO：腹内斜肌　TA：腹横肌　LK：左肾

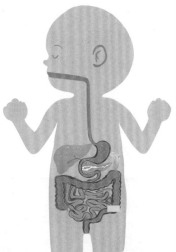
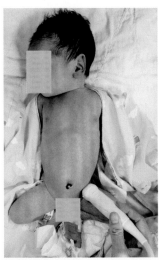

图 1-4-7-7　乙状结肠起始扫查

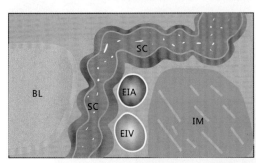
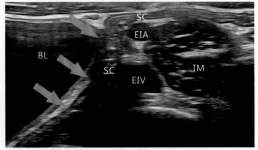

图 1-4-7-8　结肠之乙状结肠模式图及超声图

SC：乙状结肠　EIA：髂外动脉　EIV：髂外静脉　IM：腰大肌

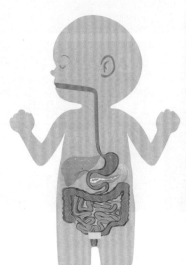
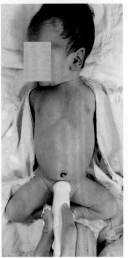

图 1-4-7-9　直乙交界扫查

（5）直乙交界：膀胱后方横切显示的即为直肠和乙状结肠的交界处，简称"直乙交界"（图1-4-7-10），以此为参照点，近端为乙状结肠，远端为直肠。

2. 结肠特征

（1）走行：结肠的走行呈"M"型。

（2）形态：长轴显示管壁长轴多个浅凹，浅凹形成结肠袋。短轴显示单一管腔切面（图1-4-7-11）。

（3）内容物：内充盈大量的气体和粪团，呈强回声。

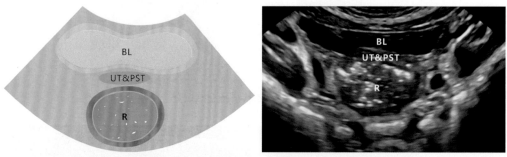

图1-4-7-10 结肠之直乙交界模式图及超声图
R：直肠 BL：膀胱 UT：子宫 PST：前列腺

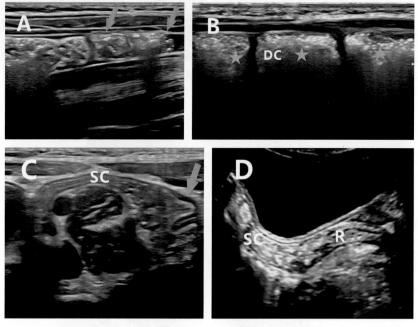

图1-4-7-11 结肠
A. 盲肠及升结肠；B. 充盈的降结肠、结肠袋（蓝星标）；C. 乙状结肠起始（黄色箭头）；D. 膀胱后方长轴显示乙状结肠及直肠。DC：降结肠 SC：乙状结肠 R：直肠

切面八　经会阴切面

经会阴切面主要观察消化道中的直肠、肛管及盆底脏器的情况。

（一）正常解剖

1. 直肠的正常解剖

直肠位于盆腔下部，在第三骶椎前方起自乙状结肠，沿骶尾骨前方下行，穿过盆膈移行为肛管。直肠在矢状面上形成两个明显的弯曲（图1-4-8-1）：**直肠骶曲**：是直肠上段沿着骶尾骨的盆面下降，形成一个凸向后方的弓形弯曲；**直肠会阴曲**：是直肠末段绕过尾骨尖，转向后下方，形成一个凸向前方的弓形弯曲。直肠上端与乙状结肠交接处管径较细，向下肠腔显著膨大，称**直肠壶腹**。直肠内面有三个直肠横襞，由黏膜及环形肌构成，具有阻挡粪便下移的作用。

2. 肛管的正常解剖

肛管的上界为直肠穿过盆膈的平面，下界为肛门。肛管被肛门括约肌所包绕，平时处于收缩状态，有控制排便的作用。**肛门**是肛管的下口，为一前后纵行的裂孔。

肛管周围有**肛门内、外括约肌和肛提肌**等（图1-4-8-2）。**肛门内括约肌**是由肠壁环形肌增厚形成的平滑肌管，环绕肛管上3/4段，从肛管直肠交界向下延伸到白线，故白线是肛门内括约肌下界的标志。肛门内括约肌有协助排便，但无括约肛门的作用。肛门外括约肌为管状骨骼肌，位于肛管平滑肌层之外，围绕整个肛管。肛门外括约肌受意识支配，有较强的控制排便功能。

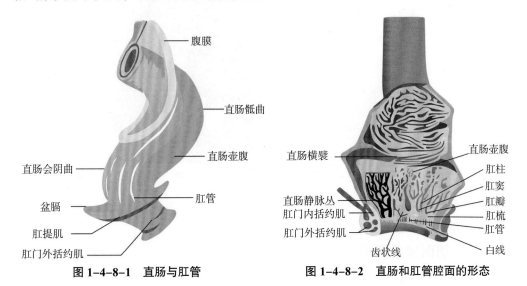

图1-4-8-1　直肠与肛管　　　　图1-4-8-2　直肠和肛管腔面的形态

3. 男性尿道的正常解剖

男性尿道起自膀胱的尿道内口，止于阴茎头的尿道外口。尿道分为前列腺部、膜部、海绵体部，临床上将前列腺部和膜部合称后尿道，海绵体部称前尿道。

4. 女性尿道的正常解剖

女性尿道内口约平耻骨联合，走行向前下方，穿过尿生殖膈，开口于阴道前庭的尿道外口。尿道下端有尿道旁腺，其导管开口于尿道周围。

5. 阴道的正常解剖

阴道位于小骨盆中央，前有膀胱和尿道，后邻直肠。阴道上端宽阔，包绕子宫颈阴道部，两者之间的环形凹陷称阴道穹窿。阴道下端以阴道口开口于阴道前庭。处女的阴道口周围有处女膜附着。

（二）切面扫查方法

1. 取膀胱截石位，适度充盈膀胱，用避孕套覆盖超声探头置于会阴部，指示点朝向尿道口方向，显示经会阴矢状切面。

2. 先找到耻骨联合作为参考点，然后显示膀胱，沿着膀胱出口延续扫查，显示尿道。男性儿童操作时通常需将阴茎轻轻向上提起，切面仅显示后尿道，若病情需要时可挪动探头对尿道进行全程扫查。

3. 女性儿童沿着膀胱后方的子宫体延续观察，显示尿道后方的肌性管道组织，管腔内可显示线状高回声，与尿道接近平行走行，即为阴道（图1-4-8-3）。

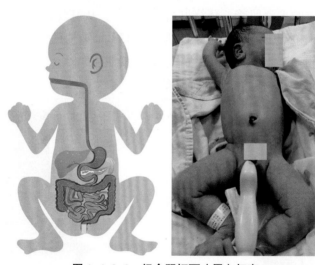

图1-4-8-3 经会阴切面（男）扫查

4. 沿着男性儿童尿道后方或女性儿童阴道后方扫查，显示直肠壶腹，向会阴部延续为直肠和肛管（图1-4-8-4）。

（三）切面显示要求

1. 男性儿童的矢状切面从前至后显示：耻骨联合、尿道、直肠壶腹、肛管（图1-4-8-5）。

2. 女性儿童的矢状切面从前至后显示：耻骨联合、尿道、阴道、直肠壶腹、肛管（图1-4-8-6）。

切面八记忆口诀：

会阴三点速定位，耻骨膀胱及尿道，

直肠壶腹细辨认，女性多添生殖道。

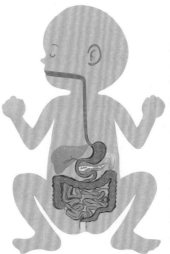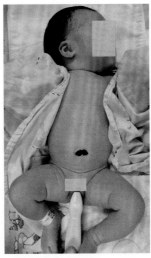

图1-4-8-4　经会阴切面（女）扫查

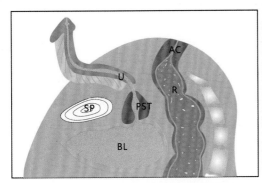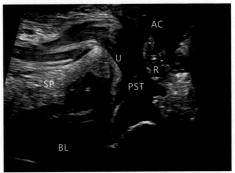

图1-4-8-5　经会阴切面（男性）模式图及超声图

R：直肠　AC：肛管　U：尿道　BL：膀胱　PST：前列腺　SP：耻骨

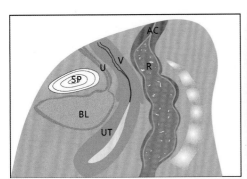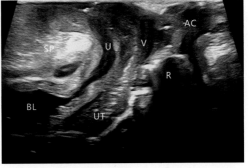

图1-4-8-6　经会阴切面（女性）模式图及超声图

R：直肠　AC：肛管　U：尿道　V：阴道　BL：膀胱　UT：子宫　SP：耻骨联合

（四）切面观察的主要内容

1. 耻骨联合

显示为等回声的长椭圆形状。

2. 尿道

（1）男性尿道：尿道呈一肌性管状结构，呈低回声，切面主要显示后尿道，包括前列腺部和膜部，膀胱出口即为尿道内口处，前列腺位于尿道内口处下方呈栗子状低回声，尿道穿过此处为尿道前列腺部，后方延续为尿道膜部。阴茎海绵体出现时延续为前尿道。观察尿道的延续性，有无异常狭窄、积液、占位等。

（2）女性尿道：女性尿道较男性短，回声与男性类似，切面可显示尿道内口至会阴部尿道外口的全程。观察尿道的延续性，有无异常狭窄、积液、占位等。

3. 阴道

膀胱后方为子宫体，延续为宫颈及阴道，向会阴部走行。阴道位于尿道后方并接近平行走行，呈肌性管腔结构，肌层为低回声，腔内可见高回声线状气体。观察阴道的连续性，有无积液、隔膜、狭窄、占位等。

4. 直肠

按照直肠的解剖特点可大致辨认三个重要解剖标志：直肠骶曲、直肠会阴曲、直肠壶腹。

5. 肛管

肛管是直肠壶腹下端至肛门之间的狭窄部，前壁较后壁稍短。通常情况下，括约肌处于收缩状态，矢状切面上呈纵裂状，排便时则扩张成管状。主要观察肛管与肛门隐窝是否连通，与直肠是否延续，肌层回声是否完整，管腔内有无异常回声，管壁有无异常扩张的血管，周边有无囊实性占位等。

第二章

食管疾病的超声诊断

儿童食管疾病以往常依赖放射学诊断，目前随着超声技术的进步，运用超声诊断食管疾病成为研究热点之一。超声运用**切面一"食管颈段及胸段切面"**及**切面二"食管腹段及贲门切面"**两大切面联合运用可扫查儿童食管全程，可较准确定位疾病发生的部位，辨认食管与气管的形态区别及位置改变，鉴别其他易与食管疾病混淆的病因。

第一节　先天性食管闭锁

先天性食管闭锁（esophageal atresia, EA）以食管发育不连续为主要特征，是在胚胎发育过程中，空泡期发生障碍引起的严重消化道发育畸形，伴或不伴食管气管瘘（tracheo-esophageal fistula, TEF），并常伴其他器官畸形。EA 在新生儿中的发病率约为 1/4000~1/2500，在双胞胎中发病率略高。

一、发病机制

1. 经典学说

最初经典的胚胎学研究认为，先天性食管闭锁是由于食管、气管分隔产生时偏向后方或食管发生早期管腔重建受阻，造成食管闭锁。

2. 公认学说

目前公认的是食管气管共同起源于前肠的学说，认为初级前肠的异常发育是导致食管、气管畸形的根本原因。在对正常鸡胚的研究中证实，增生纵嵴的异常会导致气管、食管分离障碍，从而发生气管、食管畸形。

3. 其他学说

有学者认为，食管闭锁与血管异常有关，前肠血流供应减少可致闭锁。总体来说，造成食管闭锁的可能原因为胎内压过高、食管腔上皮细胞的闭塞、食管血供异常以及局部组织分化生长异常等。

二、病理生理

多数患儿食管存在盲端，上端盲端容量仅几毫升，多余唾液反流入气管，从而引起吸入性肺炎，且治疗较困难。而伴有气管 - 食管瘘患儿的高酸度胃液则通过气管及食管间的异常通道反流入气管、支气管、肺，引起严重刺激性、化学性肺炎或肺不张，多数继发细菌感染，表现为发绀、气促及肺部湿啰音；同时，大量气体随呼吸经瘘管进入消化道，导致腹部膨胀。

三、分型

目前，临床上对 EA 通常采用的病理分型是 Gross 5 型分类方法（图 2-1-1）：

Ⅰ型：食管上下端均闭锁，食管与气管间无瘘管，约占 6%。

Ⅱ型：食管上端与气管之间形成瘘管，下端闭锁，约占 2%。

Ⅲ型（临床最常见）：食管上端闭锁，下端与气管相通形成瘘管，约占 85%，食管两端盲端间距离大于 2cm 为Ⅲ a 型，距离小于 2cm 为Ⅲ b 型。

Ⅳ型：食管上下端均与气管相通形成瘘管，约占 1%；

Ⅴ型：食管无闭锁，仅有气管 - 食管瘘，形成 H 型瘘管，约占 6%。

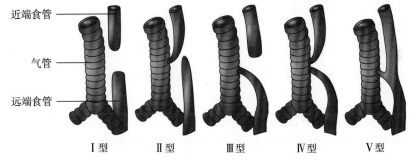

图 2-1-1　食管闭锁 Gross 分型

四、临床表现

临床上以早产未成熟儿多见，其母亲多有羊水过多史，新生儿出生后第 1 次喂奶或喂水即可出现进食后呛咳、呛奶、口鼻反溢，同时伴发绀及呼吸困难，甚至窒息，喂食时可反复出现上述症状。患儿常伴有其他畸形，且多为多发畸形，如 VACTERL 综合征、CHARGE 综合征、Digeorge 综合征、18- 三体及 21- 三体综合征等。

五、超声诊断

（一）产前超声诊断

文献报道的胎儿食管闭锁产前诊断率约为 44%，且多在孕 30 周以后发现。

1. 囊袋征（pouch sign）

此征象特异性强，由近端食管囊状扩张形成，为晚发征象，出现此征象则食管闭锁诊断基本成立。妊娠晚期胎儿一次吞咽羊水量大，羊水对闭锁近端管壁形成较大压力，引起局部食管扩张呈"口袋"样，下一次吞咽时可再次出现。尤以单纯食管闭锁或食管上段闭锁并下段气管 - 食管瘘的胎儿多见。随着胎儿的生长发育，支配吞咽运动的肌肉神经逐渐完善，囊性包块可逐渐增大，且位置恒定，形态和大小可随胎儿吞咽而发生变化，彩色多普勒无血流信号，可通过此特点与颈胸部其他囊性结构相鉴别。

2. 胃泡形态学改变，可不显示、偏小或正常大小

正常情况下孕 14 周以后胃泡显示率达 100%。食管闭锁常导致胎儿胃泡无法显示，但由于气管 - 食管瘘的存在和胃泡自身分泌作用，可出现小胃泡或胃泡大小正常。

3. 羊水量可正常或过多

对于胃泡持续不显示和羊水进行性增多的胎儿，应怀疑食管闭锁的可能，应同时关注与非整倍体有关的表现（尤其是 21- 三体综合征和 18- 三体综合征），应建议孕妇行产前诊断。

4. 部分胎儿伴宫内生长受限

5. 伴发畸形

当胎儿期出现胃泡小、低张力、塌瘪状时，需要排查是否存在先天性囊腺瘤、隔离肺、膈疝等胸腔病变对食管产生压迫，干扰主动吞咽，导致胃泡充盈欠佳，羊水量增多。

（二）新生儿期超声诊断

新生儿第一次吃奶便出现呛咳，口吐白沫，插胃管受阻，应高度怀疑食管闭锁，注意追溯产前超声表现，然后运用食管切面进行排查。

1. 辨别气管与食管

气管是环状软骨围成的腔，伸缩性差，后方可见声影。食管主要由肌性组织构成，有良好的弹性，后方无声影，超声显像清晰。

2. 食管连续性中断

Ⅰ～Ⅳ型可见食管连续性中断，中断处呈一盲端，这是闭锁的直接征象，闭锁处的食管近端管腔内可见气体影。

3. 观察闭锁食管远端

食管中断处远端的起始也呈一盲端，Ⅰ、Ⅱ型闭锁远端食管内无气体影，Ⅲ、Ⅳ型远端食管内可见气体影。

4. 瘘管的判断

超声无法直接判断有无瘘管，可根据闭锁远端的管腔内有无气体影来间接判断，远端管腔内有气体影表明瘘管存在。Gross Ⅴ型仅存在瘘管，超声难以诊断。

5. 测量闭锁两端距离

显示近端及远端的盲端后，可测量两者间的距离，以判断闭锁段的长度。

6. 初步判断食管上段的弹性能力

食管上段可随患儿吞咽动作上下移动，根据管径的测量值，并结合其在一定压力

下（鼻－胃管）延伸程度，可以初步判断。

7.全面排查合并畸形

尤其是心脏及泌尿系统畸形。

六、临床其他诊断方法

1.X 线上消化道钡剂造影

经鼻孔或口腔插入一细软导管，即被阻塞于食管盲端。于导管内注入造影剂，行X 光照片可见造影剂位于食管近端盲袋，不能进入胃腔，可明确诊断。

2.CT 检查

帮助判断瘘管的位置及盲端距离，主要运用于食管远端与近端的距离较远时或伴有多发畸形的食管闭锁。造影显示近侧食管盲端位置较高时可行 CT 食管三维重建，以明确远端气管－食管瘘的位置。

3.术前支气管镜检查

在国外 60% 以上的儿童医学中心将其作为常规检查，能够发现和判断瘘管的位置以及发现特殊类型的瘘管。

七、临床治疗及预后

据文献报道，单发畸形与多发畸形病死率有显著差异，前者病死率约为 56.0%，后者病死率约为 85.7%。无严重并发症且产后及时处理者，国外报道手术成活率可达97%。

一般在出生后 24~72 小时行手术治疗。手术方式分为开放式手术和胸腔镜手术。术后常见的并发症：吻合口漏、复发的气管－食管瘘、食管狭窄、胃食管反流等。

八、相关病例

病例一

孕妇41岁，无创DNA提示21－三体高风险，中孕超声发现胃泡偏小，定期随访。

孕 21 周超声所见：胃泡大小 0.7cm×0.5cm，呈塌瘪状（图 2-1-2A），无明显张力，动态观察 2 天，充盈最大时约 0.9cm×0.7cm。羊水指数 12cm。随访。

孕 24 周复查超声：胃泡大小及形态对比孕 21 周无明显变化（图 2-1-2B），羊水指数 18cm。随访。

孕 28 周复查超声：胃泡大小可连续变化（图 2-1-2C，D），变化范围为 1.5cm×0.7cm~3cm×1.4cm。颈部新出现一囊性包块，周边及内部无明显血流信号，包块紧贴气管，与食管关系密切（图 2-1-2E，F）。动态观察，可见颈部囊性包块逐渐缩小，直至完全消失，然后再次出现并消失，循环发生，包块消失时食管可完全塌瘪（图2-1-2G，H）。羊水指数24cm。

孕28周超声提示： 考虑食管闭锁合并食管 – 气管瘘可能。

胎儿结局： 脐带血穿刺结果显示21– 三体，孕妇引产。产后尸检证实食管闭锁合并气管 – 食管瘘（Ⅲ型）、左耳偏小并低位。

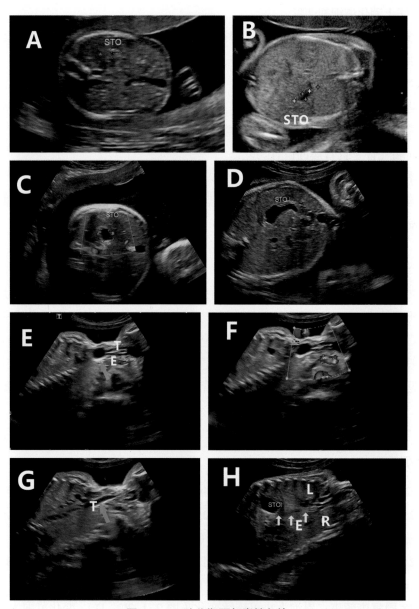

图2-1-2 胎儿期颈部囊性包块

A. 孕21周胃泡；B. 孕24周胃泡；C，D. 孕28周胃泡大小可连续变化；E. 孕28周新出现的颈部囊性包块（白箭头），紧贴气管（T），与食管（E）关系密切；F. 包块周边及内部未见明显血流信号；G，H. 包块消失时，气管仍然显示，形态无明显变化，而食管（白箭头）完全塌瘪。

病例二

新生儿，1天，生后口吐白沫，插胃管受阻，产前超声提示食管闭锁合并气管 – 食管瘘可能。

（一）产前超声检查

超声所见：

1. 孕 24 周时

胃泡萎瘪（图 2-1-3A），羊水指数 18cm。

2. 孕 29 周时

胃泡充盈（图 2-1-3B），胎儿颈部新出现一液性包块呈"囊袋征"（图 2-1-3C），动态观察包块大小可随吞咽发生变化，并可完全消失（图 2-1-3D），羊水指数 21cm。

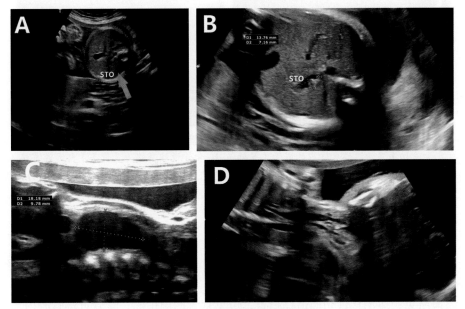

图 2-1-3　胎儿期颈部囊性包块

A. 孕 24 周，胎儿胃泡萎瘪；B. 孕 29 周，胎儿胃泡充盈；C. "囊袋征"；D. 囊袋大小随吞咽发生变化，可完全消失

3. 后期复查时

"囊袋征"持续存在，羊水指数持续增多，分娩前达 26cm。

超声提示： 考虑食管闭锁合并气管 – 食管瘘可能。

（二）新生儿超声检查

超声所见： 运用食管切面扫查，可见食管中断，食管近端呈盲端，腔内可见气体，动态观察可见胃管插入受阻，盲端处胃管折返。食管远端起始亦呈一盲端，管腔内径略小于近端，内充满气体。两盲端（图 2-1-4B）的距离即为食管中断距离，约

2.4cm（图 2-1-4C）。

　　超声提示： 考虑食管闭锁合并气管 – 食管瘘（Ⅲ A 型）。

　　术中诊断： 食管闭锁合并气管 – 食管瘘（Ⅲ A 型）。

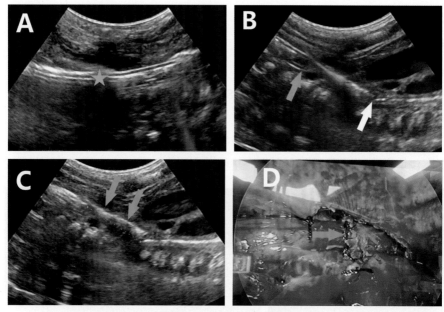

图 2-1-4　新生儿食管闭锁

A.新生儿食管切面显示近端食管内的胃管（星标）；B.食管近端盲端（黄箭头）与远端盲端（白箭头）；C.测量两盲端的距离（黄色虚线），中断前方可见气管（黄色箭头）内充满气体；D.胸腔镜术中证实为Ⅲ A 型食管闭锁，标志处（黄色箭头）为吻合口

病例三

　　新生儿，女，生后 3 小时，出现吃奶呛咳，呼吸急促，口吐白沫，插胃管受阻，转诊我院新生儿科 NICU。孕期羊水过多史。

　　超声所见： 运用食管切面追踪扫查，可见食管回声中断，食管近端管腔内充满强回声气体，呈现盲袋状（图 2-1-5A），可动态观察胃管到达盲端后下降受阻，食管远端起始亦为盲端，管腔内径细小（图 2-1-5B），约为近端内径的 1/2，管腔内可见强回声气体线。两盲端（图 2-1-5C，D）之间即为食管中断处，距离约 0.4cm。

　　超声提示： 考虑食管闭锁合并气管 – 食管瘘（Ⅲ B 型）。

　　术中诊断： 食管闭锁合并气管 – 食管瘘（Ⅲ B 型）。

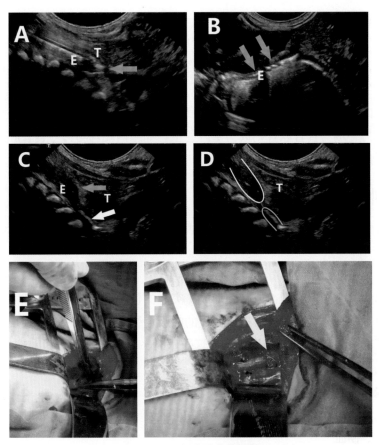

图 2-1-5　新生儿食管闭锁

A.食管近端呈盲袋样；B.食管远端内径偏小；C.食管近端（黄箭头）及远端（白箭头），远端内可
见气体，提示瘘管存在；D.两盲端距离（红色标段）；E.术中两镊子间为游离后食管中断的两端；
F.吻合口（黄箭头）。E：食管　T：胸腺

第二节　先天性食管重复

先天性食管重复畸形归属于纵隔前肠囊肿，占所有前肠囊肿重复畸形的5%~
14%，常发生于右侧后纵隔内食管的下三分之一；多为单发，累及双侧者罕见，男女
发病比例约为2：1。

一、发病机制

胚胎发育第3~6周出现的上皮增殖及空泡化过程紊乱而形成，常伴椎体畸形、先

天性食管闭锁和先天性膈疝等。

胚胎第 3 周以前食管与气管为同一管腔，即前肠。胚胎第 6 周将单一的腔分为前后两个腔，即气管和食管。此期前肠发育异常而分离出部分食管组织残留在纵隔腔内，并继续生长、空化，形成食管重复。一般情况下，两食管之间没有通道，故称双食管畸形。此类食管畸形表现取决于两个食管的联合壁分离的程度，若重复食管的一端为盲端，另一端与食管联合则成为壁内憩室，如果两端均与另一食管腔不通则为盲端，则可形成囊肿。

二、临床表现

取决于囊肿的大小、发生部位以及是否合并出血和感染等。小的食管囊肿可没有任何症状。

1. 压迫

巨大的食管囊肿可在颈部或胸腔形成一突起的包块，压迫呼吸道和消化道，尤其在胸腔入口和气管分叉部位，可造成明显的呼吸道受压症状，临床上表现有喘息、呼吸困难和反复发作的呼吸道感染，当食管受压时，患儿会出现吞咽困难、进食不畅、反流、呕吐等。

2. 感染

当发生感染时囊肿穿破气管或支气管，可继发支气管扩张或肺脓肿。

3. 咯血、便血

如囊肿较大，与肺部粘连，酸性囊液腐蚀囊壁破溃入肺，引起肺组织损伤、血管渗血而表现为咯血，因儿童无法自主咳吐，由气管咯出的血液经咽部进入肠道，或管腔型食管囊肿的内出血直接由肠道排出，可表现为便血。

4. 并发症

重复食管中常含有异位胃黏膜，可分泌胃酸或食物滞留可引起溃疡、穿孔、出血、失血性贫血等。

三、超声表现

超声表现为从咽部开始至食管下段的囊性肿物，囊壁厚并与食管共壁，囊壁具备消化道特征性低回声肌层结构。有时囊肿短时间内迅速生长，无回声区内透声差，出现小强光点反射和条状强回声带，是囊肿内出血合并感染所致。超声不但能显示出本病的囊肿性特征，还能显示其与周围结构的解剖关系，当发生粘连时可判断发生粘连的部位和程度。

四、临床其他诊断方法

主要依靠食管 X 线钡餐造影检查、CT、食管镜检查等。[99] 锝扫描已广泛地用来发现异位的胃肠黏膜，故其具有诊断价值。

五、临床治疗及预后

多数患儿因出现呼吸困难或（和）吞咽困难等症状而就诊，往往病情进展较快，术前应在超声引导下囊肿穿刺抽液减压并置管引流，待一般情况改善后择期手术。少数无症状者，多因成年后体检时无意发现，国外文献报道食管重复畸形有恶变可能。因此一旦确诊应当及早手术切除。当病变位于颈段食管时，可经颈部将肿物完整切除；当病变位于胸段食管时，需开胸切除。部分患儿因感染导致周围组织粘连严重，可先行脓肿切开引流，待感染控制后二期手术切除。

六、相关病例

病例

新生儿，18 天，女，出生时发现左侧颈部一黄豆大小的包块，短时间内迅速增大，质软，可推动，进食不畅，呼吸急促，来我院就诊。

超声表现： 左侧颈部探及一囊性包块（图 2-2-1A），壁厚，大小约 2.5cm×2.3cm×2.4cm，囊壁具备消化道壁的低回声肌层结构，囊腔内可见密集光点，动态观察光点可移动，囊肿处食管明显受压向右后方移位（图 2-2-1C），囊壁与食管壁关系密切。CDFI：囊肿壁可见点状血流信号（图 2-2-1D）。

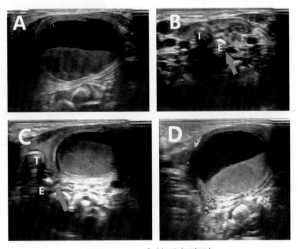

图 2-2-1 食管重复囊肿

A. 左侧颈部囊性包块；B. 正常处食管与气管前后关系；C. 囊肿处食管（箭头）明显向右后方移位；
D. 囊肿壁可见点状血流信号。T：气管，E：食管

超声提示：考虑先天性食管重复畸形可能（不除外继发出血可能）。

术中及病理诊断：术中诊断：食管囊肿。病理诊断：食管重复畸形，胃黏膜异位并出血。

七、颈部囊性包块的鉴别诊断

颈部包块的鉴别诊断是一个难点，解剖结构复杂，病变种类繁多，包含先天性及后天性疾病，如先天性的鳃裂疾病、甲状舌骨囊肿、鳃裂囊肿淋巴管瘤以及后天性的淋巴结脓肿、淋巴瘤等，极易混淆，不易鉴别。需要充分了解颈部的解剖结构、胚胎发育、临床表现、超声特点等才能鉴别颈部包块的来源与性质。

（一）鳃裂囊肿、瘘管或窦道

鳃裂囊肿（branchial cleft cyst）、瘘管或窦道为胚胎期鳃器器官异常发育所致，为胚胎发育期鳃器官未完全消失而残留或胚胎上皮细胞休眠而异位至其他特性的组织内。可能分布的范围包括自耳前后区域（含腮腺）沿胸锁乳突肌走行区往下的颈前区域、颈内外动脉周围，甚至可以发生在第一肋骨水平。第二鳃裂病变占所有鳃裂病变的 90% 以上，其中绝大部分为鳃裂囊肿。

1. 正常的胚胎发育

人胚第 3 周末，扁平的胚盘已向腹侧褶卷成圆柱形的胚胎，此时胚胎头部发育比例较大，与腹侧的心膨大相接触、颈部不明显。

人胚第 4 周末，有 4 对发育良好的鳃弓出现（图 2-2-2）。相邻弓之间的沟叫鳃沟，共 5 对，内侧咽壁内胚层向外突出形成 5 对咽囊，其位置与鳃沟相对，鳃沟底的外胚层和咽囊顶的内胚层相贴，合称鳃膜。鳃弓、鳃沟、咽囊和鳃膜，称鳃器官。

第 1 对鳃弓不久发育成上颌隆起和下颌隆起，参与颜面的形成。第 2 对鳃弓参与舌骨及颈部的形成，

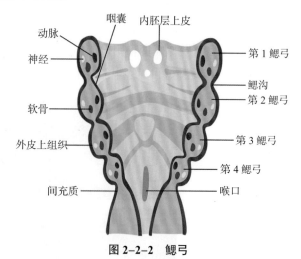

图 2-2-2　鳃弓

第 2 鳃弓向尾侧增长迅速，逐渐覆盖 3、4 鳃弓，第 2 对鳃弓与下方其他鳃弓之间的腔隙，称为颈窦（图 2-2-3）。之后第 2 对鳃弓与其他鳃弓愈合，鳃沟和颈窦消失，颈部光滑成形，若不消失则形成鳃裂囊肿或瘘管。

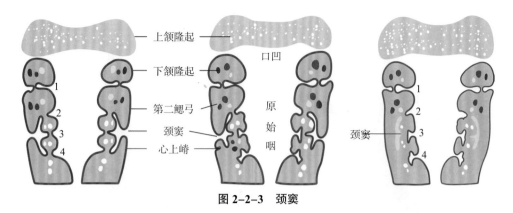

图 2-2-3　颈窦

2. 分型

按照不同的发生部位，鳃裂囊肿或瘘管可分为第一、二、三、四鳃裂来源（图2-2-4），以第二鳃裂来源最常见，位于颈外侧区、下颌骨下方、胸锁乳突肌中 1/3 的前缘或下方。易感染，破溃后经久不愈，瘘管的内口一般位于扁桃体窝或腭咽弓附近。

（1）第一鳃裂：少见。在外耳道至舌骨平面间，而且参与外耳道的形成，分Ⅰ型和Ⅱ型（图 2-2-5）。

（2）第二鳃裂：最多见。瘘管外瘘口多位于胸锁乳突肌前缘的中下 1/3 交界处，内瘘口与口咽部相通可合并感染。

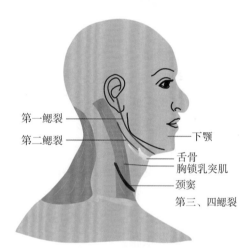

图 2-2-4　鳃裂的部位

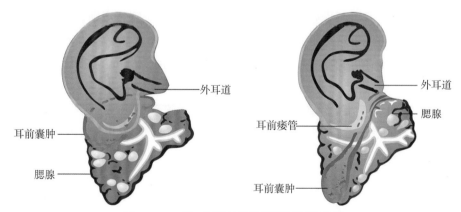

图 2-2-5　第一鳃裂的耳前囊肿及耳前瘘管

（3）第三、四鳃裂：罕见。多位于颈根部、锁骨上区，囊壁可含有残余胸腺及甲状旁腺组织（图 2-2-6）。

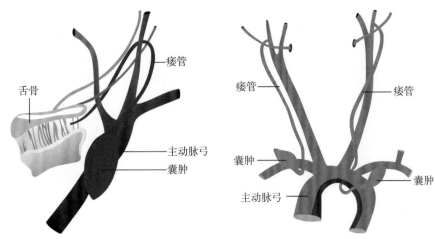

图 2-2-6　第三、四鳃裂

3. 分型诊断

（1）第一、第二鳃裂：第一鳃裂的外胚层部分未完全关闭，可能导致在耳前或者下颌骨下方的皮肤形成狭窄的盲管或点状凹陷，为先天性的窦道。如果盲管继续向深部延长，与鼓室相通，则形成瘘管。第一鳃裂囊肿则表现为腮腺区及下颌角水平以上的囊性肿块。

①概述　发源于第二鳃裂的囊肿或瘘管最常见。位置较深或异位的鳃裂囊肿超声鉴别比较困难，有的鳃裂囊肿的边缘还可以发现有管状的结构往深面或往皮肤表面延伸，形成鳃裂瘘管，这是鳃沟或咽囊闭合不全导致的。这一类的肿物和外界相通后，更容易感染、积脓。

②临床表现

a. 第一鳃裂　第一鳃裂囊肿位于外耳道至颌下三角区域内。生长缓慢，表面光滑，界清，质软，囊肿感染破裂可溢出豆渣样物质。第一鳃裂瘘则表现为腮腺区 / 耳屏前或耳垂后下方胸锁乳突肌前缘的瘘口，溢出豆渣样分泌物，发生感染则形成瘘口溢脓，长时间发炎还可能造成耳膜损伤，影响听力。手术切开可见瘘管或囊肿和外耳道软骨相连。

b. 第二鳃裂　第二鳃裂囊肿位于颌下区到甲状腺水平，表现为表面光滑的无痛性囊性肿物，质软，有波动感，压之不变形，生长缓慢，多无自觉症状。有些可在病变处皮肤上看到细小瘘口，挤压时可见白色分泌物，或呈条索状走行，则为鳃裂瘘（窦）。合并感染时，可肿大、疼痛、破溃。

③超声表现

a. 位置　外耳道至甲状腺水平皮下软组织内的圆形、类圆形的囊性肿块，边界清晰，壁较厚。

b. 囊性肿块特点　囊肿内部回声可为透声好的液性无回声，也可见部分囊肿内部液性回声透声差、漂浮稀疏或密集分布的点状高回声，以液性回声多见，个别肿块内部可以呈现囊实混合回声，甚至实性回声（囊肿的内面为鳞状上皮或柱状上皮分泌角化物造成的结果）。

c.观察血流信号　部分囊壁可探及点状、条状血流信号。合并感染时，鳃裂囊肿周围软组织回声增强、血流信号增加。

④相关病例

病例

患儿5岁龄，男，颈部包块四年余，缓慢增大，无特殊处理。近期因破溃流脓，至院就诊（图2-2-7）。

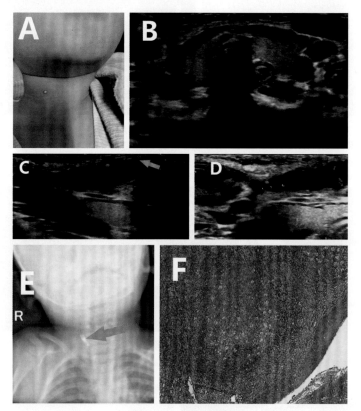

图2-2-7　第二鳃裂

A.颈部外观，肿物处见脓点；B.双侧甲状腺正常；C.脓点处探查，皮下可见一液性暗区，内透声欠佳，与皮肤可见小瘘道（黄箭头）形成；D.暗区可延伸一细小窦道（白箭头）向耳区走行，超声考虑第二鳃裂囊肿；E.造影下显示的窦道；F.病理切片符合窦道

病例组

展示一组鳃裂囊肿或瘘管（图2-2-8～图2-2-11）。

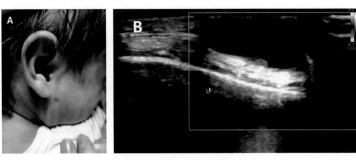

图 2-2-8 第一鳃裂

A. 第一鳃裂瘘管外观呈一点状凹陷；B. 第一鳃裂囊肿超声声像图

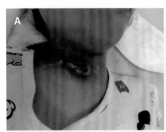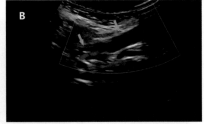

图 2-2-9 第二鳃裂术后

A. 鳃瘘术后复发外观；B. 超声探及一扩张的瘘管向胸锁乳突肌上缘延伸，瘘管壁厚，内透声欠佳，考虑合并感染

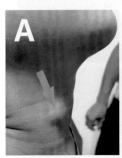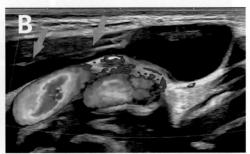

图 2-3-1-10 第二鳃裂

A. 右颈部肿物外观；B. 肿物处探及一囊肿以及向胸锁乳突肌上缘延伸的瘘管，囊内透声好

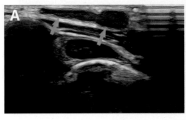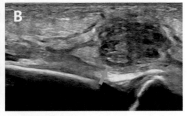

图 2-2-11 第二鳃裂并感染

第二鳃裂囊肿及瘘管，未感染。第二鳃裂囊肿感染，瘘管显示不清，周边软组织水肿增厚，回声增强，层次不清

（2）第三、四鳃裂 / 先天性梨状窝瘘

①概述　先天性梨状窝瘘（congenital pyriform sinus fistula,CPSF）是先天性鳃源性畸形的一种，源于咽囊结构残留的先天性畸形，内瘘口位于梨状窝并走行于同侧甲状腺背侧间的永久性异常瘘管结构。主要表现为颈深部感染，绝大多数（＞90%）发生于左侧颈部，可能与鳃性组织右侧消失较早有关，儿童期发病占所有发病的80%左右。中国妇幼保健学会微创分会儿童耳鼻咽喉学组制定的《儿童先天性梨状窝瘘诊断与治疗临床实践指南》中指出：CPSF 根据瘘管走行分为第三鳃裂畸形和第四鳃裂畸形。第三鳃裂畸形起源于梨状窝的底部，穿行于甲状舌骨膜，位于喉上神经上方；而第四鳃裂畸形起源于梨状窝的尖部，穿行于环甲膜，位于喉上神经下方。由于第三、四鳃裂畸形的临床表现及处理方式相同，故将其统称为梨状窝瘘。位于颈中下部或锁骨附近，位置较高的为第三鳃裂畸形，位置较低的为第四鳃裂畸形（图 2-2-12~ 图 2-2-14）。

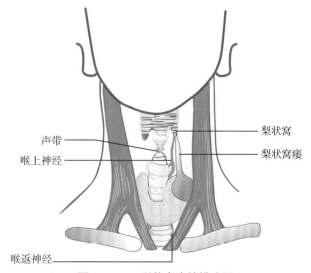

图 2-2-12　梨状窝瘘的模式图

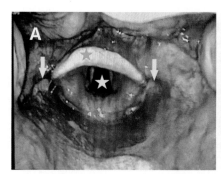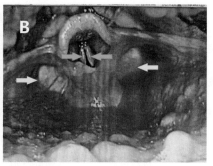

图 2-2-13　喉镜下正常的喉咽部
梨状隐窝（黄箭头）、声门（黄星标）、声带（蓝箭头）、会厌（蓝星标）

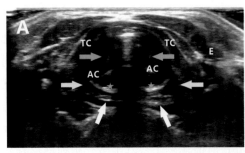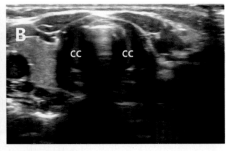

图 2-2-14　正常喉咽部超声图像

蓝星标示环后区，白箭头示咽后壁，蓝箭头示声门，黄箭头示梨状隐窝。TC：甲状软骨　AC：杓状软骨　CC：环状软骨

②临床表现　CPSF 在不同时期的临床表现有区别（表 2-2-1）。

a. 胎儿期　经常表现为颈部囊性肿物，一般不影响生长发育。

b. 新生儿期　表现为颈部无痛性、囊性肿块。囊肿大小常与进食有关，刚进食结束囊肿略有增大，而禁食后囊肿较进食期缩小。与大龄儿童不同，新生儿梨状窝瘘很少伴有感染，一旦出现感染，囊肿会迅速增大，且局部有触痛。伴随囊肿进行性增大，颈部囊肿导致气道受压而引起咳嗽、喉喘鸣、喉梗阻，甚至出现呼吸困难。

c. 儿童期　因其瘘管穿过或终止于甲状腺侧叶上极，形成的内瘘非感染期可无任何症状和体征；当发生上呼吸道感染时，致病原通过瘘管可累及颈深部组织包括甲状腺侧叶上极，进而造成化脓性感染，常表现为反复发作的颈深部感染或难治性化脓性甲状腺炎，合并感染时表现为发热、颈部疼痛，可进展至颈部脓肿，偶可因炎症波及喉返神经或喉上神经而出现声音嘶哑。临床上若没考虑到本病，单纯以颈部脓肿治疗，未解决原发病因，将会导致脓肿迁徙不愈。

梨状窝瘘并感染时较易误诊为单纯的甲状腺脓肿，但是从解剖位置来看，甲状腺位置较深，周围有包膜，不容易发生感染性病变。因此当发现急性化脓性甲状腺炎或新生儿颈部肿块逐渐增大，尤其在左颈部肿块反复发作时，应高度怀疑梨状窝瘘。食管镜或直接喉镜确认梨状窝瘘口是诊断的金标准。

表 2-2-1　新生儿及儿童梨状窝瘘临床鉴别

年龄表现	胎儿	新生儿	儿童
临床表现	产前颈部囊性包块	产后颈部囊性包块	反复发作的颈深部感染或难治性化脓性甲状腺炎
感染可能	低	低	高
危害程度	一般不影响生长发育	容易出现上呼吸道压迫	单纯对症治疗会导致脓肿迁徙不愈
治疗方法	继续妊娠	解除气道压迫后手术	控制感染后手术

③超声表现　CPSF 在胎儿及新生儿与儿童期的超声表现也各有差异。

a.胎儿期　胎儿期确切诊断有困难。常表现为左侧颈部探及一壁厚囊状肿物，与气管、食管无明显关系，羊水量正常。

b.新生儿期　多表现为左颈部囊性为主的包块，囊壁厚，囊内液体稠厚，可见游离片状气体影或多发散在游离气体强光点。囊壁可见短棒状血流信号，囊内未见明显血流信号。甲状腺可受压。包块与气管、食管无明显关系。

c.儿童期　颈部可见混合性回声团块，常位于颈总动脉前内侧与甲状腺上极外侧缘间。肿块的壁厚薄不均，边界不清，形态不规则，与周边组织粘连，可探及压痛及波动感，内部为透声差的不规则暗区并可见浮动的点、片状强回声，提示有气体存在，包块与呼吸道或消化道相通，高度提示梨状窝瘘可能。沿着气管环向上、后、口底方向探查，如探及梨状窝底部－甲状软骨下角－甲状腺上极之间的瘘管，则支持诊断正确的可能。通常在炎症期时，瘘管被炎症封闭，难以探查，应在抗感染治疗后复查。

④其他影像学表现　CPSF 胎儿期 MRI 检查特异度较超声高，显示左颈单囊肿物，囊内容物和羊水信号一致，与甲状腺关系密切、受压等。新生儿及儿童期 CT 或 MRI 显示颈部囊性包块，尤位于左侧，内有液－气平面回声；食管吞钡造影显示瘘道回声。

⑤相关病例

病例一

新生儿，8 月龄，男，胎儿期发现左颈部囊性包块，出生后包块在短时间内明显增大，出现咳喘。

a.孕 22 周产前超声检查

超声所见：胎儿左侧颈部可见一不规则囊性包块（图 2-2-15A，B），向颈前延伸，大小约 2.1cm×0.5cm，边界清，内透声好，动态观察形态及大小无明显变化，气管可见，食管隐约显示，包块与气管、食管无明显关联。包块周边及内部未见明显血流信号。羊水指数 13cm。

超声提示：左侧颈中部囊性包块（考虑先天性梨状窝瘘不除外）。

b.新生儿期超声检查

超声所见：左侧颈部囊性包块明显增大（图 2-2-15C，D），大小约 6.4cm×4.1cm，壁厚，内透声欠佳，可见点状浮动的强光点。囊壁可见丰富血流信号。

超声提示：考虑先天性梨状窝瘘合并感染可能。

c.术中诊断：先天性梨状窝瘘合并感染。

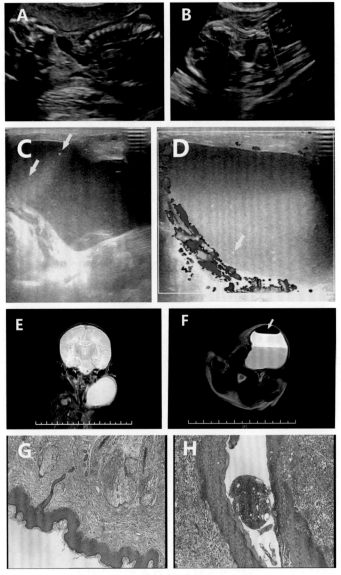

图 2-2-15　产前追踪至产后的梨状窝瘘

　　胎儿期超声：A，B.孕 22 周时颈部囊性包块。**新生儿期超声：**C.D.新生儿期包块明显增大，囊内可见散在强光点（气体影）。**新生儿期 MRI：**E.F.头颈部 MRI 显示颈部囊性包块，包块内部可见气体影。**术后病理：**E.F.（梨状窝瘘）镜下见鳞状上皮形成的管腔样结构，周围间质纤维化伴多量慢性炎细胞浸润，符合瘘管改变

病例二

　　新生儿，1 天，女，产前中孕期发现左颈部囊性包块，分娩后检查。

　　a. 孕 23 周产前超声检查

　　超声所见：胎儿左侧颈部可见一不规则囊性包块（图 2-2-16A，B），向颈前延伸，大小约 4.3cm×2.8cm×1.7cm，边界清，内透声好，动态观察形态及大小无明显

变化，气管及食管可清晰显示，包块与气管、食管分界清。包块周边及内部未见明显血流信号。羊水指数11cm。

超声提示：左侧颈中部囊性包块（考虑先天性梨状窝瘘不除外）。

b. 新生儿期超声检查

超声所见：左侧颈部胸锁乳突肌内侧可见囊性包块，大小及形态与胎儿期相仿（图2-2-16C），包块与食管分界清晰（图2-2-16D），与气管无明显关联，大小约4.4cm×2.9cm×1.8cm，壁厚，内透声欠佳，可见片状游离积气及点状浮动的强光点（图2-2-16E，F），囊壁周边可见丰富血流信号。

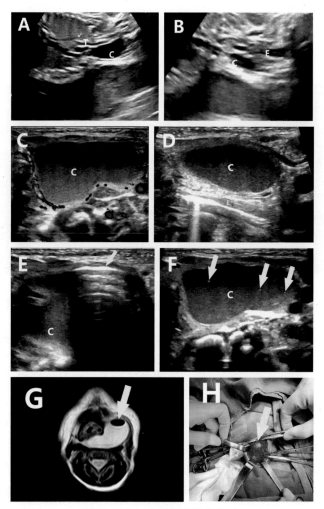

图2-2-16　先天性梨状窝瘘

胎儿期超声：A，B. 孕23周时颈部囊性包块，与食管及气管分界清。**新生儿期超声：**C. 新生儿期包块大小及形态与胎儿期相比未见明显变化，囊肿周边可见半环状血流信号；D. 包块与食管分界清晰；E. 包块内片状游离气体（箭头示）；F. 包块内多发点状游离积气（箭头）。**新生儿期MRI：**G. 头颈部MRI显示颈部囊性包块，包块内部可见气体影（箭头）。**术中诊断：**H. 先天性梨状窝瘘

超声提示：考虑先天性梨状窝瘘。

c.术中诊断：先天性梨状窝瘘。

病例三

患儿 1 岁龄，因颈部肿块疼痛外院就诊，外院 CT 考虑颈部炎性包块，抗感染治疗后无明显消退，转诊我院。

超声所见：左侧颈部可见一混合性包块（图 2-2-17A），边界不清，内部回声杂乱，可见片状增强回声及多发点状气体样回声，包块周边可见点状血流信号，内部无明显血流，从包块开始向口底方向探查，可见一管道样回声，内可见点状气体（图 2-2-17B）。

超声提示：先天性梨状窝瘘合并感染可能。

术中诊断：先天性梨状窝瘘合并感染。

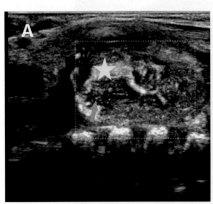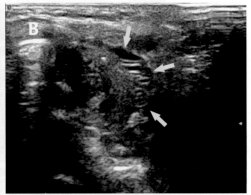

图 2-2-17 梨状窝瘘合并感染

A. 左颈部混合性包块，可见片状增强回声（星标所示考虑为奶块）及多发点状气体样回声（箭头所示）；B. 瘘管回声（箭头）

病例四

患儿 13 岁，男，左侧颈部包块，呈渐进性增大，一直抗感染治疗，病情反复不愈。因包块疼痛加剧来我院就诊。

超声所见：双侧甲状腺横切面显示实质内部未见明显异常（图 2-2-18A）。甲状腺左叶长轴显示左叶外侧一低回声包块（图 2-2-18B），边界不清，内回声不均，包块向甲状软骨后外侧延伸。包块周边探及点状血流信号，内部血流不明显（图 2-2-18C）。沿口底方向扫查，出现一瘘管样回声，边界不清，内部可见散在气体样强光点（图 2-2-18D）。

超声诊断：考虑梨状窝瘘合并感染可能，累及甲状腺左叶。

治疗过程：因患儿家属拒绝颈部开放性手术，于是施行脓肿穿刺术，抽出脓液7ml，症状改善不明显。后施行脓肿切开引流术，引流脓液 20ml，放置引流管。炎症控制后出院。

随访结局： 术后 6 个月后患儿复查超声：脓腔内仍可见少量浓稠液体，腔内血流信号较前明显增多（图 2-2-18E，F），考虑脓腔内肉芽组织增生。后至外院经内镜治疗，确诊梨状窝瘘。

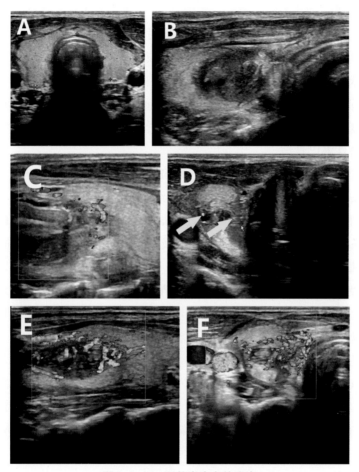

图 2-2-18 梨状窝瘘合并感染

A. 横切面时甲状腺未见明显异常；B. 甲状腺左叶长轴显示左叶外侧低回声包块；C. 包块向甲状软骨后外侧延伸；D. 沿口底方向扫查，出现一瘘管样回声，内见散在气体样强光点。E，F. 示脓肿切开引流术后 6 个月复查，脓腔内血流信号明显增多

（二）颈部淋巴管瘤

1. 概述

淋巴管瘤（lymphangioma）主要发病机制是淋巴管的发育畸形、错构、淋巴引流梗阻、管腔异常扩张致淋巴管呈瘤样扩张形成囊性肿块，多在小于 2 岁的患儿中发病，多数患儿出生时就发现患有此病。病变大部分为多房样，颈部最多见，占 75%，多数呈单侧分布，极少数为双侧弥漫分布。主要位于颈动脉间隙内、颈后三角和颈外

侧三角，随着年龄增长体积逐渐增大，并沿邻近的组织间隙蔓延生长，向上至咽旁间隙、颌下、面部，向内至咽后间隙，向外达腋窝，向下可延伸至胸骨后甚至进入纵隔内。当合并囊内出血时，肿块可一夜之间迅速长大并质地变硬。单房型的淋巴管瘤需与先天性梨状窝瘘鉴别。

2. 组织分型

淋巴管瘤有四种组织类型，四种亚型常同时混合存在。

（1）囊性水瘤（cystic hygroma）：好发于腋下、颈部、胸部等皮下脂肪疏松处，为直径数毫米至巨型的单房或多房囊性病变。

（2）海绵状淋巴管瘤（cavernous lymphangioma）：为海绵状淋巴间隙轻度扩张的皮下组织病变，好发于唇部、舌、颊部等结构紧密区域，扩张的囊性病变小于囊性水瘤大于毛细管性淋巴管瘤。

（3）毛细管性淋巴管瘤（capillary lymphangioma）或单纯性淋巴管瘤（simple lymphangioma）：少见，病变主要由淋巴管网组成。

（4）血管淋巴管畸形（vasculolymphatic malformation）或淋巴管血管瘤（lymphangiohemangioma）：同时存在淋巴管及血管畸形，呈片状、瘤样扩张。

3. 超声表现

颈部探及多房囊性包块，质软，边界欠清，可沿周边组织间隙蔓延，壁菲薄，囊内透声好。当合并感染及囊内出血时，包块可迅速增大、变硬，囊壁增厚，囊内透声差，可见密集光点回声。囊壁上可探及点状血流信号。

4. 其他影像学表现

CT、MRI 均可清楚显示其大小、部位及囊性结构。CT 表现为水样密度，合并出血时密度增高；合并感染时，囊壁增厚和强化，周围软组织可见炎性浸润。MR 表现为长 T_1、长 T_2 信号，其内可见低信号间隔，当囊内出血或囊内脂肪含量高时可呈高信号。

5. 相关病例

病例一

患儿 1 岁龄，女，产前晚孕期就发现胎儿颈部多房囊性包块（图 2-2-19），提示为淋巴管瘤。出生后，包块呈渐进性增大，来诊。

超声所见：颈部多房囊性肿块明显增大，质软，内部多发粗细不均的分隔，贴近血管鞘生长，分隔光带上可见血流信号（图 2-2-20A~C）。

超声提示：考虑淋巴管瘤。

病理：淋巴管瘤（图 2-2-20D）。

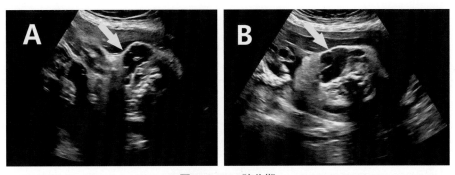

图 2-2-19 胎儿期

A, B. 产前发现胎儿颈部多房囊性包块，提示颈部淋巴管瘤

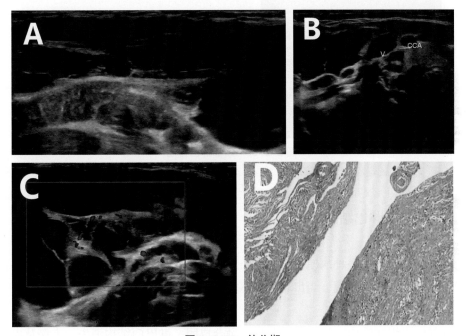

图 2-2-20 幼儿期

A. 多房囊性肿块明显增大，内部多发粗细不均的分隔；B. 包块贴近血管鞘生长；C. 分隔光带上可见血流信号；D. 病理符合淋巴管瘤

病例二

患儿 2 岁龄，女，颈部包块 1 年，质软，未做特殊处理。因一夜之间包块突然增大数倍，伴疼痛，急诊入院。

超声所见： 颈部探及多房囊性包块，分隔光带较厚，部分囊内透声差，呈密集光点回声；部分囊内透声好。分隔光带上可见血流信号（图 2-2-21A~C）。

超声提示： 考虑淋巴管瘤合并囊内出血。

病理： 包块内呈蜂窝多房状，可见陈旧性淤血，瘤体壁与周围神经血管粘连（图 2-2-21D）。

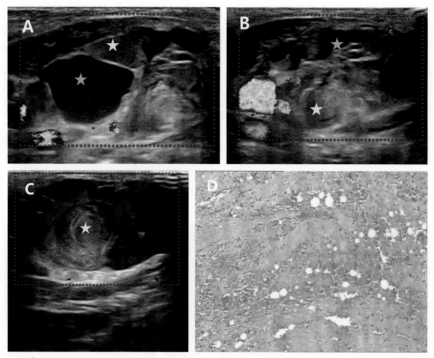

图 2-2-21　颈部淋巴管瘤

A~C.颈部多房囊性包块，部分囊内透声好（蓝星标），部分囊内透声差（黄星标）；D 病理符合淋
巴管瘤

（三）颈部淋巴结脓肿

1. 概述

淋巴结炎通常由各种病原微生物感染所致的急、慢性炎症引起的淋巴结肿大，临床表现为颈部肿物、疼痛，当出现波动感时意味着脓肿形成，应考虑切开引流。

2. 超声表现

颈部软组织间隙内可见混合性包块，融合成团，淋巴门结构消失，未探及皮髓质分界，包块 M 中央可见不规则厚壁液性暗区，透声差，探头按压时可见波动感。包块与周边组织粘连。CDFI：包块周边探及丰富血流信号，内部未见血流信号。

3. 相关病例

患儿 32 天，男，发现颈部肿物，增大、变硬、触之哭闹，来我院就诊。新生儿期有泪腺阻塞治疗史。

（1）首次超声所见：左颈部探及一低回声包块（图 2-2-22A，B），形态与淋巴结相似，多个融合成团，无明显淋巴门结构，无皮髓质分界，内部可见点、棒状血流信号，与周边组织粘连。

超声提示：考虑淋巴结炎（未化脓）。

（2）抗感染治疗 2 天后复查超声：包块变硬，触不到明显波动感，超声扫查发现内部呈黏稠的液性暗区（图 2-2-22C，D），光点密集，可见分隔。周边血流信号明显增多，内部未见血流信号。

超声提示：考虑淋巴结炎并脓肿形成。

（3）行脓肿穿刺术后复查超声：包块明显缩小，脓腔（箭头）明显缩小（图 2-2-22G，H），透声较前清亮。部分淋巴门结构恢复，可见树枝状血流信号。

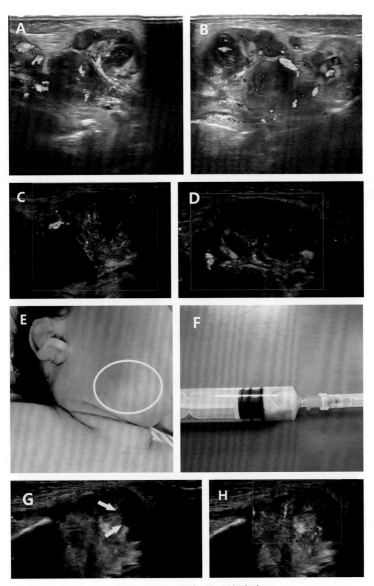

图 2-2-22 颈部淋巴结脓肿

A，B. 首次超声检查；C，D. 抗感染治疗 2 天后复查；E. 标志示患儿颈部包块突出体表；F. 脓肿穿刺术中抽取的部分脓液；G，H. 治疗后超声复查，包块缩小

（四）甲状舌管囊肿

1. 概述

甲状舌管囊肿（thyroglossal cyst）是指在胚胎早期甲状腺发育过程中甲状舌管退化不全、不消失而在颈部遗留形成的先天性囊肿。囊肿内常有上皮分泌物聚积，囊肿可通过舌盲孔与口腔相通，而继发感染囊肿可破溃形成甲状舌管瘘（thyroglossal fistula）。

胚胎期颈中线始基逐渐向尾侧下移，形成甲状舌管，甲状腺原基通过甲状舌管向下延伸至正常甲状腺床。正常情况下，甲状舌管在胚胎第 6 周开始退化，第 8 周完全消失，舌根部残迹称舌盲孔。若甲状舌管退化不全则在颈部正中甲状腺下降途径的任何部位残留形成甲状舌管囊肿（图 2-2-23）。通常见于颈部中线、舌骨下，可随吞咽或伸舌移动，这是与其他囊性肿物的重要鉴别点。甲状舌管囊肿和甲状舌管瘘管壁的上皮细胞，可以分泌黏液样、胶胨样的物质，使囊肿逐渐增大，进而引发感染，囊肿破溃形成瘘管，瘘管可向上延伸，紧贴舌骨前后或穿过舌骨直达盲孔，瘘管可暂时愈合而结痂，但因分泌物潴留而反复感染破溃，致颈前区形成瘘口窦道。

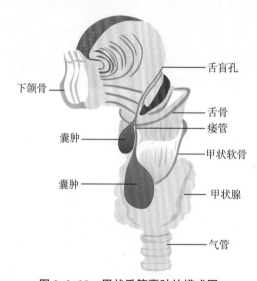

图 2-2-23　甲状舌管囊肿的模式图

2. 超声表现

颈部正中的囊性肿物，少数偏心，常为类圆形，形态可不规则，动态观察囊肿随吞咽或伸舌一起运动。未合并感染时囊壁薄而光滑，囊内透声好。合并感染时，囊壁厚薄不均，囊内透声差，可见密集光点，部分可沉积于囊壁上，囊壁可见血流信号。感染及合并炎性肉芽肿时，囊壁及囊内实性回声增多、混杂，血流信号增多。

3. 相关病例

病例一

患儿颈部囊性肿物就诊。

超声所见： 颈部正中，舌下方探及一囊性包块（图2-2-24A），大小约1.5cm×1.1cm，边界清，壁稍毛糙，透声欠佳，周边及内部未见明显血流信号。

超声提示： 考虑甲状舌管囊肿。

病理： 囊腔形成，腔面衬覆假复层纤毛柱状上皮，符合甲状舌管囊肿（图2-3-4-2B）。

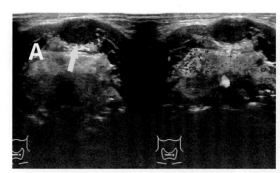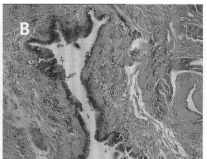

图 2-2-24 甲状舌管囊肿

A. 颈部正中，舌下方囊性包块；B. 病理：囊腔形成，腔面衬覆假复层纤毛柱状上皮

病例二

患儿6岁，因颈部包块并疼痛就诊。

超声所见： 颈部可见一囊性包块（图2-2-25），大小约1.6cm×0.4cm，边界欠清，内透声欠佳，见密集光点，与周边组织粘连。动态观察囊肿与舌骨关系密切，随吞咽一起运动，周边及内部未见明显血流信号。

超声提示： 考虑甲状舌管囊肿合并感染。

病理： 肉芽肿性炎，符合甲状舌管囊肿。

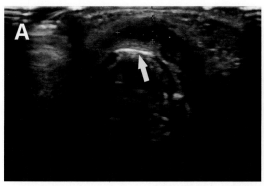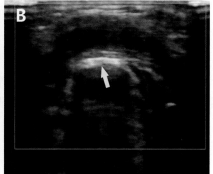

图 2-2-25 甲状舌管囊肿并感染

图示颈部囊性包块，内透声欠佳，与周边组织粘连。与舌骨（箭头）关系密切

病例三

患儿 5 岁，颈部包块 2 年就诊，最初花生米大，逐渐增大。

超声所见：颈前正中偏左可见一包块回声（图 2-2-26），位于舌骨（箭头）前方，大小约 2.0cm×1.8cm，边界尚清，内部呈疏松囊实性回声混迭，吞咽时随舌骨一起运动，内部探及条状血流信号。

超声提示：考虑甲状舌管囊肿并感染。

术中诊断：甲状舌管囊肿并感染（见包块基底部与舌骨相连，切开呈胶胨状）。

病理：甲状舌管囊肿，伴肉芽组织增生。

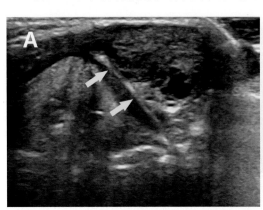 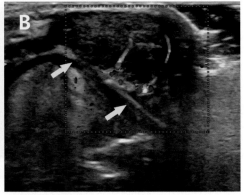

图 2-2-26　甲状舌管囊肿并肉芽增生

图示颈前正中偏左，舌骨（箭头）前方包块，内部呈疏松囊实性回声混迭，内部探及条状血流信号

（五）舌根囊肿

1. 概述

舌根囊肿起源于胚胎期的内胚层和中胚层，多为黏液潴留囊肿，病因尚不明确，经研究认为与胚胎发育第 4 周前肠分化紊乱的甲状舌管囊肿、创伤或炎症引起的淋巴管或腺管阻塞形成的淋巴管囊肿、黏液囊肿有关，发病率较低。舌根囊肿呈膨胀性生长，挤压会厌，婴幼儿中可引起不同程度的吸气性喉喘鸣、饮奶呛咳等，严重时出现呼吸困难，易被误诊为新生儿肺炎、先天性喉软骨软化等，目前临床上主要有内镜治疗、外科治疗等。

2. 超声表现

舌根部囊状液性暗区，边界好或差，后伴声影。要点是仔细观察囊肿与舌根的关系、囊壁厚薄。当囊壁较厚时，可见明显血流信号。

3. 舌区正常解剖模式图与超声对比（图2-2-27~图2-2-29）

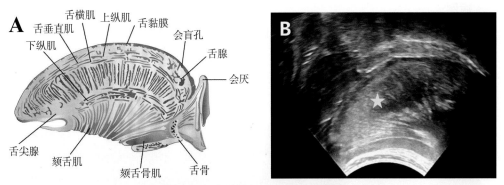

图2-2-27 舌体解剖模式图与超声图

A.舌体解剖模式图；B.超声经额下舌体纵切图（黄色星标）

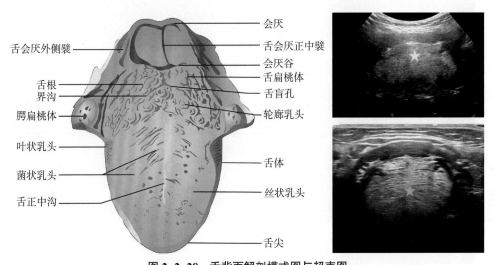

图2-2-28 舌背面解剖模式图与超声图

A.舌背面解剖模式图；B.超声经额下扫查的舌根（蓝星标）及舌体（黄星标）

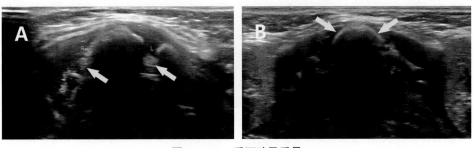

图2-2-29 舌下腺及舌骨

A.超声经额下扫查的正常双侧舌下腺；B.超声经额下扫查的正常舌骨

（4）相关病例

病例

患儿 2 岁，常表现为吸气困难，家长诉经常听见喉异响，来诊。

超声所见： 常规扫查双侧甲状腺未见异常（图 2-2-30A）。经颌下扫查可见，舌骨后方舌根部一囊性包块，大小约 1.8cm × 1.7cm，边界清，内透声可，与舌体关系密切，可随着舌体同向运动。

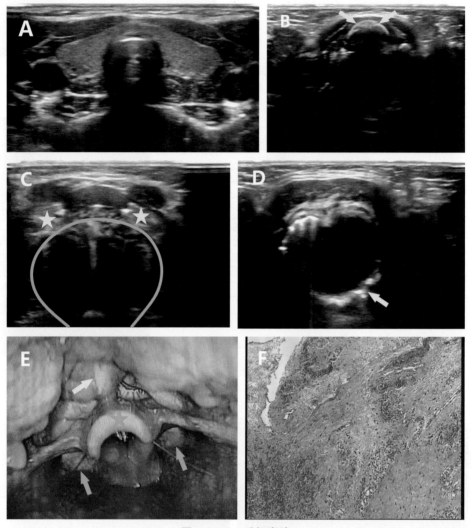

图 2-2-30 舌根囊肿

A. 甲状腺回声正常；B. 舌骨（箭头）区未见异常回声；C. 患儿经颌下扫查时显示部分舌体（蓝色圈记）及双侧舌下腺（黄色星标）；D. 舌骨后方舌根处囊性包块，与舌体关系密切；E. 喉镜示舌根囊肿（黄箭头），表面呈淡黄色，张力中等。会厌（蓝星标）、梨状隐窝（蓝箭头）；F. 病理图

超声提示：考虑舌根囊肿。

喉镜诊断：舌根囊肿。

病理：舌根炎性增生伴出血，局部形成囊肿。

（六）颈部异位甲状腺及异位胸腺

当发现颈前及舌骨区的包块时，除了以上所述甲状舌骨囊肿、舌根囊肿外，还应同时观察甲状腺情况，如果舌根部肿物呈实性，尤其甲状腺功能减退症的患儿伴正常位置甲状腺缺如时，应警惕异位甲状腺的可能，必要时行核素扫描检查。甲状腺正常的情况下，还需排除是否存在异位胸腺可能。正确辨别异位甲状腺及异位胸腺的超声特点十分重要，以免引起患者的焦虑及不必要的检查，切忌将其报告为颈部肿瘤，误导临床手术切除，对患儿造成不可逆的损害。

1.概述

（1）异位甲状腺：胚胎发育第4周，甲状腺组织起源于盲孔（甲状舌管上段退化后形成）附近的甲状腺原基（即甲状舌管）中央，继而甲状腺始基实体细胞团下降至下颈区并从第四、第五鳃囊处募集细胞。在胚胎发育过程中，甲状腺始基实体细胞团向下伸展至正常的甲状腺位置过程中，若甲状腺未下降或仅有部分下降到颈部气管前的正常位置，即形成异位甲状腺。女性多见，异位甲状腺可出现于舌根部至纵隔下降过程中的任何位置，其中以舌根部、舌下及甲状舌管处较为常见，少数可发生于上纵隔、气管内、心包、卵巢等部位。

（2）异位胸腺：可能是各种原因导致原始胸腺迁移路线中断，或原始胸腺迁移过程中部分原始胸腺组织异常停留于迁移路线所致。胸腺是婴幼儿时期重要的淋巴免疫器官，异位胸腺在上呼吸道感染等情况时可肿大，表现为局部肿块。学者报道部分异位甲状腺与异位胸腺并存。

2.超声诊断

（1）异位甲状腺：当于正常甲状腺区未探及甲状腺或甲状腺较小或发育不良时，应仔细扫查舌根部至甲状舌管区域，有无与甲状腺实质回声及血流相似的肿块；合并病变时，超声表现与正常位置甲状腺相应病变的声像图表现相似。

（2）异位胸腺：超声特征与正常胸腺组织相似，表现为边界清的等回声或低回声，内可见散在分布的点状或线状稍高回声。

3. 相关病例

（1）甲状腺功能减退合并甲状腺异位（图 2-2-31）

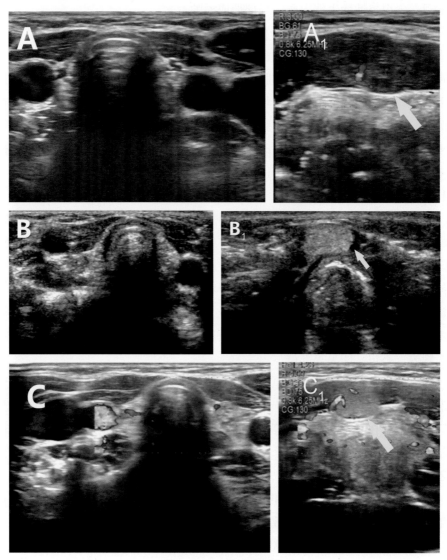

图 2-2-31　甲状腺异位

A、B、C 示三个不同的患儿均患先天性甲状腺功能减退症，超声显示双侧甲状腺发育不良。
A₁、B₁、C₁ 示相应三个患儿均在舌体前方探及一实性组织，不随舌骨运动，内部可见点状血流信号，超声考虑甲状腺异位

（2）婴幼儿的异位胸腺（图 2-2-32）

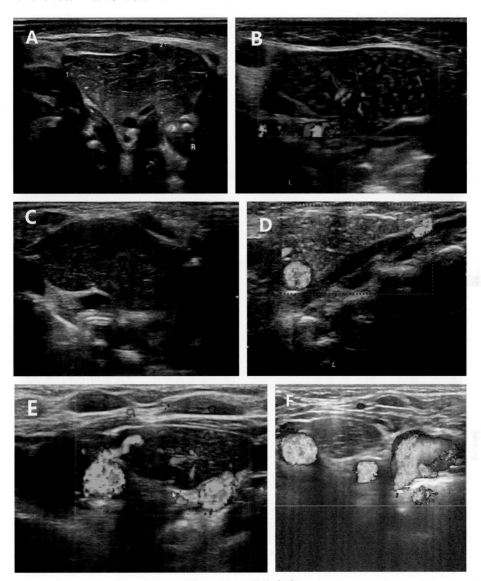

图 2-2-32 异位胸腺

A~F 为 6 个不同婴幼儿的异位胸腺，各位于左颈部、右颈部、胸骨上窝、颈正中线等位置。表现为
一实性低回声团，边界清，质软，内部可见点、线状强回声。内部探及点状血流信号

颈部常见囊性包块的鉴别要点，如表 2-2-2 所示。

表 2-2-2　颈部常见囊性包块的鉴别要点

鉴别名称	发病原因	发病部位	好发年龄	压迫上呼吸道	疾病特点	超声特点
第一鳃裂	鳃裂畸形	外耳道至颌下三角	10~40岁	无	耳前形成狭窄盲道或点状凹陷	主要位于颈前三角，单房多见，无感染时生长缓慢，囊壁薄，增长缓慢。合并感染时，囊内透声差，囊壁增厚，瘘管/窦道显示不清
第二鳃裂		颌下区到甲状腺水平		常见	鳃裂畸形中最多见，约占90%~95%，皮肤瘘口可见针状孔，感染时可见脓点。穿刺液可见胆固醇结晶	
梨状窝瘘/第三、第四鳃裂		左侧颈中下部或锁骨附近，第三鳃裂位置高，第四鳃裂位置低		常见	囊内可含气，未感染时可见瘘管，感染时常累及甲状腺	
颈部淋巴管瘤	淋巴管畸形	主要位于颈动脉间隙内，颈后三角和颈外侧三角常见，沿颈部疏松结缔组织走行	婴幼儿	罕见	囊内不含气，无瘘管。当合并囊内出血时，肿块可一夜之间迅速增大并质地变硬，累及周边软组织，很少累及甲状腺	常见多房，囊壁薄，爬行生长无边界。合并感染及出血时，囊壁厚薄不均，囊内部分透声好，部分透声差
颈部淋巴结脓肿	感染	全颈	婴幼儿	罕见	急性发作，有淋巴结肿大史，包块从实性液化变成囊性，穿刺抽出脓液可鉴别	囊壁厚薄不均，内部透声差，周边可见明显粘连
甲状舌管囊肿	甲状舌管退化不全	颈部中线、舌骨下	儿童与青少年	少见	穿刺液无胆固醇结晶。病理囊壁可有甲状腺滤泡组织	多位于颈部正中的舌骨外侧，可随吞咽或伸舌移动。可逐渐增大
先天性食管重复	前肠发育异常	左侧颈部	婴幼儿	常见	与食管关系密切。病理囊壁常可见异位黏膜	囊壁厚，具有消化道壁特征性的肌层结构

第三节　先天性膈疝

先天性膈疝（congenital diaphragmatic hernia，CDH）是由于单侧或双侧膈肌发育缺损，导致腹腔内脏器疝入胸腔的一种先天性疾病，发病率约 1/5000~1/2500。其中左侧膈疝占 84%，右侧膈疝占 14%，双侧膈疝占 2%。先天性膈疝继发肺发育不全和持续性肺动脉高压是新生儿发病率和死亡率的两个主要决定因素。

一、发病机制

1. 膈的起源

双侧膈肌基本对称，膈肌为一圆形顶状扁阔肌，胸廓下口是膈顶穹窿，穹窿顶位于第 9~11 胸椎水平，将胸腔和腹腔分隔开，包含外周肌部及中央腱部，外周肌部由横纹肌肌束组成，中央腱部由纤维束交织而成的坚韧性腱膜组成（图 2-3-1）。膈是由 4 个原基发育形成的：横膈（分隔胚胎胸、腹部的间充质）、胸腹腔膜、食管系膜、颈体节的生肌节（形成膈内的肌细胞）。横膈发生时靠近胚体颈部，之后由于胚体的生长，横膈的位置下降。

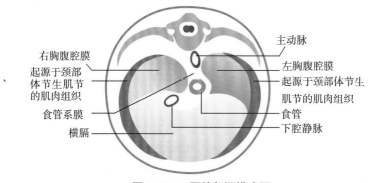

图 2-3-1　膈的起源模式图

1. 发育障碍

膈肌胸腹裂孔、Morgagni 孔和食管裂孔为先天性薄弱区，是先天性膈疝的好发部位（图 2-3-2）。其中最常见的是胸腹裂孔疝，因胸腹腔膜未把胚内体腔的胸腹膜管分隔开（Bochdalek 孔）而引起，致使腹腔脏器突入胸腔内，使胸廓异常扩张，而胃部区域扁平，进而导致肺发育不全、新生儿持续性肺动脉高压和心功能不全等。其他原因造成的横膈缺损或正常开口异常增大也可导致膈疝。

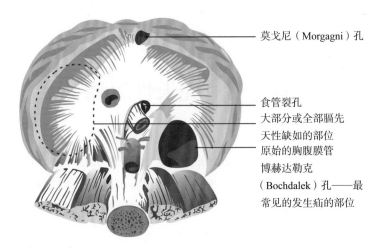

莫戈尼（Morgagni）孔

食管裂孔
大部分或全部膈先
天性缺如的部位
原始的胸腹膜管
博赫达勒克
（Bochdalek）孔——最
常见的发生疝的部位

图 2-3-2 先天性薄弱区的模式图

二、病理生理

CDH 患儿在胎儿期由于腹腔脏器疝入胸腔，影响肺脏的发育，使患儿在胎儿期即存在肺异常发育：肺泡数量和体积减小，肺顺应性降低；同时肺泡壁增厚，间质容积增加，肺小动脉和毛细血管肌层增厚，从而引起不同程度的肺发育不良和肺动脉高压。CDH 的高病死率主要与继发性肺发育不良和持续存在的肺动脉高压有关，二者联合作用导致患儿在生后容易发生严重呼吸衰竭。

三、分型

主要分为：**食管裂孔疝、胸腹裂孔疝、胸骨后疝**。

其中**食管裂孔疝**临床又分为四型：

Ⅰ型：滑动疝（图 2-3-3A），最多见，占食管裂孔疝的 85%~95%，贲门可由此孔进入胸腔后纵隔内，平卧或腹压高时疝入，直立时自行还纳。

Ⅱ型：食管旁疝（图 2-3-3B），较少见，占食管裂孔疝的 5%~15%，胃底与胃体移位至膈上，但食管与胃连接部仍在原位，易发生绞窄。

Ⅲ型：混合疝（图 2-3-3C），即同时存在食管裂孔滑动疝和食管旁疝。

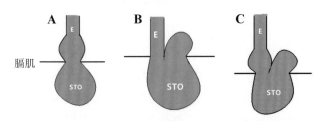

膈肌

图 2-3-3 食管裂孔疝分型模式图
A. Ⅰ型：滑动疝；B. Ⅱ型：食管旁疝；C. Ⅲ型：混合型。E：食管　STO：胃

Ⅳ型：巨大型食管裂孔疝，表现为除胃以外，腹腔其他脏器一同疝入胸腔。

四、临床表现

表现为恶心、吞咽困难、频繁呕吐、呼吸困难等，频繁呕吐可引起脱水和体重下降，常并发反流性食管炎，还可能因误吸导致吸入性肺炎。当伴有肺发育不良时，会出现持续的肺动脉高压及心功不全的表现。当发生扭转、嵌顿、穿孔时，会出现严重的胸腹部疼痛，严重者可出现休克。其致死的主要原因仍是继发性肺发育不良和肺动脉高压。约 50% 的 CDH 合并其他系统畸形，其中包括心血管畸形、泌尿系统畸形、骨骼肌肉系统畸形及中枢神经系统畸形。

五、超声诊断

（一）产前超声诊断

1. 直接征象

从早孕期开始，就可以显示胎儿正常膈肌，表现为突向胸腔的弧形薄带状低回声（图 2-3-4）；部分胎儿可显示正常的食管裂孔及食管贲门连接处（图 2-3-5）。膈肌中断理论上是 CDH 的直接征象，表现为胸腹腔矢状及冠状切面正常膈肌弧形低回声带中断或消失，但实际上超声评价整个膈肌的完整性较困难，即使显示出完整的膈肌图像，而腹腔内容物未疝入胸腔时，也不能除外 CDH 可能。当膈肌缺损时，可探及腹腔脏器通过裂孔疝至胸腔，可大致测量膈肌中断的长度，但是当膈肌大范围缺损，伴肝组织整体上移时，肝包膜常被误认为是膈肌而诊断为膈膨升。

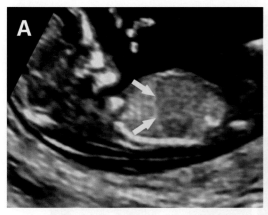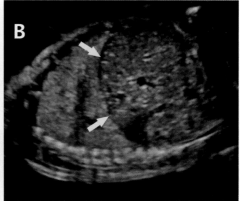

图 2-3-4　胎儿期膈肌

A. 早孕期胎儿的左侧膈肌；B. 中孕期胎儿的右侧膈肌，均呈圆顶突向胸腔的薄带状低回声

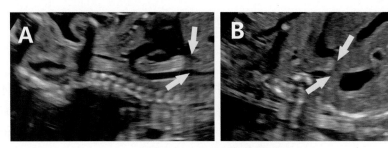

图 2-3-5　胎儿期食管裂孔

A.胎儿期晚孕期食管下段与贲门连接，黄箭头示食管裂孔；B.探头从矢状切面向横断切面方向轻
度旋转，可显示贲门与胃连接

2. 间接征象

（1）CDH产前的发现线索：最初被发现的线索是胸腔内肺、心脏及纵隔等移位，胸腔内可见腹腔脏器回声，如胃泡、肠管、肝、脾、肾等，同时合并腹围缩小或胃泡不显示。需注意的是中孕期疝入胸腔的是肠管时，因其多无内容物而呈现塌瘪状态，无蠕动，呈实质性回声，而弧形低回声带又难以辨认时，需仔细鉴别是CDH还是胸腔占位。

（2）疝入物的类型与膈疝检出率相关：右侧先天性膈疝（RCDH）产前检出率低于左侧先天性膈疝（LCDH）。LCDH的疝内容物多为胃或肠管，为空腔脏器，产前超声诊断较容易。RCDH疝入胸腔的主要部分为肝右叶，为实质脏器，回声与肺实质相近，膈肌的弧形低回声带难以辨认时，容易漏诊或误诊为胸腔占位，扫查要点在于寻找门静脉的走行越过膈肌水平，疝入胸腔的腹腔脏器随胎儿呼吸运动而上下运动。

3. 排除其他引起胸腔脏器移位的原因

需要排除如膈膨升、先天性肺囊腺瘤、隔离肺、胸腔占位、胸腔积液等疾病。

（二）产后超声诊断

1. 直接征象

（1）按照儿童食管及贲门的切面扫查，可显示正常儿童的食管下段、贲门及食管裂孔，可直接观察食管裂孔的大小（图2-3-6）。

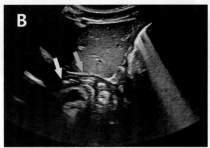
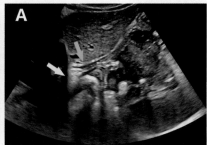

图 2-3-6　正常的食管裂孔

A.B.分别示两正常儿童的食管裂孔（蓝箭头）、含气的食管下段（黄箭头）

（2）探头置于约第 9~11 胸椎水平，沿着肝包膜边缘扫查，可显示膈肌声像（图 2-3-7），CDH 时膈肌中断是直接征象。而儿童期与胎儿期相似，要获取完整的膈肌声像很困难，更多的还是通过间接征象判断 CDH，与膈膨升不易鉴别。

2.间接征象

（1）食管裂孔疝：食管裂孔增大或不变，滑疝时可探及贲门上移至膈上，随腹压变化可在膈上下滑动；食管旁疝时可见胃底和胃体上移至膈上，但食管与胃连接部仍在原位；混合性疝同时存在食管裂孔滑动疝和食管旁疝的征象。巨大型食管裂孔疝与胸腹裂孔疝不易鉴别。

（2）胸腹裂孔疝：又叫后外侧疝，是横膈后、肾上腺上方的裂隙，腹腔内容物经过裂孔疝入胸腔，超声可观察疝入脏器是空腔还是实性，是否含气、包膜、管壁等内容。

（3）胸骨后疝：很少见，临床症状也不明显，此型缺损较小，并具有真性疝囊，常见的是网膜疝入，缺损较大时常疝入的是横结肠。

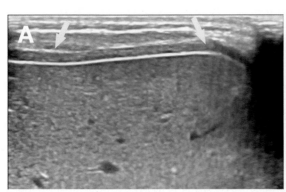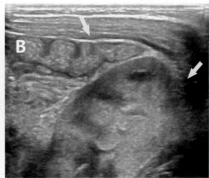

图 2-3-7 正常膈肌
A，B.高频探头扫查儿童的膈肌，由肌束及腱膜组成的低回声带

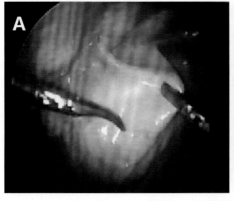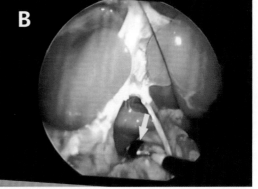

图 2-3-8 腹腔镜下的膈肌和食管裂孔
A.腹腔镜下提起的冗长的膈肌，较厚的肌层组织；B.腹腔镜下增大的食管裂孔

六、临床其他诊断方法

产前主要依靠超声诊断，但对于右侧CDH产前超声容易漏诊，而MRI可清晰显示疝入胎儿胸腔的内容物，有助于依据疝入胸腔的内容物对胎儿CDH作出正确诊断。

产后通常依赖X线胸片、上消化道造影、CT及MRI。

七、临床治疗及预后

CDH患儿的预后取决于膈肌缺损的大小、肺发育受影响的程度。虽然部分CDH患儿随着术后肺发育成熟而未表现出呼吸系统异常，但部分患儿术后在婴幼儿期及儿童期早期常常反复发生呼吸道感染，影响生活质量。他们可能面临长期的呼吸问题、心功能恢复、营养问题、神经发育迟缓问题、疝复发和骨科畸形问题等等，需要采用多学科方法进行长期随访治疗。

先天性食管裂孔滑动疝多数随着新生儿的生长发育逐渐消失，故1岁以内主要以体位保守治疗为主，2年后复查多数患儿痊愈，保守治疗无效时应尽早手术。

八、相关病例

病例一

新生儿，1天，女，产前超声提示胎儿食管裂孔疝。

1. 产前超声检查

超声所见： 早中孕期超声检查均未见明显异常，胃泡大小、形态、位置均正常显示（图2-3-9A）。晚孕33周时发现胃泡变小，沿着胃泡追踪，从腹部横切面斜向胸腔方向扫查，显示低回声膈肌，脊柱前方的食管裂孔处可观察到胃泡呈塌瘪状（图2-3-9B），部分位于胸腔，部分位于腹腔（图2-3-9C），探查时间内，未能完全回纳腹腔。孕37周复查时（图2-3-9D），与孕33周大致相仿。

超声提示： 考虑胎儿食管裂孔疝。

2. 新生儿期超声检查

超声所见： 食管贲门切面显示，食管裂孔增大，贲门上移，胃底经食管裂孔一起疝入胸腔，动态观察，可大部分回纳。

超声提示： 食管裂孔滑动疝。

3. 结局

临床对症保守治疗后随访，贲门及胃底可完全回纳，患儿一般情况良好。

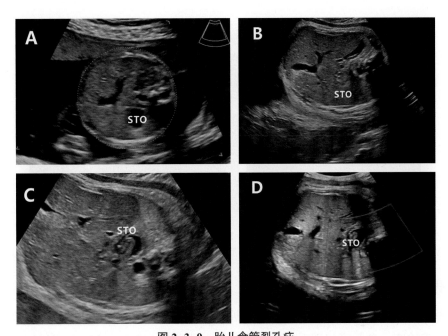

图 2-3-9　胎儿食管裂孔疝

胎儿期超声：A.中孕期胃泡无异常；B.孕33周时胃泡萎瘪状；C.部分位于腹腔，部分位于胸腔；
D.孕37周胃泡无明显变化

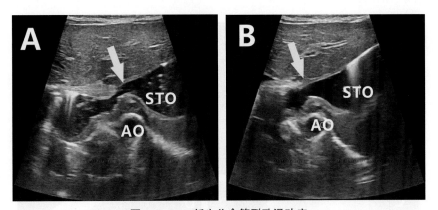

图 2-3-10　新生儿食管裂孔滑动疝

新生儿期超声：A.贲门及胃底经食管裂孔（黄箭头）疝入胸腔；B.动态观察时可完全回纳，证实
食管裂孔滑动疝

病例二

新生儿，20天，男，频繁呕吐，非喷射性，无腹胀。

超声所见： 食管贲门切面发现，食管裂孔大小可随腹压变化，静息状态下的食管裂孔形态未见明显异常，腹压增大时，食管裂孔增宽，贲门随腹压变化在裂孔上下方来回移动，可探及胃食管反流。

超声提示： 考虑食管裂孔疝（滑疝）。

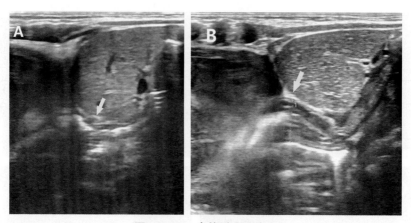

图 2-3-11　食管裂孔滑动疝
A. 静息状态下的食管裂孔（黄箭头）；B. 腹压增大时，食管裂孔增大，贲门上移至膈上

病例三

患儿 11 岁，女，如厕时突发胸痛，剧烈呕吐，呼吸困难，不能平卧，急诊入院。

超声检查： 食管贲门切面发现食管裂孔明显增宽（图 2-3-12A），贲门上移显示欠清，沿胸腔方向追踪，发现胃底、胃体经食管裂孔全部疝入胸腔（图 2-3-12B），动态观察未见回纳。

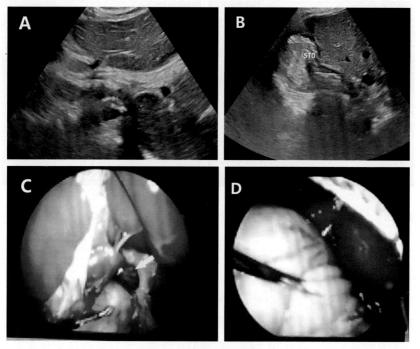

图 2-3-12　Ⅲ型食管裂孔疝
A. 食管裂孔明显增宽；B. 胃经食管裂孔疝入胸腔；C. 术中示增大的食管裂孔，胃疝入胸腔；D. 腹
腔镜操作将胃体复位

超声提示：食管裂孔疝（Ⅲ型可能）。

术中诊断：Ⅲ型食管裂孔疝（图 2-3-12C，D）。

病例四

新生儿，5 天，男，孕 31 周产，1.67kg，肺动脉高压，PDA 右向左分流，产前检出膈疝。分娩后床旁 X 线提示膈疝（图 2-3-13A，B）。

1. 产前超声检查

超声所见：胎儿右侧膈肌可显示，未见明显中断（图 2-3-13C），左侧膈肌显示欠清（图 2-3-13D），左侧胃泡及部分肠管疝入左侧胸腔，纵隔移位，心脏受压右移（图 2-3-13E，F），双肺受压体积变小（图 2-3-13G，H），肺头比约 1.24。

超声提示：考虑膈疝（胸腹裂孔疝可能）。

2. 新生儿床边超声检查

超声所见：左侧膈肌显示不清，胃及部分肠管疝入左侧胸腔，可见肠蠕动。

超声提示：考虑膈疝（胸腹裂孔疝可能）。

3. 术中诊断

胸腹裂孔疝，缺损 4cm×2cm，胃泡及肠管疝入胸腔（图 2-3-13I，J）。

病例五

患儿，3 月龄，男，足月顺产分娩，出生体重 3.7kg，出生后出现不间断呕吐，持续加重入院，查体：严重营养不良貌，气喘，体重 4kg。平片及 CT 均显示左膈面抬高，胃影扩大，心脏右移，提示膈膨升，膈疝待排（图 2-3-14A，B）。

超声检查：食管贲门切面显示食管裂孔未见明显增宽，贲门位置及形态正常。幽门位置偏高，位于胃体上方，追踪胃体扫查，可见其穿过膈肌，向左侧胸腔方向走行（图 2-3-14C，D）。左侧胸腔内另见实性团块、疏松的膜状影及胸腔积液（图 2-3-14E，F）。团块内见多发斑片状影，并穿过膈肌与腹腔的左肝连接，其内部血管也与肝左叶血管相延续，穿膈处可见左肝叶局部卡压征象（图 2-3-14G，H）。

超声提示：考虑膈疝（胸腹裂孔疝型）并胃扭转，疝入物为胃、部分肝左叶。

术中诊断：胸腹裂孔疝，膈肌缺损范围 5.0cm×4.0cm，疝入内容物为胃体和部分肝左叶，胸膜间可见明显粘连，左肺发育欠佳。

术后见图 2-3-14I，J。

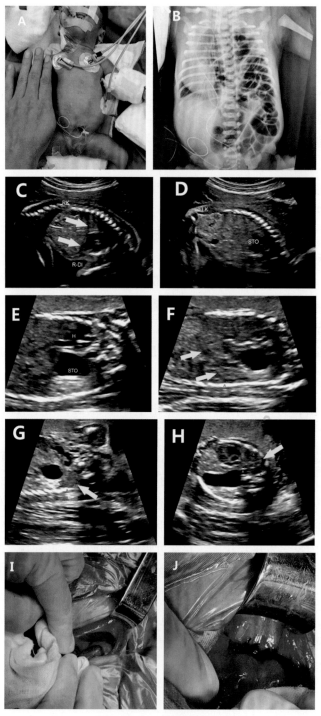

图 2-3-13　胸腹裂孔疝

A. 新生儿外观；B. 床旁 X 线提示左侧膈疝。胎儿期超声：C. 胎儿右侧膈肌完整；D. 左侧膈肌显示欠清；E. 胃泡疝入左侧胸腔，纵隔右移；F. 疝入胸腔的肠管；G，H. 双肺受压体积变小。**术中：** I. 诊断胸腹裂孔疝；J. 手术缝合后的膈肌裂孔

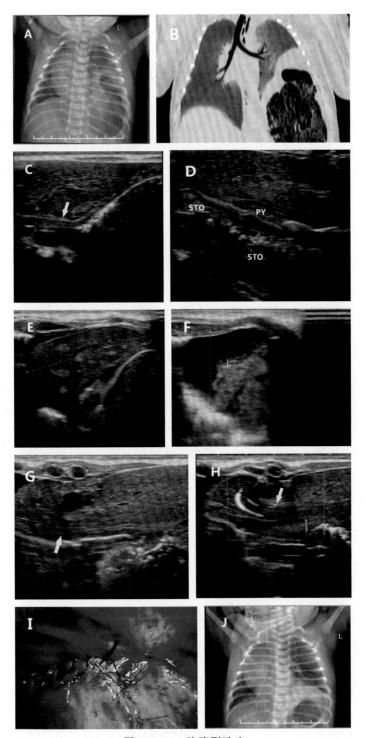

图 2-3-14 胸腹裂孔疝

A，B.平片及 CT 均提示膈膨升可能，膈疝待排除。**超声**：C.贲门正常；D.胃疝入胸腔并扭转；
E，F.左侧胸腔内肝脏、膜状物及胸腔积液，肝实质内格林森鞘增厚。G，H.左肝疝入胸腔，在胸
腹腔交界处被膈肌裂孔卡压；I.腹腔镜下裂孔缝合术毕；J.术后复查：左膈面较前明显改善

鉴别诊断

膈膨升

先天性膈膨升（congenital diaphragmatic eventration，CDE）是由于在胚胎期胎儿的膈肌不肌化或者肌化不全导致膈肌发育薄弱，部分或整体膈肌为纤维弹性组织替代，从而使腹腔内脏器通过薄弱的膈肌向胸腔凸出，出现膈肌膨升，发病率约为万分之五。

一、发病原因

膈膨升分为先天性和获得性。获得性膈膨升与难产牵拉引起的神经麻痹、心脏手术损伤等有关，术中冰冻伤也是膈神经损伤的重要原因，某些病毒性肺炎和恶性肿瘤的浸润是婴幼儿膈膨升的罕见原因。

二、病理生理

CDE 影响肺部的发育，患侧膈肌抬高，患侧肺泡发育受限，出现塌陷或肺不张，影响呼吸功能及生长发育。左侧膈膨升患儿膈神经受累早，膈肌菲薄张力低，膈顶几乎达胸腔顶部，大量腹腔内脏器长期占据左胸腔，使肺受压并导致不同程度的发育不良。出生后患儿哭闹导致胃肠胀气，加重了纵隔摆动和矛盾呼吸。就诊时往往已出现严重的呼吸功能不全、低氧血症和酸中毒，需要紧急手术。右侧膈膨升由于受肝脏的保护性遮挡，膈顶常低于第四后肋水平，对呼吸干扰小，少见呼吸窘迫。

三、临床表现

呼吸道症状是婴幼儿 CDE 的主要症状，常表现为咳喘、呼吸困难、呼吸道反复感染、拒奶、呕吐、发育迟缓等症状，部分患儿有不同程度的反复呼吸道感染甚至呼吸衰竭史，严重者可表现为呼吸窘迫综合征。

四、超声诊断

文献中报道新生儿科以足月儿膈肌抬高 ≥ 2 个肋间，早产儿膈肌抬高 ≥ 1 个肋间为新生儿膈膨升的诊断标准。

超声诊断具有较大局限性，尚处于研究阶段，提倡放射及超声联合诊断法。本书仅分享我院成功诊断的案例，尚需进行大样本的采样分析以待进一步的研究。膈膨升主要超声表现如下：

（一）观察膈肌完整性及厚度差异

正常时，膈肌完整无中断，无明显厚度差异。CDE 时可见厚度差异，最薄处可以仅显示为单层膜状回声。

（二）观察肝膈面

探头置于剑突下方横切扫查，正常时呈肋弓下左右等高的连续的肝膈面。当膈膨升时，出现两侧肝膈面不等高，患侧膈面上移，难以显示其边界，需要不停转动探头，增大扇扫角度方能显示。

（三）腹腔脏器上移

沿着肋间对比扫查，发现 CDE 患侧的肝脏位于肋弓以上，患侧可观察到腹腔脏器上移。

五、临床其他诊断方法

儿童期超声诊断膈膨升的报道较少，主要依靠放射学诊断，但放射学对于膈肌完整性的观察也存在困难。因此对于普通 X 线鉴别有困难时，采用薄层 CT 扫描行多平面重组有可能显示膈肌发育的细节，如肌纤维的连续性、缺损部位以及缺损大小等，而且能显示膈面下方实质性脏器上移。无论是放射还是超声诊断，对膈肌的完整显示都比较困难，最终确诊仍依靠病理诊断。

六、临床治疗及预后

婴幼儿的肺有生长及代偿的潜能，而 CDE 导致的呼吸和胃肠道症状将严重影响患儿的生长发育，治疗上通常采用胸腔镜膈肌折叠术改善呼吸功能。对于因产伤或心脏外科手术损伤膈神经所致的膈膨升患儿，据文献报道，损伤后 1 个月内有自行恢复的可能。若非已产生严重的呼吸功能损害而影响心功能恢复或呼吸机依赖，手术可暂缓进行。

CDE 预后与是否合并其他先天性疾病密切相关，因此 CDE 患儿除完善心脏超声心动图排除先天性心脏病以外，还需要注意肌张力、肌力、吞咽功能等，必要时完善肌活检、基因检测协助诊断。

七、相关病例

病例

患儿 1 岁龄，女，因反复呼吸道感染，发育落后来诊，胸片示右膈面抬高（图 2-3-15A），考虑膈膨升，膈疝待排除。

超声所见： 剑突下对比扫查，两膈面不等高，肝右叶包膜显示不光整，可见一转折角（图 2-3-15B），转角后肝右叶肝膈面朝向胸腔方向抬高（图 2-3-15C）。旋转探头，增大右肝膈面的扇扫角度发现，右肝膈面高于左肝膈面 2 个肋弓以上。切换高频探头扫查能显示肝包膜边界及膈肌，沿肋间扫查膈肌未见明显中断（图 2-3-15D）。

　　超声提示：膈膨升可能。

　　术中诊断：膈膨升，行胸腔镜下膈肌折叠术（图 2-3-15E）。

　　术后胸片复查：左右膈肌基本等高（图 2-3-15F）。

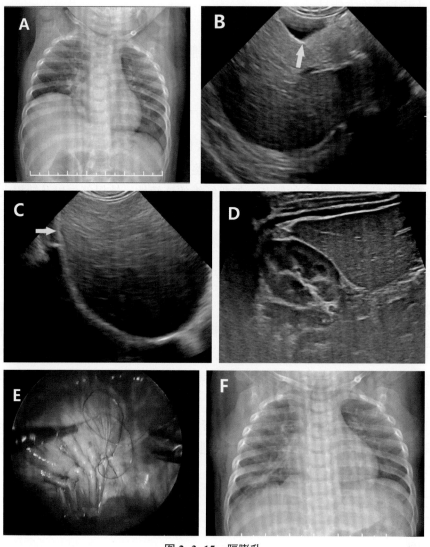

图 2-3-15　膈膨升

A. 胸片考虑膈膨升可能，膈疝待排除；B. 超声示两膈面不等高，肝右叶包膜可见一转折角；C. 转角后肝右叶肝膈面朝向胸腔方向抬高；D. 高频探头观察肝包膜及膈肌未见明显中断；E. 胸腔镜下膈肌折叠术；F. 术后胸片示左右膈肌基本等高

鉴别难点：

（1）膈肌薄弱，肌层缺失，仅剩纤维组织的膈疝，疝孔较大，与局限性膈膨升鉴别困难。一般膈膨升隆起部分表面光滑、平坦，基底部较膈疝宽，局部运动消失或矛盾运动，但当膈疝时肌层发育严重不良或仅有纤维膜时，疝入内容物如为实质性脏器或者为不含气体的胃，平片及胃肠造影膈肌会显示基底宽大而且光整的假象，很容易判断失误（表2-3-1）。

（2）合并下肺隔离症，造成正常肺组织下缘受压，很容易出现膈面光整的现象，不利于膈肌完整性的判断。

（3）左侧膈疝的较小缺损，因疝入内容少，纵隔移位不明显，而且胃反转，易误诊为膈膨升。

表 2-3-1　膈膨升与胸腹裂孔疝鉴别简表

	膈膨升	胸腹裂孔疝
病因	膈肌发育薄弱	单侧或双侧膈肌发育缺损
起病缓急	慢性起病	急性起病，纵隔移位更明显
好发部位	左右侧无明显差异	左侧
症状特点	呼吸道症状为首发，消化道症状少见	呼吸及消化道梗阻症状为主
超声特征	膈肌未见中断，但厚度可见差异，最薄处可仅显示为单层膜状回声。诊断有局限性	膈肌中断，但主要还是通过间接征象判断
预后	未合并其他先天性疾病时预后良好	相比膈膨升，合并畸形复杂，死亡率较高

第三章

胃幽门疾病的超声诊断

临床上通常将胃分为 4 部，贲门附近的部分称为贲门部，界域不明显；贲门平面以上，向左上方膨出的部分为胃底，临床有时也称胃穹窿；自胃底向下至角切迹处的中间大部分，称胃体；胃体下界与幽门之间的部分，称幽门部。对于与胃幽门相关疾病的诊断，超声主要运用静态切面及动态扫查结合法，静态采用**切面二"食管腹段及贲门切面"**及**切面三"胃幽门切面"**；动态扫查是胃至十二指肠球部的动态扫查，包含贲门、胃底、胃体、胃窦、幽门、十二指肠球部的动态全程追踪扫查。

第一节　胃食管反流

儿童胃食管反流（gastroesophageal reflux，GER）是指胃内容物反流进入食管。胃食管反流病（gastroesophageal reflux disease，GERD）是指胃、十二指肠内容物反流进入食管引起的以反酸、胃烧灼感为主要特征的临床综合征，具有一系列食管内、外症状和并发症的临床综合征。GER 是 GERD 主要症状之一，主要表现为溢乳、顽固性呕吐、反酸和生长发育迟缓等。

一、发病机制

（一）解剖结构 His 角
胃食管连接区名为 His 角（图 3-1-1）的解剖结构（即食管与胃轴的夹角）在抗反流功能中起到重要作用。

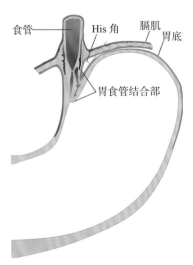

食管　　His 角　膈肌　胃底

胃食管结合部

图 3-1-1　His 角

1. 正常儿童的 His 角

（1）His 角的正常超声参考值：国内外尚无统一的参考值范围，钡餐检查中，正常 His 角为 30°~85°；解剖学观察发现正常成人 His 角为 71.40°±12.18°。学者们研究利用超声测得正常儿童 His 角多小于 100°，且不同年龄段儿童的 His 角大小不同，考虑儿童与成人存在一定差异。健康组儿童 His 角超声测量的均值为 87.2°±7.2°，各年龄段的健康儿童组及 GER 患儿 His 角数值参考表 3-1-1。

表 3-1-1　健康儿童组及 GER 患儿 His 角

儿童年龄期	健康组儿童 His 角（均值 87.2°±7.2°）	GER 患儿的 His 角
新生儿（出生至 28 天）	93.3°±8.7°	与正常儿童不同，GER 儿童的 His 角多大于 100°，且不同年龄段儿童的 His 角大小未随年龄增大而减小
28 天~1 周岁	90.4°±6.6°	
1~3 周岁	86.2°±4.3°	
>3 周岁	84.5°±8.8°	

（2）正常儿童的 His 角随年龄的增大呈逐渐减小趋势

①**新生儿期**　身体各器官发育尚不成熟，胃容积较小，胃底也不够膨隆，因此 His 角较大。

②**婴儿期**　身高和体质量明显增长，食量也较出生时明显增加，且逐渐可以坐立和爬行，食管变长，胃和胃底的形态逐渐趋于成熟，His 角也逐渐减小。

③**儿童期**　年龄、身高及体质量进一步增长，胸腹腔增大，腹腔内脂肪累积，His 角进一步减小，大部分已成锐角。

2. GER 患儿的 His 角

（1）GER 患儿的 His 角大小：与正常儿童不同，GER 儿童的 His 角多大于 100°，且不同年龄段 GER 儿童的 His 角大小未随年龄增大而减小，这进一步证实了 His 角增大是导致 GER 或 GERD 的结构性因素之一。

（2）GER 程度与体位相关：左侧卧位时 GER 程度最轻，平卧位居中，右侧卧位最明显。可能与 His 角及食管下段括约肌松弛相关：①左侧卧位时胃内容物大量积聚于胃底，胃底受推压，His 角略有缩小。His 角具有防止胃食管反流的作用。角度越大，反流的可能性及程度也越大；②右侧卧位时胃内容物多积于胃体窦部，胃底空虚，His 角增大，同时对膈肌食管裂孔处压力减低，增加了一过性食管下段括约肌松弛的可能性，而食管下段括约肌松弛是发生 GER 的主要机制。这一发现被运用于临床治疗中。

（二）胃排空障碍

1. 原发性

胃排空延迟使胃长时间保持充盈状态，致 His 角变钝；同时需要更高的胃内压才能排空胃内容物，诱发腹段食管缩短、食管下端括约肌松弛或开放，发生反流。

2. 继发性

学者研究还发现扩张小肠近端可使幽门张力增加，胃窦同步收缩加强，而推进蠕动减少，伴胃底舒张，导致胃排空障碍，继而引起胃食管反流。

（三）GER 患儿存在胃电节律紊乱现象

胃动力障碍，胃窦运动功能受损，表现为收缩频率降低和收缩不协调。胃电活动紊乱和收缩不协调影响胃内压变化，易触发食管下端括约肌一过性松弛。

二、分型及临床表现

儿童 GER 可分为生理性和病理性两种类型。

（一）GER 的表现

1. 生理性反流

常见于 6 月龄以下的婴儿，表现溢乳为主，多发生在餐后，睡眠时较少发生，生长发育不受影响，随着年龄增大，多在生后数月内逐渐好转，主要原因是婴儿贲门局部括约肌发育不全，无器质性病变。

2. 病理性反流

反流量大、频次高、持续时间长，多发生于卧位、睡眠及空腹时，常伴有解剖和功能异常，如食管蠕动和廓清能力减弱、腹段食管长度变短、His 角增大、胃排空延迟等。

3. GER 在重症肺炎儿童中的表现

重症肺炎是儿童重症监护室的常见疾病，GER 同时被认为是院内感染肺炎的重要原因。发病率高，表现为酸反流次数增加，酸清除能力降低。GER 发生与疾病的严重程度相关。25% ~30% 的危重肺炎患者内镜检查时发现存在反流性食管炎，反流性食管炎是危重患者上消化道出血最多见的原因。

（二）GERD 的表现

典型的症状是胸骨后烧灼感和反流。胃烧灼感、反流是指胃内容物向咽部或口腔方向流动的感觉，可以是反酸，也可有胸痛、食物反流、吞咽困难、吞咽痛。不典型的症状包括上腹痛、嗳气、腹胀、上腹不适、咽部异物感等，还可有食管外症状如慢性咳嗽、哮喘、吸入性肺炎和咽喉炎等。

三、超声诊断

（一）GER 的直接征象

食管腹段或胃食管连接处缩短，胃内的液体和气体向食管内反流。学者们研究得出，在 < 1 个月、1~6 个月和 6~12 个月的健康新生儿中，食管腹段的平均长度分别为 22mm、25mm 和 27mm，反流时对应的数值变化为 17mm、21mm 和 24mm。

（二）GER 阳性参考标准

1. 生理性反流

临床无明显胃食管反流表现，或一周发作频率 ≤ 1d，轻度症状。超声观察 5min 内的胃食管反流时间 ≤ 2s，次数 ≤ 2 次。

2. 病理性反流

临床具有典型的胃食管反流表现，一周发作频率 > 1d，症状严重。超声观察 5min 内的胃食管反流时间 ≥ 3s，次数 ≥ 3 次，同时排除食管裂孔疝、贲门失弛缓症、胃扭转等疾病。

（三）His 角的测量

喝水或造影剂让胃充盈后，探头置于剑下纵切，以肝左叶为声窗，调整探头充分显示腹段食管及胃底，冻结图像，沿低回声的食管壁做一直线，再沿同样低回声的胃底胃壁做一直线，两条直线的夹角即 His 角（图 3-1-2）。GER 患儿的 His 角多大于 100°。

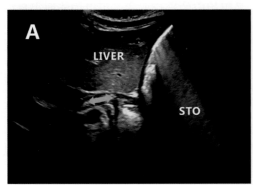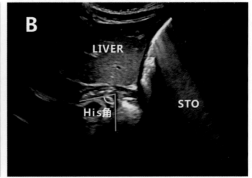

图 3-1-2　His 角的超声测量

A. 正常儿童的胃食管连接处；B. 正常儿童 His 角的超声测量。LIVER：肝脏　STO：胃

（四）超声诊断 GER 的优势与局限性

1. 优势

儿童胸壁薄、胸骨和肋骨矿物质成分少，超声易穿透，所以儿童 GER 相比成人更易在超声下显示。可作为儿童 GER 初步筛查的首选方法，并可作为 GER 治疗中动态观察及随访的重要手段。

2. 局限性

对判断食管黏膜损伤的程度、食管狭窄或扩张、是否合并食管裂孔疝等效果欠佳，哮喘合并肺气肿的患儿显像也不理想。

四、临床其他诊断方法

临床用于诊断 GER 方法很多，主要有食管 24h 的 pH 监测、X 线钡餐造影和内镜食管活检。

1. 食管 24h 的 pH 监测

是较为可靠的方法，可以发现反流并了解反流的程度及反流与症状、体位、进食的关系，能鉴别生理性 GER 与病理性 GER，但它主要用于成人和年长儿，而且不能确定反流量，对已有典型 GER 症状的儿童无诊断价值，更不适用于新生儿和婴幼儿。

2.X 线钡餐造影

由于该方法检查是瞬时性的，很难做出定性诊断，并且对于反复呕吐的新生儿尤其早产儿饲喂钡剂，有钡剂反流、误吸窒息的危险等。

3. 消化道内镜检查

可直接评估食管黏膜损伤的程度，并可做活检及扩张已发生狭窄的食管，但这是一创伤性检查，在新生儿和婴幼儿中难以推行。

五、临床治疗及预后

针对儿童胃食管反流病情程度的不同，采用相应的治疗方式，可以均能取得良好的临床治疗效果。

（一）一般治疗

1. 体位治疗

将床头抬高 15°~30°，婴儿采用仰卧位，年长儿左侧卧位。

2. 饮食治疗

适当增加饮食的稠厚度，少量多餐，睡前避免进食。低脂、低糖饮食，避免过饱。肥胖患儿应控制体重。

3. 药物治疗

①抑酸剂；②促动力剂；③黏膜保护剂。

（二）手术治疗

适应证：①反流症状严重，合并食管狭窄、溃疡、出血或严重影响生长发育；②有解剖异常，如食管裂孔疝伴反复呕吐、上消化道出血；③与反流有关的呼吸道疾病反复发作，如吸入性肺炎、难治性哮喘，甚至窒息。

六、相关病例

病例一

新生儿，27天，女，反复间断呕吐，外院已行CT、MRI、全消化道造影、超声检查，均未见明显异常，因临床治疗不理想转诊我院。

超声所见：平静呼吸时，His角＞100°（图3-1-3A），动态观察胃食管可见反流，食管内明显充盈增宽，腹段食管缩短（图3-1-3B）。

超声提示：考虑胃食管反流。

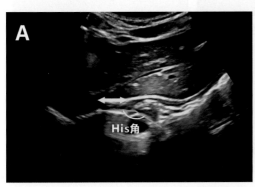 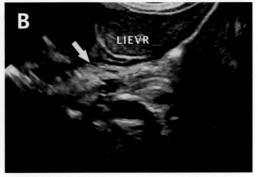

图3-1-3 胃食管反流

A.平静呼吸时，His角＞100°，食管腹段可见（黄箭头）；B.胃食管反流致胸段食管增宽（黄箭头），食管腹段（蓝箭头）明显缩短

病例二

两例经上消化道造影及临床诊疗证实的GER。

1. 新生儿反复呕吐

超声所见：His角约90°，胃食管反流致食管胸腹段扩张，胃食管连接处变短，右侧卧位反流加重，5 min内的胃食管反流时间≥3s，次数≥3次。

超声提示：考虑原发性GER。

2. 新生儿上消化道梗阻，诊断肠旋转不良并中肠扭转

超声所见：His角＞100°，并胃食管反流，食管胸腹段扩张。

超声提示：考虑继发性GER。

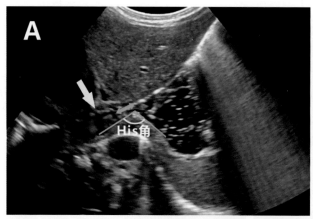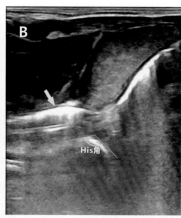

图 3-1-4　原发性与继发性 GER
A. 原发性 GER；B. 继发性 GER

第二节　胃黏膜脱垂症

胃黏膜脱垂症（prolapse of gastric mucosa, GMP）是指胃黏膜由于生理变异或窦部黏膜发生炎症、水肿、肥厚及黏膜下层松弛，导致正常活动性丧失，肥大的黏膜作为异物，被增强的胃蠕动挤向幽门管，进入十二指肠的异常改变。

一、发病机制

黏膜皱襞异常是造成脱垂的首要因素，而幽门肌襻功能异常则是决定性因素，尤其是右幽门肌襻，直接影响幽门孔的启闭和形态变化。

（一）黏膜皱襞异常

正常情况下胃收缩时，到达幽门口的黏膜呈均匀分布，且胃窦舒张、幽门开全时，这些纵行的皱襞都会消失。黏膜皱襞的炎症、退变或先天异常会造成黏膜皱襞水肿、结缔组织增生，使皱襞延长和过度松弛而影响胃黏膜的协调运动及幽门孔的封堵，且易被当作胃内容物而随食物被推入十二指肠。

（二）幽门肌襻功能失调

幽门前区环肌呈扇形分布，左右两侧局部增厚，形成两个幽门肌襻，右侧幽门肌襻（即幽门括约肌）包绕幽门孔，分隔胃及十二指肠。在蠕动波到达幽门前区时两肌襻首先收缩，然后幽门前区环肌做向心性收缩。若两幽门肌襻收缩的强度、深度不协调会影响幽门孔的启闭和黏膜皱襞的退缩及胃内容物的运行。

（三）其他原因

1. 年龄

发病率随年龄而增加，老年人胃黏膜生理性退变、黏膜及结缔组织反应性增生、幽门括约肌功能减退，更易发生胃黏膜脱垂。

2. 幽门孔的启闭受限

各种原因引起的幽门变形（手术创伤、溃疡等）会影响幽门孔的启闭；幽门孔不能正常关闭或关闭不严，冗长的黏膜可不受约束的出入。

3. 罕见病因

脱垂的胃黏膜可经松弛的胃肠吻合口进入肠内。

二、临床表现

胃肠黏膜脱垂多见于成人，儿童少见。常见的主要表现为呕吐、腹痛、消化道出血、幽门梗阻。

三、超声表现

1. 胃出口梗阻

胃腔充盈明显，张力高，幽门收缩运动迟缓，胃排空延迟。可见胃食管反流。

2. 排除梗阻最常见的病因

需要对幽门管进行测量及观察，尤其是幽门肌层厚度的测量。对于婴儿应首先排除引起梗阻最常见的病因——先天性肥厚性幽门狭窄。

3. 黏膜脱垂典型表现

幽门前区黏膜明显增厚，呈短粗的棒槌状，表面光滑，向球部延伸，动态观察胃蠕动幽门开放时，增厚的黏膜更加明显。

4. 采用超声造影

实时超声检查结合胃肠超声造影剂，能在胃腔内形成良好的声学界面，改善超声成像环境，可明显提高黏膜脱垂的显示率。

四、临床其他诊断方法

1.X 线上消化道造影

是 GMP 传统的诊断方法，如发现成束胃黏膜经增粗的幽门管进入十二指肠壶腹，并于壶腹基底部形成充盈缺损即可诊断，但据文献报道总体诊断率不高。

2. 胃镜

GMP 的胃表现为脱垂黏膜较其他正常胃黏膜异常粗大，脱垂黏膜通过幽门口进入十二指肠壶腹部并造成幽门口关闭不全。

五、临床治疗及预后

GMP 的治疗以内科保守治疗为主，仅在出现幽门嵌顿或并发上消化道大出血及不能区别其他严重疾病，如肿瘤、多发息肉等情况时可考虑手术治疗。综合治疗（包括调整饮食结构、戒除不良生活习惯、促胃肠动力药物、消化酶制剂及 Hp 根除等）将在更大程度上提高疗效，缓解患者的痛苦。

六、相关病例

病例一

新生儿，7 天，男，外院剖宫产娩出。生后呕吐 7 天，呕吐物为白色奶样物及浅黄色胃内容物，外院诊断上消化道梗阻，对症治疗无好转，后转诊我院。我院临床拟诊"先天性肥厚性幽门狭窄"。辅助检查：X 线腹平片示胃影扩张（图 3-2-1A，B）。X 线上消化道造影示幽门梗阻（幽门肥厚？图 3-2-1C，D）。

超声所见： 胃容积增大，动态观察排空缓慢。幽门肌层厚约 2.7mm，幽门管前后径 7mm，幽门管长度 10mm，测值均位于正常范围（图 3-2-2A）。幽门管即将开放时（图 3-2-2B），管内液体充盈，内可见一短粗的棒状回声，范围约 5mm×2mm，边界清，当幽门管开放时，可见其随胃蠕动向十二指肠方向延伸（图 3-2-2C，D）。

超声提示： 胃出口不全梗阻（考虑胃黏膜脱垂所致）。

结局： 临床按胃黏膜脱垂保守治疗，随访病情好转，呕吐减轻，正常开奶后出院。

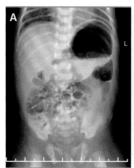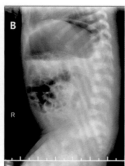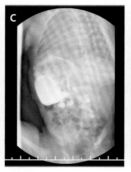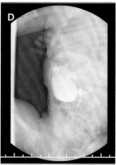

图 3-2-1 放射影像

A，B.腹平片示胃影扩张，部分肠管呈管状改变；C，D.上消化道造影示胃影蠕动缓慢，造影剂通过幽门受阻，幽门管较细长呈线状改变，十二指肠球部受压呈"革伞征"，远端肠管可见造影剂间断充盈。考虑幽门梗阻（幽门肥厚？）

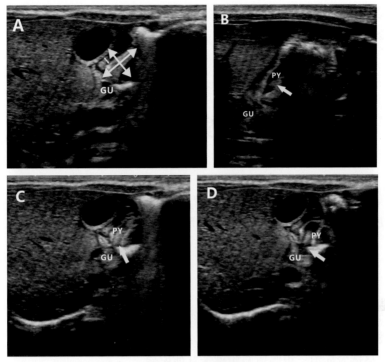

图 3-2-2 黏膜脱垂

A.幽门管测量；B.幽门口即将开放时，可见黏膜增厚突起；C，D.幽门口开放，增厚的黏膜向十二指肠球部方向延伸，胃排空缓慢。PY：幽门 GU：十二指肠

病例二

患儿，2 月龄，女，频繁喷射性呕吐来诊。

超声所见： 幽门管形态僵硬、测值异常（图 3-2-3A），长径约 19mm，前后径 16mm，横径 18mm，幽门肌层厚约 4.1mm。幽门管开放时可见一粗大的棒状高回声团（图 3-2-3B），随着胃的排空运动突入十二指肠球部，胃排空缓慢。

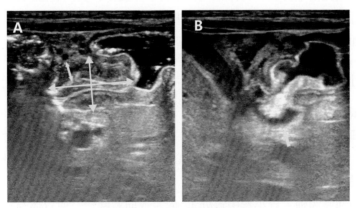

图 3-2-3 继发性胃黏膜脱垂

A.幽门管测值异常；B.继发性胃黏膜脱垂

超声提示：考虑先天性肥厚性幽门狭窄，继发胃黏膜脱垂。

术中诊断：先天性肥厚性幽门狭窄、胃黏膜脱垂。

第三节　胃扭转

胃扭转（castric volvulus）为胃正常位置的固定机制障碍或其邻近器官病变导致胃移位，使胃本身沿不同轴向发生全胃或部分胃异常扭转致形态发生变换。

一、发病原因

（一）胃扭转的发生原因

包括特发性及继发性两个方面。

1. 特发性

即无明显诱发病因，胃肠道及腹部无其他疾病。

2. 继发性

即继发于胃肠或腹内其他疾病，主要包括解剖学异常和病理性改变两个方面。①解剖学异常：如胃周围韧带松弛、肝胃韧带过长、胃下垂、腹壁松弛、间位结肠及大网膜过长、先天性膈肌缺损等；②病理性改变：如膈疝、胃肿瘤、胃周围炎、胃溃疡、手术后附近器官变位和肥胖等。

（二）胃扭转多见于新生儿期

正常情况下，胃与周围组织及器官通过肝胃韧带、胃脾韧带、胃膈韧带和胃结肠韧带固定。新生儿由于胃底和胃体较大，横行于上腹部，贲门和幽门又非常靠近，胃大弯推向前方，如果先天发育异常导致韧带松弛或过长等，固定不良则容易引起胃扭转的发生。如果同时伴有食管裂孔疝或膈肌缺陷则可促进胃扭转的发生。

二、分型

（一）根据扭转的方式不同

1. 器官轴型胃扭转

最多见，即胃以贲门与幽门连线为轴心向上翻转，致小弯向下，大弯在上。

2. 网膜轴型胃扭转

即胃以小网膜为轴（胃小弯中点处），向左或向右翻转，使胃体与胃窦相重叠。

3. 混合型胃扭转

即兼有上述两种扭转。

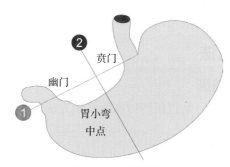

图 3-3-1　胃扭转
①为扭转轴——器官轴型胃扭转；②为扭转轴——网膜轴型胃扭转

（二）根据扭转性质不同分为急性和慢性胃扭转

前者扭转在 180°以上，常可造成胃梗阻及胃血管绞窄；后者扭转在 180°以下，多不造成血管绞窄，梗阻不明显且扭转多能自行缓解。急性胃扭转较少见。

（三）根据扭转的方向不同可以分为向前扭转和向后扭转

前者多见，后者少见。

三、临床表现

典型的临床表现为呕吐，食后即吐、腹痛等，但缺乏特异性，当急性胃扭转时可造成胃梗阻及胃血管绞窄，出现急腹症表现，应主动想到本病并排查。

新生儿特发性慢性胃扭转虽然频繁呕吐，不含胆汁，但是一般为不全性梗阻，有学者报道可能还与胎儿体位和胃肠道积气相关。部分患儿生后即有呕吐，有部分学者认为这可能是因为患儿在胎儿期就已经发生了胃扭转。

四、超声诊断

1. 器官轴型胃扭转

扭转时可发现幽门及胃窦部位置明显抬高，胃大弯位于胃小弯上方，胃出口不全梗阻或无梗阻。

2. 网膜轴型胃扭转

正常时贲门及幽门不在同一切面显示，扭转时可同时显示贲门横断面及幽门长轴，动态扫查两者呈现交叉征象，胃出口梗阻。

3. 鉴别诊断

本病应与幽门痉挛、幽门肥厚性狭窄、咽下综合征、贲门松弛、食管裂孔疝、喂养不当吞入气体过多及消化道畸形鉴别。

总体来说运用超声诊断胃扭转的报道不多，容易漏诊及误诊，主要的原因是由于超声下观察对胃的整体解剖结构特征及位置关系分辨欠清，对原发病（如膈疝、膈膨升等）诊断的特异性不高。

五、临床诊断方法

（一）X线消化道造影

诊断胃扭转已得到公认，是胃扭转可靠的诊断方法，常用于慢性期患者，能明确诊断胃扭转类型、程度、方向。

1. 器官轴型

主要表现为胃呈"大虾状"胃大弯侧在上贴近膈面，小弯侧在下。胃泡内"双液平"或"长液平"，黏膜像可见胃黏膜交叉。胃幽门部较十二指肠球部位置高，十二指肠球部呈倒吊状，十二指肠圈扩大。

2. 网膜轴型

主要表现为胃呈囊袋状，贲门与幽门间距离缩短，十二指肠上部可见扭曲变细等。

3. 混合型

一般以其中一型为主，并可见另一型部分特征。

（二）CT检查

急性期胃扭转患儿入院，由于钡剂不能吞下或吞钡可能加重梗阻症状，无法施行X线消化道造影，临床医生首选CT检查，其简单易行，CT能显示胃扭转的解剖信息，即胃扭转常见诱发因素如食管裂孔疝的形态，扩大食管裂孔的宽度及胃嵌顿、胃膨胀的程度。

六、临床治疗及预后

1. 对于新生儿临床上一般采用体位矫正疗法

喂奶时将患儿上半身抬高45°，呈半卧位或右侧卧位，或放在右侧位并稍向前倾成俯卧位，右侧卧位优于仰卧位，因为右侧卧位时奶汁流入胃体及幽门窦部，气体留在胃底部而易于排出，用手轻轻按摩上腹部促使胃扭转复位，同时少食多餐，对症治疗。新生儿特发性慢性胃扭转有自愈的可能，一般不需手术治疗，6个月左右多数呕吐症状消失，临床痊愈。

2. 透视下整复法

钡餐透视下向扭转相反方向推压、按摩胃部，利用体位如水平翻转、跳跃、弯腰下蹲、胸膝卧位、颠簸法和腹式深呼吸或这些方法联合运用，复位可能性大。且方法简便、无创伤、无痛苦、患者易接受。

3. 手术复位法

如有严重临床症状应及时手术，避免加重对呼吸、循环功能的影响及胃扭转后组织绞窄坏死及胃内梗阻。

七、相关病例

病例一

新生儿，15 天，男，频繁呕吐。

超声所见： 超声运用儿童消化道切面筛查，动态顺序扫查贲门至幽门时，发现幽门及胃窦部明显抬高，可同时显示贲门长轴及幽门短轴（图 3-3-2A），胃大弯位于胃小弯上方（图 3-3-2B）。

超声提示： 考虑胃扭转（器官轴型）不除外。

X 线上消化道造影： 胃窦部及胃大弯位于上方，并向右下延伸与十二指肠球部相连，胃底及胃小弯位于下方（图 3-3-2C，D）。考虑胃扭转。

临床处理： 体位疗法复位。

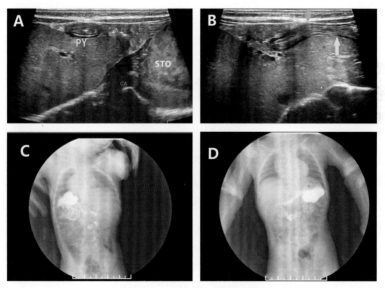

图 3-3-2 胃扭转（器官轴型）

A. 幽门及胃窦部明显抬高，贲门长轴及幽门短轴同时显示；B. 胃大弯（蓝箭头）位于胃小弯（黄箭头）上方；C，D.X 线上消化道造影提示胃扭转。PY：幽门 CA：贲门 STO：胃

病例二

患儿 2 岁，女，突发呕吐、腹痛急诊入院。

超声所见： 动态顺序扫查贲门至幽门时，当贲门短轴出现时，其旁可见斜行厚壁肌层样结构（图 3-3-3A），符合胃壁回声，当贲门长轴出现时，其旁可显示幽门回声，动态观察，贲门及幽门呈"交叉征"（图 3-3-2B），胃出口梗阻。

超声提示：考虑胃扭转（网膜轴型）可能。

术中诊断：膈疝合并胃扭转。

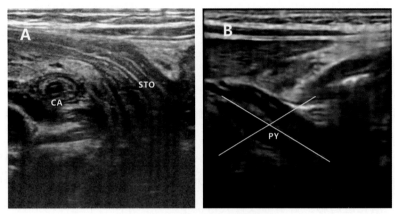

图 3-3-3　胃扭转（网膜轴型）

A. 贲门短轴时出现胃壁回声；B. 贲门长轴（黄线）时可显示幽门回声，两者呈"交叉征"。

PY：幽门　CA：贲门　STO：胃

第四节　先天性胃壁肌层缺损

先天性胃壁肌层缺损（congenital defects of gastric musculature，CDG），指胚胎发育障碍所致胃壁肌层缺损。学者研究发现缺损部位 85%~95% 在胃大侧附近，面积大小不等，结构薄弱，仅由黏膜、黏膜下层、浆膜层构成，96% 的患儿在出生后 1 周内发生穿孔。

一、发病机制

发病机制存在多种学说，主要有胃壁肌层发育缺陷和胃壁局部缺血学说。

1. 胃壁肌层发育缺陷学说

胚胎期胃壁环肌发生最早，于食管下端向胃底胃大弯部发展，在胚胎 9 周出现斜肌，最后形成纵肌，如发育过程中遗留缺陷可形成肌层缺损。

2. 胃壁局部缺血学说

围生期呼吸障碍、低体温和低氧血症时婴儿体内出现代偿性血液重新分布，以保证重要器官，如大脑、心脏的供血供氧，使胃肠道血供显著减少，胃缺血后发生坏死。

也有学者认为，该病的发生与缝隙连接结构破坏、胃壁间质细胞数量减少也存在密切联系。

二、病理生理

出生后，进食或吞入空气导致患儿胃内压升高，最终大弯侧胃壁肌层缺损菲薄处破裂穿孔，常见于早产儿和低出生体重儿，学者们认为男性更容易出现胃穿孔。穿孔后大量气体及胃内容物迅速进入腹腔，腹胀迅速加剧，肝浊音界消失，横膈抬高影响静脉回流及血液循环，导致肺不张和肺部感染，出现呼吸急促、困难。大量胃液丢失、细菌移位，新生儿腹膜发育不全，炎症不易局限，导致水、电解质及酸碱平衡失调，引起低血容量性休克和感染性休克，血液处于高凝状态，微循环血流缓慢，电解质及酸碱平衡失调，引起低血容量休克和感染性休克，并发生 DIC，导致死亡。

三、临床表现

CDG 患儿常在生后 1~5 天发病，部分患儿在穿孔前出现腹胀、哭闹、拒奶、呕吐和精神萎靡，也有的无明显前驱症状，因此诊断具有一定的难度，往往在并发胃穿孔时才被发现，剖腹探查时才能明确诊断。穿孔发生后大量气体进入腹腔，使腹胀加重，横膈抬高并影响呼吸。患儿很快出现气急、呼吸困难，继而出现发绀及四肢皮肤发花等休克表现，全身情况迅速恶化。

四、超声检查及鉴别

1. 超声检查

当患儿出现腹胀、哭闹、拒奶、呕吐和精神萎靡等前驱症状时，超声可做全消化道的系统扫查，对患儿进行大致的评估，对疾病进行初筛，并可动态监测病情的变化。超声对胃壁肌层的观察具有一定意义，理论上说，正确情况下可显示胃壁的四层结构，然而 CDG 患儿局部肌层结构缺失，在实际工作中常常容易被忽视。当患儿发生胃穿孔时，超声难以探查到正常胃的轮廓，可检测到大量游离气体及积液，能给临床提供重要提示。

2. 鉴别诊断

该病所致胃穿孔或破裂应与新生儿坏死性小肠结肠炎所致肠管坏死穿孔进行鉴别，后者多有一明显肠道感染过程，感染加重导致穿孔。超声常表现为肠壁增厚、肠壁积气、肠间粘连、门脉积气、腹腔积液等。而 CDG 穿孔前无明显感染过程，突然出现穿孔，病情急剧恶化。

五、临床其他诊断方法

1. 腹部 X 线平片

可见膈膨升、横贯全腹的气–液平面、胃泡消失、肝上缘轮廓、腹壁脂肪线及肠壁花斑状的征象有助于先天性胃壁肌层缺损诊断。

2. 诊断性腹穿

抽出气体、脓汁及胃内容物可帮助诊断，并可缓解腹胀、呼吸困难及减少毒素吸收，为及时手术赢得时间。

六、治疗及预后

CDG 严重威胁新生儿的生命安全，确立诊断后尽早手术探查，彻底切除病变，通畅引流，结合有效的抗感染、抗休克及营养支持是治疗成功的关键。

新生儿先天性胃壁肌层缺损致胃穿孔预后较差，据报道早产儿合并极低出生体重儿胃穿孔术后死亡率高达 62%。发病时间及就诊手术时间是影响预后的主要因素，若诊断及时，处理得当，其预后良好，若能在 6h 内诊断和治疗，可提高存活率。早产儿、低体重儿、存在合并症的患儿预后差。

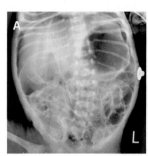
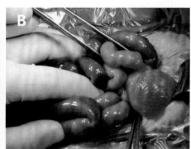

图 3-4-1　胃壁肌层缺损
A. 新生儿 X 线横膈抬升，气腹；B. 术中发现胃小，胃壁肌层大部分缺损

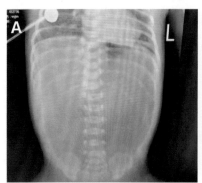
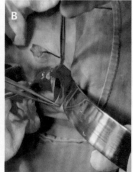

图 3-4-2　胃壁肌层缺损并胃穿孔
A. 新生儿 X 线横膈抬升，气腹；B. 术中诊断先天性胃壁肌层缺损并胃穿孔

第五节　胃重复畸形

胃重复畸形（gastricduplication，GD）是指符合其病理诊断标准的、附着于胃壁的病变，其中 80% 为囊性病变，通常不与胃腔相通，剩下的 20% 表现为管状，与胃邻接并显示与胃腔有一些相通。胃重复 80%~90% 附着于胃大弯侧，其次为胃后壁及胃小弯侧，幽门区病变最少见，个别胃重复可由胰腺发出或囊壁含有异位的胰腺组织。

一、发病机制

胃重复畸形很罕见，可能与肠管胚胎期空化过程异常或憩室样外袋退化不全有关。腔化障碍学说认为，在胚胎的第 6 周，正常胃肠道上皮组织快速生长，成为实性条索状物，其后在此条索状细胞团中出现许多空泡纵行排列，空泡相互融合形成正常肠腔，如果有些空泡未能完全融合，在此空泡周围将发育肌层形成重复畸形。

二、病理生理

病变多起自黏膜下层，突出于胃腔内，少数起自肌层和浆膜层，突出至胃腔外，与周围脏器关系密切。胃重复畸形的病理诊断标准：病灶囊壁环绕平滑肌层，囊内覆盖消化道黏膜，病灶附着于胃壁并共享血液供应系统。

三、分型

分为囊肿型和管状型，囊肿型又分为胃外型、胃内型，与肠重复分型类似。重复畸形常紧密附着于消化道，很少游离于消化道之外。

四、临床表现

胃重复畸形多见于婴幼儿与学龄前儿童，约 75% 的消化道重复畸形在 2 岁前得到诊断，部分患者可通过产前 B 超检查发现，成人较少见。本病多无特异性症状和体征，常出现并发症时才就诊。本病囊壁内多衬胃黏膜或胰腺组织，可发生溃疡、出血、穿孔等。

五、超声诊断

超声可以显示胃重复畸形囊壁的特征性结构及与胃壁的关系，具有较高的准确率，可作为首选检查方式。

（一）产前超声诊断

产前通常在中孕期可探及上腹部囊性包块，单房多见，囊壁厚，紧邻胃或向胃腔内突出，与胃共壁，包块可随着孕周持续增大，通常产前因为其缺乏特异度，多应与腹部其他囊性包块相鉴别。

（二）产后超声诊断

1. 囊性包块的壁与消化道壁相似

囊壁表现为"高－低－高"或"双壁征"特征（征象特点详见肠重复章节），回声从腔内至腔外分别对应黏膜与黏膜下层、肌层、浆膜层，包块与胃泡通常不相通。囊壁的低回声肌层与胃壁肌层可形成"Y"型征。

2. 囊性包块可随着时间而变化

包块可随着时间逐渐增大，内部透声从好至浑浊，部分包块内会有疏松的团状物，考虑上皮细胞分泌沉积。

3. 可导致胃出口梗阻

囊性包块如果发生在幽门部，会导致胃出口梗阻，可探及胃泡明显扩张。

4. 排除与周边脏器的关系

通过饮水后观察胃与包块的关系、挤压试验判断包块的来源等。

（三）鉴别诊断

1. 肾上腺血肿

胎儿与新生儿肾上腺体积相对较大，毛细血管极其丰富，壁薄，周围无间质，同时通透性高，在缺氧、感染、凝血功能障碍、外伤、难产下极易出血。超声扫查时可见正常肾上腺形态消失，血肿与肾上腺关系密切，多透声差，内部回声紊乱。血肿初期由于新鲜出血可表现为混合性的杂乱回声，与肿瘤不易鉴别，但是血肿会随着时间的变化逐渐缩小，内部透声逐渐清亮，与肿瘤不同（图3-5-5、图3-5-6、图3-5-7）。

2. 与肾囊肿或重复肾积水鉴别

肾囊肿与左肾关系密切，重复肾积水通常与迂曲扩张的重复输尿管相连，朝向膀胱方向走行（图3-5-8）。

3. 胎粪性腹膜炎的囊肿型

多为强回声壁，位置偏下，且腹腔别处多有多发的强回声光斑或肠管回声增强等其他表现。

六、临床其他诊断方法

1. 消化道造影

发生于黏膜层向腔内生长的胃重复囊肿可表现为胃内充盈缺损，与胃腔相通的病变可见胃重复囊肿显影，向胃腔外生长的病变如体积较大压迫胃肠道时可见胃肠外压改变，但无法明确病变与胃壁关系，且无受压改变时消化道造影无诊断意义。

2. 多层螺旋 CT（MSCT）

MSCT 及增强表现具有一定的特征性，对提高胃重复畸形的术前诊断具有重要的价值，表现为紧密附着于胃壁某一侧，有共壁相连，囊壁厚；增强扫描囊壁呈均匀明显强化，且与胃壁强化一致，典型病例囊肿壁强化出现双环"晕轮征"；囊内液体密度无强化且与胃腔不相通。

七、临床治疗及预后

胃重复畸形是一种良性先天性病变，预后良好，从理论上来讲，由于存在潜在恶性可能，在发生严重并发症之前应尽早手术治疗。

八、相关病例

病例一

新生儿，双胎之一，男，产前中孕期检出"双泡征"，晚孕期消失，孕期羊水均正常。分娩后患儿偶见呕吐，余未见明显异常表现。

（一）产前孕 16 周超声检查

双胎儿均未见明显异常（图 3-5-1A，B）。

（二）产前孕 23 周超声检查

1. 超声所见

双胎之一发现"双泡征"（图 3-5-1C），大的是胃泡，大小 2.5cm×0.9cm，小的囊腔大小 0.7cm×0.6cm，似能观察到两者通过细小管道相通。

2. 超声提示

环形胰腺？十二指肠膜式闭锁？

（三）产前孕 33 周超声检查

胎儿的"双泡征"未探及（图 3-5-1D）。

（四）新生儿超声检查

1. 超声所见

幽门肌层前壁较后壁增厚（图 3-5-2A），沿着增厚肌层旋转发现，胃出口处可见一壁厚型囊性包块（图 3-5-2B），大小约 1.2cm×0.9cm，内透声欠佳，可见密集光点，其与幽门管未见相通，胃出口受压致不全性梗阻。囊性包块的壁与幽门肌层延续。

2. 超声提示

考虑幽门重复畸形。

（五）结局

因无明显临床症状，家属拒绝手术，临床随访暂无明显不适。

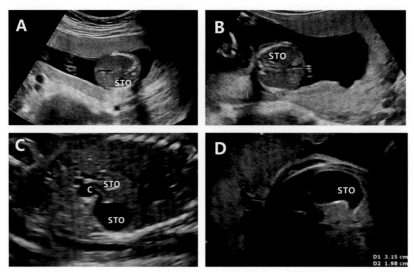

图 3-5-1 胎儿期

A，B. 双胎儿孕 16 周时未见明显异常；C. 孕 23 周时，双胎之一发现"双泡征"；D. 孕 33 周时复查，"双泡征"未探及

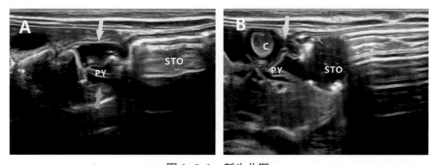

图 3-5-2 新生儿期

A. 胃小弯侧（黄箭头）幽门肌层较胃大弯侧（蓝箭头）增厚；B. 胃出口处壁厚囊性包块，囊腔壁（黄箭头）与幽门肌层延续。STO：胃　PY：幽门　C：囊腔

病例分析

（1）从分娩后的图像看，囊腔主要的变化特点有：囊腔内的透声差，非常黏稠，较胎儿中孕期时的透声明显变化，且囊腔大小明显增大。由此推测，在晚孕期，囊腔并未消失，而是因为囊腔内透声改变后，与周边肠管混淆，产前难以分辨。

（2）产后证实囊腔与胃无明显相通，因此在中孕期探及的细小相通的管道声像，考虑为囊腔低回声的壁与胃壁相延续的声像。

病例二

新生儿，2天，女。胎儿期就发现左上腹部囊性包块。B超、CT诊断：考虑肾上腺囊肿可能性大。随访包块呈渐进性增大。

（一）孕23周产前超声检查

1. 超声所见

胎儿左上腹可见一囊性包块，大小约1.0cm×0.8cm，包块与胃泡贴近，未见明显相通，动态观察形态大小均未见明显变化，包块与肝脏分界尚清，与肾上腺关系显示不清（图3-5-3A）。切换高频探头扫查，囊腔的壁厚，层次为"高-低-高"回声（图3-5-3B）。

2. 超声提示

胎儿左上腹囊性包块，性质待定（消化道来源？肾上腺来源？）。

（二）新生儿期超声检查

1. 超声所见

左上腹部囊性包块明显增大，大小2.6cm×1.7cm×1.6cm，壁厚，具备消化道壁特征，呈"高-低-高"征象。团块边界清，透声好，紧贴肝脏、脾脏、肾脏、肾上腺（图3-5-3C，D）。胃空虚及进食时分别观察，均见囊腔与胃壁共壁，挤压试验时与胃呈同向运动，与周边脏器呈反向运动。

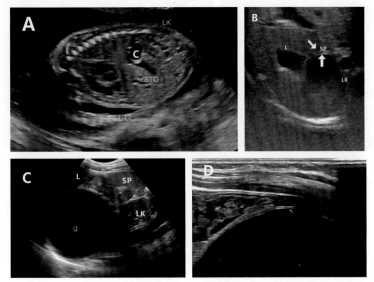

图3-5-3　胃重复

胎儿期：A.中孕时检出左上腹囊性包块；B.高频探头下，囊腔的壁呈"高-低-高"征象。

新生儿期：C.显示包块紧邻肝、脾、肾；D.包块的壁厚，回声与胎儿期相同。STO：胃

SP：脾脏　C：囊腔　LK：左肾　L：肝脏

2. 超声提示

考虑重复胃可能。

（三）术后病理

符合消化道重复。

病例三

新生儿，3 天，胎儿期发现左上腹囊性包块，分娩后复查。

（一）孕 25 周产前超声检查

1. 超声所见

左上腹部可见一囊性包块（图 3-5-4A），大小约 1.8cm×1.2cm×0.8cm，壁厚，与胃壁紧贴，部分突向胃腔内，周边及内部未见明显血流。

2. 超声提示

考虑重复胃可能。

（二）新生儿超声检查

1. 超声所见

左上腹囊性包块较产前增大，大小约 2.6cm×2.0cm×1.8cm，囊壁厚并与胃壁共壁，具有低回声肌层样结构，可见"Y 型征"和"双壁征"（图 3-5-4B）。

2. 超声提示

考虑重复胃。

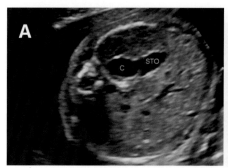 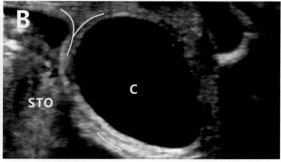

图 3-5-4　重复胃

A. 胎儿期左上腹部囊性包块，与胃共壁；B. 新生儿期，囊壁的"Y 型征"和"双壁征"

鉴别诊断

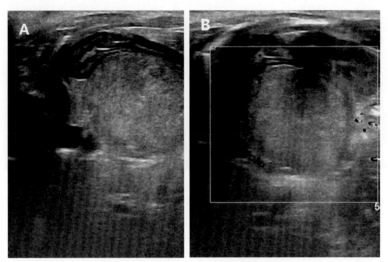

图 3-5-5　新生儿肾上腺血肿急性期

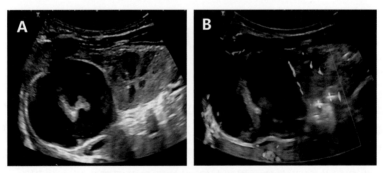

图 3-5-6　新生儿肾上腺血肿吸收期

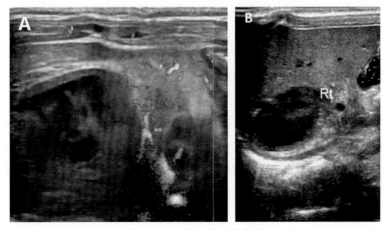

图 3-5-7　肾上腺血肿变化

图示新生儿 5 天（A）及 28 天（B）肾上腺血肿的变化，包块变小，透声变好

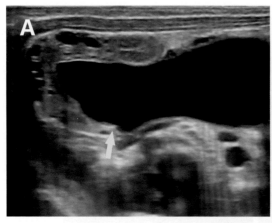
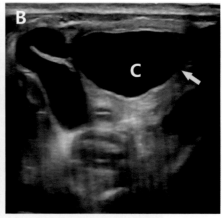

图 3-5-8　重复肾并多囊性发育不良

A. 正常肾脏上方可见重复肾多囊性发育不良合并积水；B. 迂曲扩张的输尿管及膀胱内末端囊肿凸
向膀胱腔内，箭头示囊肿壁。BL：膀胱　C：输尿管末端囊肿

第六节　先天性肥厚性幽门狭窄

先天性肥厚性幽门狭窄（congenital hypertrophic pyloric stenosis, CHPS）是一种由于幽门环肌肥大和增生以及不完全性阻塞而引起的疾病，即幽门肌肥厚和水肿引起的胃输出道梗阻，是婴儿呕吐的最常见病因之一。活产婴儿中发病率约为（2~5）/1000，男孩发病风险高于女孩，男 / 女约 4：1，多出现于生后 2~6 周。

一、发病原因

CHPS 目前病因尚不明确，发病机制存在多种诠释。

1. 比较公认的是一氧化氮合酶学说

CHPS 是因幽门肌持续处于紧张或痉挛状态所致，一氧化氮合酶产生一氧化氮，有助于幽门括约肌的生理松弛。CHPS 患儿血浆中 NO 代谢产物亚硝酸盐浓度降低；CHPS 患儿胃液中前列腺素（E_2 和 E_{2a}）含量明显升高；血清胃泌素浓度的异常升高；大脑皮质对内脏调节功能失调，上述因素均有可能导致幽门肌层局部激素浓度的改变，从而导致幽门肌持续处于紧张或痉挛状态。

2. 多基因遗传性疾病

学者通过全基因组芯片扫描分析，发现 *SLC7A1* 基因多态性位点 rs476506 与中国汉族人群 CHPS 发病相关，*SLC7A1* 基因可能为中国汉族人群 CHPS 发病候选基因。

3. 其他

与头胎、剖宫产、早产和人工喂养等有一定关联。还与早产、孕期吸烟、剖宫产和孕龄小于 20 岁相关。也有研究表明 CHPS 与感染有关。

二、病理生理

幽门肌处于持续紧张或痉挛状态，从而诱发 CHPS，导致肌肉肥大、增生，可出现肌纤维紊乱，黏膜受压、水肿，导致幽门管狭窄，胃排空明显减弱，胃潴留，最终导致新生儿呕吐。

三、临床表现

1. 主要临床症状

表现为出生后 2~3 周开始出现喷射性呕吐，通常在进食后 10~30 分钟发生，不含胆汁，且进行性加重；喂养困难、生长发育迟缓、营养不良；部分患儿可在上腹中部触及橄榄状肿块，进食可形成胃蠕动波。由于梗阻引起胃内容物无法下行，下腹部较平坦。体重不增或减轻。

2. 与幽门梗阻的程度和病程长短相关

病程长、梗阻程度重者可出现高渗性脱水、酸碱失衡、电解质紊乱等相关体征。如果不及时诊断和治疗，将导致严重的营养不良和死亡。

四、超声诊断与鉴别

（一）在不同的研究机构中有不同的超声诊断标准

1. 我院参考的超声诊断标准

（1）测值参考标准：CHPS 时，幽门肌层厚度 ≥ 3mm（注意：不包含高回声的黏膜层）、幽门管直径 ≥ 14mm、幽门管长径 > 15mm，简单记忆也就是"π"值，重点观察的是幽门肌层厚度及幽门管长径（图 3-6-1），并观察幽门管有无开放。

（2）超声观察内容：CHPS 时幽门纵切面形似成人宫颈，故称"宫颈征"，而横切面表现为"同心圆征"或"靶环征"，此征象不因体位和时间消失。同时胃蠕动增强，幽门管蠕动减弱、消失或逆蠕动，胃窦、胃体及胃底扩张合并大量胃潴留液。

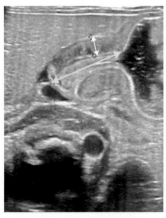

图 3-6-1 幽门测量
图示 CHPS 的"宫颈征"及幽门管长径（黄箭头）、幽门肌层厚度（白箭头）的测量

2. 文献中的评分系统

国内学者提出了 B 超评分系统（表 3-6-1），运用

半效数量分析法制订了诊断标准，它是基于对幽门直径、肌层厚度以及幽门管长度测量的数值，通过三方面数据的综合分析提高了 CHPS 诊断的正确性，弥补了所谓单个方面因素的不足。若分值≤ 2 分的病例属正常，分值≥ 4 分的病例，CHPS 诊断成立，分值 =3 分需做 X 线上消化道造影（UGI）进一步确诊。如果有些与诊断标准不一致的病例，UGI 作为鉴别诊断也有必要，通过两者的结合达到最大限度提高 CHPS 患儿的诊断水平。此评分系统对 CHPS 的诊断具有借鉴价值，可作为临床工作中的参考。

表 3-6-1　评分系统

检测项目	测量数据（mm）	评分（分）	诊断参考
幽门直径	< 10	0	
	10~15	1	
	15~17	2	
	> 17	3	
肌层厚度	< 2.5	0	正常：分值< 2 分
	2.5~3.5	1	CHPS：分值> 4 分
	3.5~4.5	2	需做 UGI 确诊：分值 =3 分
	> 4.5	3	
幽门管长度	< 13	0	
	13~19	1	
	19~22	2	
	> 22	3	

（二）鉴别诊断

1. 幽门痉挛

又称胃窦运动障碍，特征为胃窦和幽门管一过性痉挛，常见临床表现为婴幼儿胃排空缓慢及非胆汁性呕吐（图 3-6-2）。多为生后就发病，为间歇性呕吐，不呈进行性加重，一般触及不到幽门肿块。超声检查显示幽门管长度增加，幽门管壁轻度肥厚及幽门线状回声，动态观察可见幽门开放、排空延迟，解痉药物治疗后呕吐症状有所改善。与肥厚性幽门狭窄重要的鉴别点是，幽门痉挛在动态观察时幽门状态可发生变化，而肥厚性幽门狭窄时幽门的状态是持续不变的。

2. 幽门肌层占位病变

幽门肌层内可见占位性病变（图 3-6-3）。

3. 胃内息肉

多见于色素沉着综合征的患儿（图 3-6-4）。

4. 胃食管反流

5. 功能性反流

表现为不规则溢奶，喂食后半竖坐位可缓解，超声检查幽门未见异常。多于6~9周内自愈。

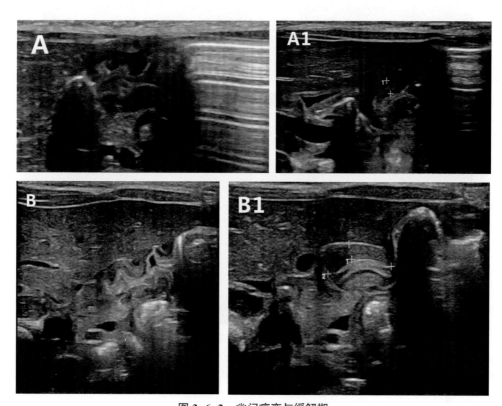

图 3-6-2 幽门痉挛与缓解期

两组图分别示婴儿 A 和婴儿 B 幽门痉挛时（A、B）和缓解（A1、B1）时，幽门的形态和肌层厚度变化

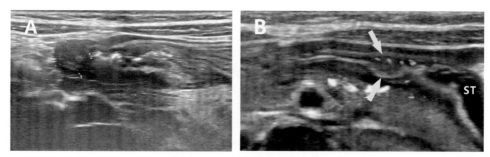

图 3-6-3 幽门肌层异常回声

A. 幽门出口处肌层内异常回声；B. 幽门肌层内异常回声。两例均表现为胃出口梗阻症状，幽门管的测值及幽门肌层厚度均在正常范围内

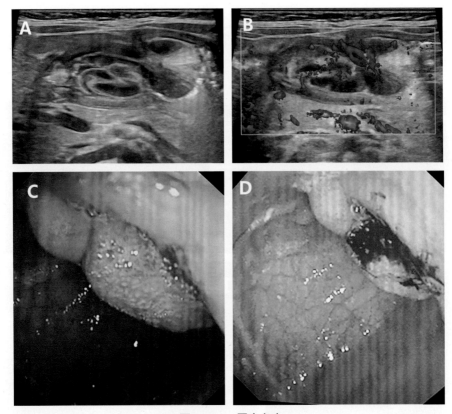

图 3-6-4 胃内息肉

A.幽门管增粗，幽门黏膜明显水肿增厚，管内可见一粗大的蒂连接一息肉，突入胃窦部，引起胃出口梗阻；B.彩色血流显示蒂部一粗大的血流呈放射状进入息肉实质内；C.胃镜下显示息肉与蒂部呈"蘑菇状"；D.息肉触之出血

6.胃黏膜脱垂症

详见第三章第二节。

五、临床其他诊断方法

1.腹部平片

显示胃腔扩大、积气，下腹部肠管积气较少。

2.X 线钡餐造影

幽门管处造影剂狭窄细长、僵直且蠕动消失，可见远端向头侧弯曲，黏膜皱襞水肿与幽门管形成"双轨征"。此外，胃腔增大，造影剂通过幽门管及胃排空延迟，十二指肠充盈延迟。

3.CT 检查

幽门肌层呈环形增厚，增强扫描其强化方式与胃黏膜相似。

六、临床治疗及预后

1. 手术治疗

CHPS 传统治疗方式多采用外科开腹和腹腔镜下幽门肌切开术，预后良好。

2. 保守治疗

口服或静脉注射阿托品。阿托品治疗对于拒绝手术的家属，或者患儿极其衰弱，无法耐受手术的病例，可以试行。其次对于幽门环肌切开术后，呕吐症状缓解不明显的病例，可试行口服阿托品避免再次手术。

七、相关病例

病例一

患儿，1 月龄，男，因"呕吐 1 周余"就诊。呕吐频繁，并出现呕吐物带"豆腐渣"样物。X 线上消化道造影：胃影增大，对比剂通过幽门延迟。

超声所见： 幽门多个切面探查，未见明显占位病变，幽门管长径 25mm，直径 18mm，幽门肌层厚 4.8mm。幽门管横切面呈"靶环征"（图 3-6-5A），纵切面呈"宫颈征"（图 3-6-5B）。

超声提示： 先天性肥厚性幽门狭窄。

术中诊断： 先天性肥厚性幽门狭窄。

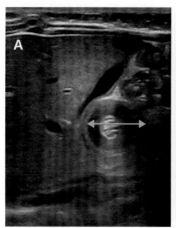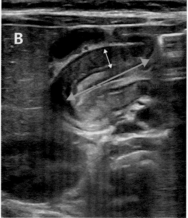

图 3-6-5 先天性肥厚性幽门狭窄

A. "靶环征"及幽门管直径（蓝线）测量；B. "宫颈征"、幽门管长径（黄线）及幽门肌层（白线）测量

病例二

患儿，1 月龄，女。因"反复呕吐半月余"就诊。呕吐呈喷射状，无胆汁样物，体重不增。上腹部可触及一约 2.5cm × 1.5cm 橄榄样肿物。

超声所见：幽门多个切面探查，幽门管长径约 28mm，直径约 17mm，幽门肌层厚约 5.5mm，动态观察数分钟，未见明显胃内容物通过及逆蠕动。幽门管纵切面呈"宫颈征"（图 3-6-6A）。

超声提示：先天性肥厚性幽门狭窄。

术中诊断：先天性肥厚性幽门狭窄（图 3-6-6C，D）。

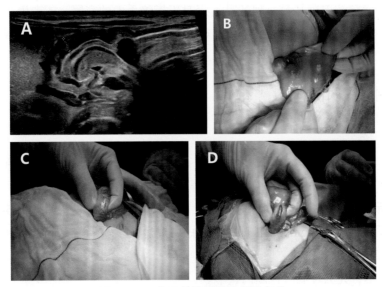

图 3-6-6 先天性肥厚性幽门狭窄术
A."宫颈征"；B.术中示患儿的胃；C.术中示肥厚的幽门肌；D.幽门肌切开术

第四章

十二指肠与肠系膜上动、静脉疾病的超声诊断

十二指肠是小肠中长度最短、管径最大、位置最深且最为固定的部分。临床上出现上消化道梗阻的症状时，十二指肠是重点排查部位。且十二指肠疾病是引起产前"双泡征"表现的主要原因，常见的包括先天性肠旋转不良、十二指肠隔膜症、环形胰腺三大疾病。主要运用**切面四"十二指肠全程与肠系膜上动、静脉切面"**对十二指肠疾病进行排查，可追踪十二指肠全程，着重观察球部、胰头前方、降部与水平部交界处、水平部以及四血管横断面（SMA、AO、SMV、IVC）与水平段的位置关系。

第一节　先天性肠旋转不良

先天性肠旋转不良（congenital intestinal malrotation）指肠道在胚胎期的发育过程中，以肠系膜上动脉（SMA）为轴心的正常旋转运动发生障碍所致先天性肠道畸形。

一、发病机制

1. 正常的胚胎发育

胚胎在 6 周左右，中肠快速生长，速度大于腹腔生长的速度，因此突出脐腔，并以肠系膜上动脉为轴逆时针方向旋转 90°，形成生理性中肠疝（图 4-1-1，图 4-1-2），胃沿长轴顺时针 90° 旋转（头侧向尾侧观），胃由初始的垂直方位变成由左上至右下的斜位。与此同时，胃腹侧系膜向右向头侧翻起并形成小网膜，胃背侧系膜向左向尾侧突出及旋转，膨胀的胃背侧系膜形成大网膜（图 4-1-3）。大网膜由胃大弯发出，与横结肠附着、延伸、折返，继续包绕胰腺，构成网膜囊。腹膜腔通过网膜孔与网膜囊相通。第 10 周中肠从脐腔退回腹腔，并逆时针再转 180°，脐腔闭锁。

2. 旋转障碍

胚胎期由于肠管发育障碍、脐孔过大、胚胎旋转过程中发生异常（如旋转不到位、旋转过度或反向旋转）等原因，最终发展为肠旋转不良，导致肠管在腹腔内位置异常、肠管和肠系膜附着不全，异常腹膜索带压迫十二指肠及空肠以及中肠扭转等异常。

3. 中肠扭转

肠管旋转正常时，肠系膜根宽，从左上象限的十二指肠与空肠交界处延伸到右下象限的盲肠（图 4-1-4A）。肠旋转不良时，如果十二指肠横段跨过肠系膜血管前方，肠系膜仅在肠系膜上动脉根部与后腹壁有很窄的附着（图 4-1-4B），肠系膜根狭窄，则易发生扭转，盲肠、升结肠和小肠一起发生扭转，称为中肠扭转。

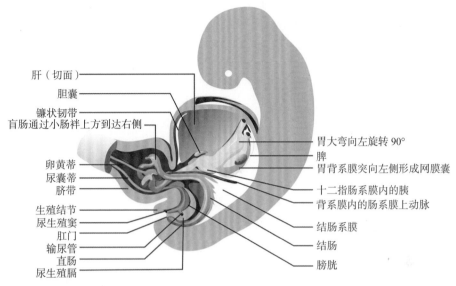

图 4-1-1　生理性中肠疝模式图

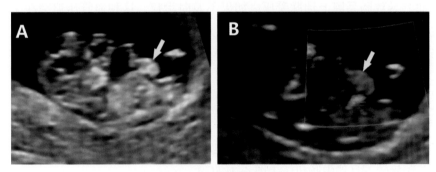

图 4-1-2　生理性中肠疝
超声：孕 10 周[+] 胎儿，头臀长 3.5cm，生理性中肠疝

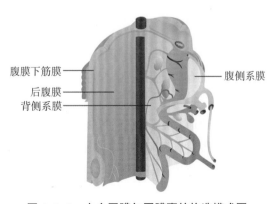

图 4-1-3　大小网膜与网膜囊的构造模式图

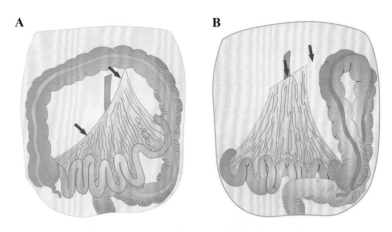

图 4-1-4　肠系膜根

A.肠管旋转正常时，肠系膜根宽；B.肠旋转不良时，肠系膜根狭窄，易发生肠扭转

二、病理生理

肠旋转不良时，十二指肠和盲肠旋转不完全并紧密相贴，导致肠系膜短柄，并容易扭曲，导致肠系膜上动脉受压。如果不及时治疗，这种血管压迫会在 1~2 小时内导致肠缺血和肠壁坏死。中肠扭转可发生肠系膜上静脉血栓，肠扭转时内皮损伤是血栓形成的易感因素，肠系膜上静脉阻塞导致肠壁水肿和静脉回流不足，直接加重了休克。

三、分型

（1）肠旋转不良不伴肠扭转，索带压迫十二指肠（图 4-1-5B）。

（2）肠旋转不良伴中肠扭转（图 4-1-5C）。

（3）回盲部高位或回盲部位于左侧腹（图 4-1-5D）。

四、临床表现

该病是婴幼儿公认的疾病个体，成人很少发生。大多数患儿会在出生第 1 个月内表现出临床症状，最常见的表现有肠梗阻、胆汁性呕吐。当肠旋转不良合并中肠扭转时常表现为急性高位肠梗阻，严重时危及生命。

原发性中肠扭转的临床表现通常是非特异性的。在没有腹部手术史或其他明显原因（疝气）的情况下，突然出现小肠梗阻的体征和症状，或在几天前出现绞痛的上腹痛或脐周痛，应对是否存在此病产生怀疑。

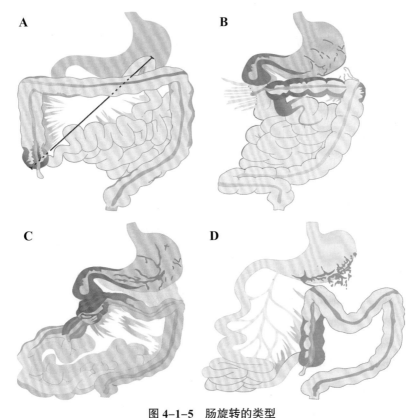

图 4-1-5　肠旋转的类型
A. 肠旋转正常；B. 旋转不良不伴肠扭转，索带压迫十二指肠；C. 肠旋转不良伴中肠扭转
D. 旋转不良，回盲部位于左侧腹

五、超声诊断

超声诊断先天性肠旋转不良时表现为高位肠梗阻以及三大结构的异常：十二指肠走行、SMA 与 SMV 的关系、回盲部位置。

（一）高位肠梗阻

扫查前询问基本病史，出现胆汁性呕吐，高度提示高位肠梗阻。超声行十二指肠全程扫查时显示，梗阻通常位于降部或水平部，当梗阻不显著时，可饮水后协助诊断。

（二）观察三大结构

1. 十二指肠走行

（1）正常时：十二指肠呈"C"字形走行，水平部走行于四血管横断面（SMV、SMA 与 IVC、AO）的中间。

（2）肠旋转不良时：十二指肠走行改变。可能：①无水平部，降部后直接下行；②水平部在四血管横断面前方抬高，不经过血管中间；③水平部经过四血管中间后急转向下或折返走行。

2. SMA 与 SMV 的关系

（1）正常时：SMV 位于 SMA 的右侧或右前方，两者平行走行，向右下腹延伸。

（2）肠旋转不良时：SMA 与 SMV 交叉走行、并行盘旋，SMV 以 SMA 为轴盘旋或成角走行，或 SMV 位于 SMA 的左侧、下方或上方。当发生中肠扭转时，SMV 围绕 SMA 旋转，与十二指肠水平部、小肠、结肠形成螺旋状包块，在包块处上下推动探头，出现典型"漩涡征"。

3. 回盲部位置

（1）正常时：回盲部通常位于右下腹髂窝处，新生儿可位于脐水平。

（2）肠旋转不良时：回盲部常位于右上腹肝下缘处，也可位于左侧腹。有时候不易寻找。

注意事项：SMA 与 SMV 的关系异常仅作为诊断肠旋转不良的参考指标之一，因为两血管的位置关系常存在正常变异。当上述三大结构均出现异常时，诊断肠旋转不良较确切。

六、临床其他诊断方法

1. 腹部立位平片

双泡征，但无法与肠闭锁或环形胰腺等疾病进行鉴别。

2. X 线上消化道造影

可提示十二指肠梗阻，近端扩张明显，远端造影剂通过不畅，十二指肠呈螺旋状走行。

3. 钡灌肠造影

可提示回盲部、升结肠位置异常。

七、治疗及预后

手术是唯一根治方法，现多采用标准 Ladd 手术。部分肠旋转不良患儿无明显梗阻，可终生无临床症状，也无须特殊处理。

八、相关病例

病例一

新生儿，28 天，女，出生后频繁胆汁性呕吐，临床考虑高位肠梗阻。

超声所见：SMA、SMV 横切面显示，两血管关系异常，SMV 位于 SMA 上方偏左（图 4-1-6A）。十二指肠全程扫查显示水平部不经过四血管横断面（AO、IVC 与

SMV、SMA）的中间，在四血管前方向上抬升走行（图 4-1-6B），与盲肠、升结肠和小肠共同形成一个螺旋状包块，SMV 围绕 SMA 旋转，呈现"漩涡征"（图 4-1-6C，D），旋转约 720°。回盲部位于右上腹。

　　超声提示：考虑先天性肠旋转不良合并中肠扭转。

　　术中诊断：先天性肠旋转不良合并中肠扭转 720°。

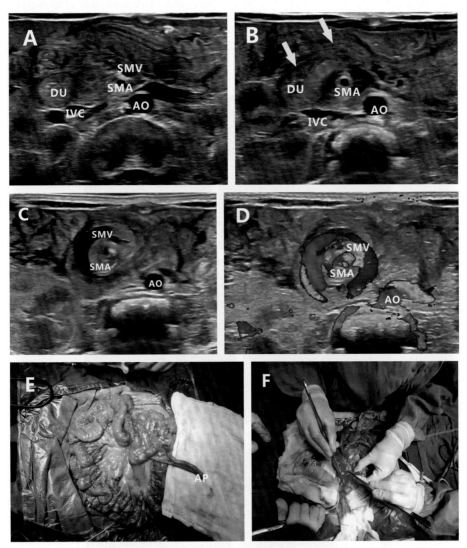

图 4-1-6　先天性肠旋转不良合并中肠扭转 720°

超声：A. SMA、SMV 切面显示两血管关系异常；B. 十二指肠水平部在四血管前方向上抬升走行；C，D."漩涡征"。术中：E. 显示回盲部及阑尾位于右上腹；F. 松解扭转处的肠管。SMA：肠系膜上动脉　SMV：肠系膜上静脉　AO：腹主动脉　IVC：下腔静脉　DU：十二指肠

病例二

患儿，3岁，男，因腹痛外院就诊，拟肠系膜淋巴结炎治疗约1周。患儿腹痛无好转，且持续性加重，凌晨转诊至我院，来诊时不能平卧。我院急诊平片示：肠道动力性改变，未见明显肠梗阻（图4-1-7A）。

超声所见： 空腹状态下，扫查十二指肠全程，显示水平部在四血管前方抬升，中肠顺时针旋转形成一螺旋状包块（图4-1-7B），彩色血流显示SMV围绕SMA呈"漩涡征"改变（图4-1-7C，D）。患儿喝水后复查，十二指肠明显扩张（图4-1-7E），梗阻点位于包块处（图4-1-7F）。

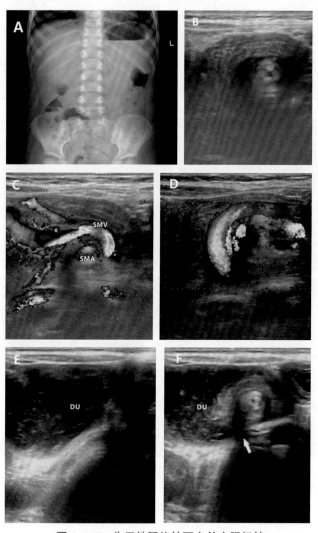

图4-1-7 先天性肠旋转不良并中肠扭转

A.平片示肠道动力性改变，未见明显肠梗阻；B~D."漩涡征"的二维及血流；E.示喝水后十二指肠水平段发生明显梗阻扩张；F.示十二指肠梗阻点位于包块处，箭头示梗阻点

超声提示： 十二指肠梗阻（考虑先天性肠旋转不良并中肠扭转）。

术中诊断： 先天性肠旋转不良并中肠扭转、肠粘连。

经验分享： 该患儿在转诊我院时，消化道处于排空萎瘪状态下，外院超声及我院腹平片均未诊断肠梗阻。但我们利用超声进行十二指肠全程及SMA、SMV切面扫查，发现异常，高度可疑先天性肠旋转不良合并中肠扭转。然后让患儿饮水后验证是否存在肠梗阻，进而确定了诊断。对于临床上行胃肠减压治疗、大量呕吐、无法进食的患儿，当临床可疑存在消化道梗阻性疾病，而影像学又未提示肠梗阻时，我们可按消化道扫查法仔细排查，并利用饮水法进一步验证。

病例三

新生儿，10天，男，反复呕吐8天，外院治疗无效转诊我院，门诊拟"十二指肠梗阻？"收入院。上消化道钡剂造影提示：先天性肠旋转不良（图4-1-8A，B）。

超声所见：（已行胃肠减压）扫查十二指肠全程可见，十二指肠降部及水平部排空缓慢，十二指肠水平部近端通过AO、IVC与SMA、SMV横断面中央后（图4-1-8C），远端折返至AO与SMA夹角之间，如"S"形走行，并形成一大小约1.4cm×1.0cm的团块（图4-1-8D），隐约见肠壁回声。SMV及SMA分支呈盘旋走行（图4-1-8E，F），与周边肠系膜一起呈半螺旋状。回盲部未能探及。

超声提示： 十二指肠远端走行异常，考虑肠旋转不良可能。

术中诊断： 先天性肠旋转不良（索带压迫型）、肠粘连。

病例四

双胎之一，早产新生儿，5月龄，女，剖宫产分娩，出生后一直间断呕吐来诊。上消化道钡剂造影提示：近端小肠（相当于空肠）排列紊乱，主要位于中下腹（图4-1-9A，B）。

超声所见： 饮水后扫查，十二指肠降部迂曲冗长（图4-1-9C，D），其远端仍走行于AO、IVC与SMA、SMV四血管横断面中央（图4-1-9E），空肠起始处肠系膜轻度旋转呈"漩涡征"（图4-1-9F），回盲部显示欠清。动态观察水排空缓慢，但未形成明显梗阻征象。回盲部位于脐水平。

超声提示： 十二指肠降部迂曲冗长、空肠起始处肠系膜轻度旋转、回盲部高位（不除外肠旋转不良）。

临床诊断： 结合影像学及临床表现，考虑先天性肠旋转不良，目前未形成明显梗阻。

临床处理： 定期随访，必要时手术治疗。

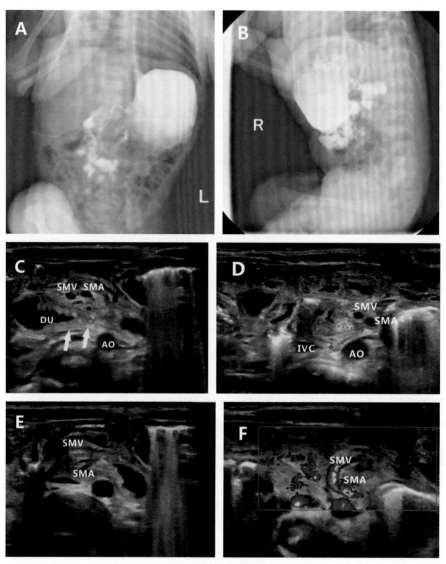

图 4-1-8　先天性肠旋转不良（索带压迫型）

上消化道钡剂造影：A. 正位片示：胃显影，造影剂通过幽门通畅，未见明显梗阻征象；B. 侧位片：
示幽门管及十二指肠球部指向后上方，空肠起始段显影位于脊柱右侧。提示：先天性肠旋转不良。
超声：C. 十二指肠水平部近端走行正常；D. AO 与 SMA 夹角处探及团块；E，F. SMV 与 SMA 分
支呈盘绕走行

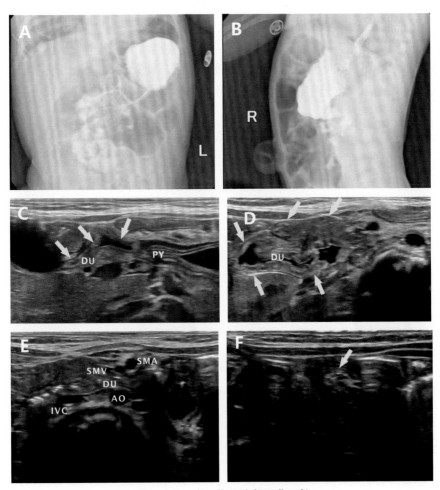

图 4-1-9　十二指肠降部迂曲冗长

上消化道钡剂造影：A.造影剂通过幽门通畅，十二指肠球部显影呈圆锥形，未见明显龛影及激惹
征；B.十二指肠"C"形结构存在；近段小肠（相当于空肠）排列紊乱，位于中下腹。**超声**：C，D.
示十二指肠降部迂曲冗长；E.十二指肠远端走行于 IVC、SMV、AO、SMA 四血管中间；F."漩涡征"

第二节　十二指肠隔膜症

十二指肠隔膜症即隔膜型十二指肠闭锁，属于十二指肠闭锁的其中一种类型，指
的是十二指肠因发育障碍，管腔内有隔膜，多位于十二指肠降部或水平部，分为有孔
型及无孔型。

一、发病机制

胚胎发育第 11 周以前，肠管有上皮细胞增殖，管腔实变后腔化过程异常所致。其隔膜多由少量肌纤维或两层黏膜构成，可为完全型或中央有一小孔。

二、分型

分为闭锁型（图 4-2-1）及狭窄型（图 4-2-2），也称无孔型及有孔型。闭锁型是隔膜上无孔，可合并多发闭锁。狭窄型在隔膜中央有小孔。完整的膜引起完全梗阻，而有孔的膜导致不完全梗阻。

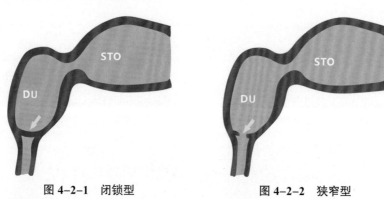

图 4-2-1 闭锁型　　　　　　　　　　图 4-2-2 狭窄型

三、临床表现

主要表现为高位肠梗阻特点的反复呕吐，部分可伴有腹痛或腹胀等症状，分型决定了临床症状出现的早晚及梗阻程度，也跟预后密切相关。轻者表现为体重不增、营养不良，严重者如不及时治疗可继发性肠管坏死、穿孔造成腹膜炎，甚至死亡。十二指肠闭锁的胎儿患有 21– 三体综合征的概率增高，检出后应及时建议孕妇行产前诊断。

四、超声表现

（一）产前超声表现

产前以十二指肠梗阻为主要表现，好发于降部及水平部，但确切的梗阻病因不易鉴别。

1. "双泡征"

胃泡增大，十二指肠梗阻，扩张的胃泡与十二指肠通过幽门管相连。可通过观察降部与环形胰腺的关系，扩张的十二指肠水平部与四血管（IVC、AO 与 SMV、SMA）的关系，大致定位、定性。胎儿在宫内呕吐时，可使胃暂时表现为正常大小，扩张十二指肠的张力下降，容易导致漏诊，应多次重复检查。

2. 合并羊水过多

其出现的早晚以及严重程度，取决于梗阻的类型。

（二）产后超声表现

超声是产后诊断十二指肠隔膜症首选的检查方法。

1. 十二指肠梗阻

即产前"双泡征"的产后体现，胃增大，张力高，排空缓慢，幽门管持续开放状态，十二指肠扩张。沿扩张管腔向远端追踪，在扩张与萎瘪肠管交界处即为梗阻点，常位于降部或水平部。

2. 隔膜呈"风兜状"或"弯曲状"

十二指肠腔梗阻点处可见与肠壁相连的带状隔膜，较厚，呈高回声，呈"风兜状"或"弯曲状"，可随肠管蠕动而左右摆动，当隔膜远侧肠管轻度充盈时可使隔膜显示更加明显。

3. 隔膜有无孔的判断

当隔膜上无孔时，十二指肠张力高，动态观察隔膜远端无明显充盈；当隔膜上有孔时，动态观察可见十二指肠内容物经过膜上开放的小孔缓慢充盈远端肠管。

4. 水充盈检查

当患儿频繁呕吐或临床已行胃肠减压治疗时，十二指肠梗阻声像被掩盖，肠管内壁与隔膜相贴，会造成漏诊。可嘱患儿适量喝水或胃管注水，充盈十二指肠后检查。

五、临床其他诊断方法

临床上多采用 X 线上消化道钡剂造影作为常规的检查方式。主要表现"双泡征"及十二指肠梗阻，对梗阻病因难以确切诊断。

六、临床治疗及预后

手术是治疗的唯一有效方法。

七、相关病例

病例一

新生儿，1 天，男，产前超声提示十二指肠梗阻，羊水过多。

1. 孕 29 周产前超声

超声所见： 胃泡扩张（图 4-2-3A），追踪十二指肠全程扩张（图 4-2-3B），十二指肠水平段走行在 AO 和 IVC 前方（图 4-2-3C）。羊水指数 23.8cm。

超声提示： 胎儿十二指肠梗阻，考虑十二指肠闭锁或狭窄可能。

2. 新生儿超声检查超声所见

按照消化道切面顺序扫查，显示胃泡扩张，张力高，追踪十二指肠全程扩张，水平部走行于 IVC、AO 与 SMV、SMA 之间（图 4-2-3D），与产前声像一致。十二指肠水平部远端与空肠交界处可见一隔膜状回声，呈"风兜状"（图 4-2-3E），动态观察，内容物在管腔内往返运动，膜上未探及确切孔状回声。远端肠管萎瘪、细小。

超声提示：十二指肠梗阻，考虑膜式闭锁。

3. 术中诊断

十二指肠膜式闭锁。

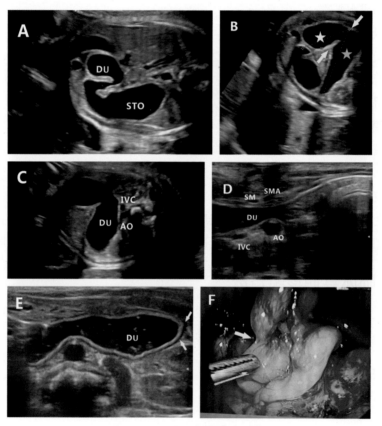

图 4-2-3 十二指肠膜式闭锁

胎儿期超声：A. 十二指肠梗阻；B. 扩张的十二指肠降部（黄星标）与水平部（蓝星标）的转折处（黄箭头）；C. 十二指肠水平部走行在 AO、IVC 的前方。**新生儿期超声**：D. 十二指肠水平部走行在 AO、IVC 与 SMA、SMV 横断面之间；E. "风兜状"。**腹腔镜术中**：F. 十二指肠水平部膜式闭锁处（黄箭头）。SMA：肠系膜上动脉 SMV：肠系膜上静脉 AO：腹主动脉 IVC：下腔静脉 DU：十二指肠

病例二

新生儿，2 天，男，产前发现十二指肠梗阻，孕 36 周剖宫产娩出。

1. 孕 29 周产前超声

超声所见: 胃泡与十二指肠通过幽门相通,形成"双泡征"(图 4-2-4A,B),动态观察可见十二指肠扩张的大小轻度变化。

超声提示: 十二指肠梗阻(考虑十二指肠闭锁、狭窄或环形胰腺可能)。

2. 新生儿超声检查

超声所见: 十二指肠全程扫查可见,十二指肠降部扩张,其与胰腺呈"C"形包绕关系(图 4-2-4C,D),分界清晰,胰头区下方探及扩张与萎瘪肠管交界处梗阻,梗阻处可见一较厚膜状回声,呈"弯曲状"(图 4-2-4E),膜上未见明显孔状回声,梗阻远端肠管未见明显扩张。十二指肠水平部走行于 AO、IVC 与 SMA、SMV 横断面之间(图 4-2-4F)。阑尾壁增厚,腔内透声欠佳,周边系膜轻度增厚(图 4-2-4G,H)。

超声提示: 十二指肠降部梗阻,考虑十二指肠膜式闭锁可能。单纯性阑尾炎。

3. 术中诊断

十二指肠膜式闭锁、单纯性阑尾炎。

4. 结局

术后梗阻解除(图 4-2-4J)。

病例三

新生儿,1 天,女,产前中孕期检出"双泡征",羊水指数 23.0cm。足月时在我院顺产娩出。X 线上消化道钡剂造影示十二指肠降段不全性梗阻,远端肠管间断显影(图 4-2-5A,B)。

1. 孕 23 周产前超声检查

超声所见: 十二指肠降段扩张,与胃泡形成"双泡征"(图 4-2-5C),AO、IVC 与 SMA、SMV 之间未见扩张肠管(图 4-2-5D)。

超声提示: 十二指肠降段梗阻(考虑十二指肠膜式闭锁或环形胰腺可能)。

2. 新生儿期超声检查

超声所见: 十二指肠紧贴胰头部走行,降段扩张(图 4-2-5E),扩张与萎瘪肠管交界处可见一厚膜状物,呈"风兜状"突向远端(图 4-2-5F),水平段走行于 IVC、AO 与 SMV、SMA 横断面之间(图 4-2-5G),可见间断充盈。SMV 位于 SMA 的右侧水平,并呈平行走行(图 4-2-5H)。

新生儿超声提示: 十二指肠降段不全性梗阻(考虑十二指肠膜式狭窄可能)。

3. 术中诊断

十二指肠隔膜(狭窄型)。

4. 术后病理

示肌纤维组织伴充血，含少量黏膜腺体。

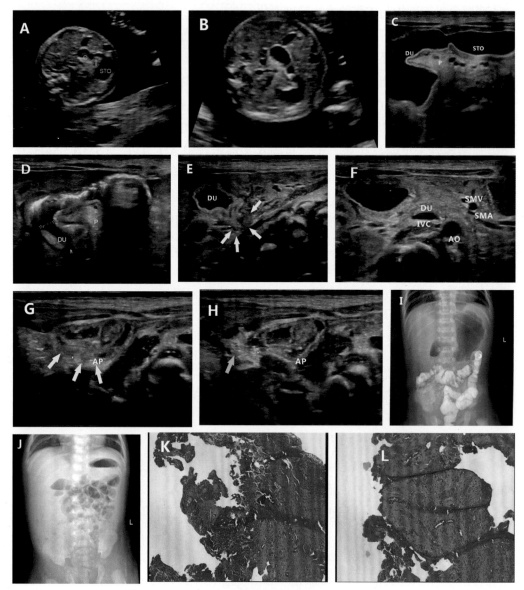

图 4-2-4　十二指肠膜式闭锁并单纯性阑尾炎

胎儿期超声：A，B. "双泡征"。新生儿期超声：C，D. 十二指肠呈 "C" 形包绕胰头部；E. 增厚的弯曲状隔膜（黄箭头）；F. 十二指肠水平部走行正常；G，H. 阑尾壁增厚，腔内透声欠佳（黄箭头），系膜轻度增厚（蓝箭头）。**X 线检查**：I. 术前提示上消化道梗阻；J. 术后平片梗阻解除。**病理**：K. 十二指肠隔膜；L. 单纯性阑尾炎。AP：阑尾　P：胰腺

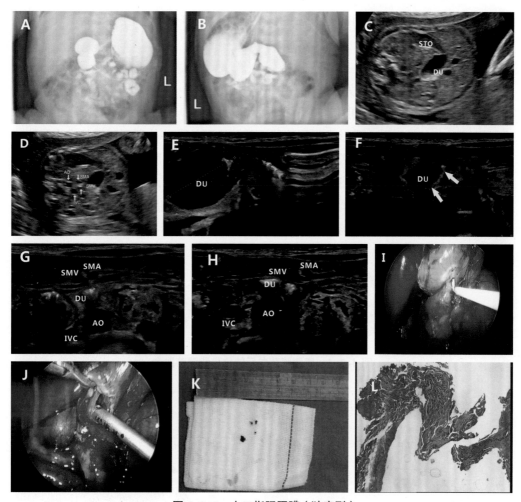

图4-2-5 十二指肠隔膜（狭窄型）

新生儿期上消化道造影： A，B.十二指肠降段不全性梗阻。**胎儿期超声：** C."双泡征"；D.IVC、AO与SMV、SMA之间未探及扩张肠管。**新生儿期超声：** E.十二指肠降部扩张；F.隔膜呈"风兜状"；G.十二指肠水平部走行正常；H.SMV、SMA平行走行。**术中：** I.腹腔镜下可见梗阻点位于十二指肠降段，周边无胰腺组织和索带包绕；J.沿着梗阻点处切开，可见隔膜组织；K.切除的隔膜组织；L.病理符合

第三节 环形胰腺

　　环形胰腺（annular pancreas，AP）是一种罕见的胰腺发育异常，胰腺组织以环状或钳状包绕十二指肠降部，致使肠腔狭窄。环形胰腺是致十二指肠梗阻的一种先天性

畸形，约占十二指肠梗阻病例的 10%~30%，有完全型和不完全型两种。

一、发病机制

（一）正常胰腺胚胎发育

正常胰腺是由胚胎时期前肠中两组胰芽融合形成。胚胎发育过程到第 4~5 周时内胚层增厚突入背侧胃系膜形成腹侧胰芽，部分增厚的胰芽外翻到肝原基成为背侧胰芽，第 6~7 周时十二指肠随着胃的生长旋转变成"C"形，腹侧胰芽向后转位与背胰芽融合（图 4-3-1）。背侧胰芽形成胰头前部、胰体、胰尾，腹侧胰芽形成后部胰头和钩突。腹侧胰芽的胰管结构与实质组织一起旋转，与背侧胰芽的胰管远端融合在主乳头与胆管一起进入十二指肠，之后背侧胰管近端消失（图 4-3-2）。

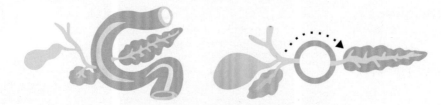

图 4-3-1　腹侧胰芽向后转位与背胰芽融合

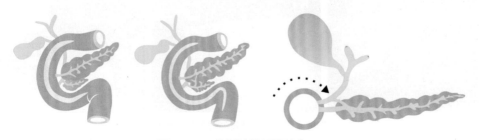

图 4-3-2　背侧胰管近端消失

（二）发病主流观点

1. AP 主流观点

AP 主流观点有两种，都是腹侧胰芽和背侧胰芽融合过程异常，导致腹侧胰芽完全或部分包绕十二指肠。

（1）腹侧胰芽的自由端固定在十二指肠壁上，导致其在之后十二指肠的正常旋转过程中随之移动包裹十二指肠，腹芽的胰管也随着这一过程并入主胰管（图 4-3-3）。

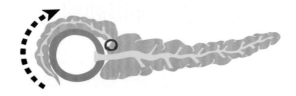

图 4-3-3　主流观点一

（2）左侧腹芽的持续存在并发展，逐渐包绕十二指肠（图4-3-4）。

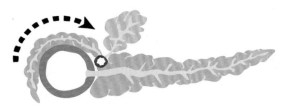

图 4-3-4　主流观点二

2. 其他

还有研究显示，胰腺组织受刺猬信号通路调控，这一通路功能失调被认为是 AP 的主要形成因素。也有学者认为是腹侧始基左叶萎缩不全导致。

二、分型

腹、背侧胰芽融合异常可导致环形胰腺、胰腺分裂和门静脉型环形胰腺这3种主要的解剖变异。

1. 环形胰腺

环形胰腺（AP）可以是真正的胰腺组织，也可以仅为纤维组织，特点是其组织与十二指肠壁的组织互相交织着生长入十二指肠壁，AP 内的导管可与主胰管不相通而单独开口于十二指肠。

（1）AP 根据胰腺组织环绕十二指肠的程度或十二指肠周围胰腺组织的解剖分布可将 AP 分为完全型和不完全型　完全型多数在胎儿时期或新生儿期出现异常，不完全型可延至成年时期出现症状或终生无症状。

（2）临床上还可根据发病年龄及诊断时间将其分为新生儿型和成人型　新生儿型 AP 一般在出生后不久就表现出症状，多为完全包绕的类型，需立即诊断并行外科手术干预；成人型 AP 一般在早期没有症状，这类多为部分包绕的类型。

2. 胰腺分裂和门静脉型环形胰腺

背侧胰管近端没有消失而是作为副胰管存在，在小乳头处进入十二指肠，则称胰腺分裂（pancreas divisum，PD）。门静脉型环形胰腺（circumportal pancreas，CPP）是胰腺钩突部包裹在门静脉周围并与胰体部融合的一种解剖变异。这两种情况一般都没有症状，磁共振胆管成像（MRCP）检查、经内镜逆行性胆管造影（ERCP）或 CT 可以辅助诊断，有时是手术时发现。PD 常合并先天性胆总管囊肿。CPP 在女性中更常见，男女比例1∶7。

三、临床表现

1. 新生儿型 AP

出生后几天内即可出现频繁呕吐，表现为急性不完全性十二指肠梗阻，体重增长缓慢，常伴有 21- 三体综合征及心脏、肠道、泌尿生殖器等其他先天性疾病。产前诊断的病例出生后即禁食、胃肠减压，故首要症状表现为胃管引流液内混有胆汁。部分患儿不出现任何明显的临床症状。

2. 成人型 AP

一般早期无明显症状，但胰腺的压迫必然影响被包绕部分的十二指肠蠕动和扩张，再加之漫长的病史，长期食物团块的刺激，导致局部血液受阻，组织缺血、水肿，引起纤维组织增生、管腔狭窄而逐渐出现临床症状。

四、超声诊断（新生儿型）

（一）产前超声表现

大部分新生儿型 AP 在产前即可发现间接征象：表现出"双泡征"，提示十二指肠梗阻；羊水增多。直接征象难以探查。

（二）产后超声诊断

1. 间接征象

十二指肠降部梗阻的表现。胃、十二指肠球部及降部管腔扩张，蠕动增强，远端肠腔萎瘪或腔内少量肠液回声。

2. 直接征象

超声观察的难点，但却是有力的诊断证据。

（1）重点观察引起梗阻的狭窄部位：观察时可给患儿喝下适量生理盐水，以准确观察肠腔的狭窄部位，狭窄处可见管腔突然收缩成小孔样或细线样，动态观察十二指肠蠕动过程，水难以或仅少量通过狭窄处。AP 狭窄处位于十二指肠降部相当于胰腺水平处。

（2）典型征象：胰头形态改变，胰头与十二指肠紧贴，二者分界不清晰；部分病例能观察到胰头形态不正常，强回声胰腺组织包绕十二指肠降部呈"钳夹征"；部分病例可观察到胰腺回声向十二指肠前壁延伸；部分病例仅表现为十二指肠降部狭窄并其后方或外周索状低回声。

五、临床诊断方法

1.X 线上消化道钡剂造影

可诊断十二指肠梗阻的部位、程度。环形胰腺时，胃与十二指肠球部扩张呈

"双泡征"，降部狭窄处造影剂通过受限呈"细线状"。

2. 上腹部 CT

能观察十二指肠肠壁与周围结构的相互关系，使用对比剂可显示肠腔情况，增强时，进一步显示胰腺轮廓及内部血管分布，提供较全面的信息。

3.MRI 及增强

比 CT 更好显示胰腺组织情况，MRCP 能分辨扩张的胆胰管，是诊断 AP 最敏感的方法之一。儿童应用较少，成人更有优势。

六、治疗及预后

出现临床症状时外科手术是 AP 的首选治疗方式，目的在于通过改道以解除胃或十二指肠出口梗阻。一般通过十二指肠侧侧吻合术或十二指肠空肠吻合术绕过梗阻。新生儿患者首选十二指肠侧侧吻合术（图 4-3-5）。在未发生严重感染、电解质紊乱及营养不良的状态下手术、解除梗阻，有利于改善预后。

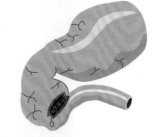

图 4-3-5　十二指肠侧侧吻合术

七、相关病例

病例一

新生儿，20 小时，女，足月顺产，产前超声提示十二指肠梗阻。新生儿腹平片及 X 线上消化道造影均提示：上消化道不全性梗阻（图 4-3-6A，B）。

1. 孕 29 周产前超声检查

超声所见： 可见"双泡征"，扩张的十二指肠与胃泡通过幽门相通（图 4-3-6C，D），羊水指数 18.2cm，远端肠管可见间断充盈。

超声提示： 考虑十二指肠不全梗阻（十二指肠狭窄或环形胰腺可能）。

2. 新生儿超声检查

超声所见： 十二指肠降段扩张，与胃泡形成"双泡征"，十二指肠水平段走行正常。十二指肠降段在胰头前方骤然变细，胰头呈"钳夹征"包绕（图 4-3-6E）。十二指肠"C"字形结构消失，降部被胰腺卡压后，远端肠管萎瘪并折返走行，水平部未经过 AO、IVC 与 SMA、SMV 中间（图 4-3-6F）。患儿喝水后观察，远端肠管可间断充盈。

超声提示： 十二指肠不全梗阻，梗阻点位于降段（考虑环状胰腺或十二指肠闭锁）（图 4-3-6G）。

3. 术中诊断

环形胰腺、先天性肠旋转不良。

4. 结局

术后复查上消化道造影，提示梗阻解除（图4-3-6H）。

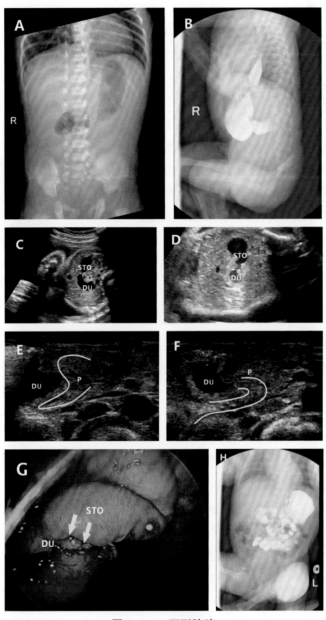

图4-3-6 环形胰腺

A，B.腹平片、上消化道造影均提示上消化道不全性梗阻。**胎儿期超声：**C，D."双泡征"。**新生儿期超声：**E."钳夹征"；F.环形胰腺卡压（箭头）后，十二指肠远端折返走行；G.腹腔镜术中可见环形胰腺；H.术后复查梗阻解除。P：胰腺 STO：胃 DU：十二指肠

病例二

新生儿，1天，男，足月分娩后，出现高位梗阻的呕吐特点，无明显腹胀，产前孕24周时我院产检发现异常，分别于孕28周、32周超声复查。新生儿上消化道钡剂造影提示十二指肠梗阻。

1. 产前超声检查

（1）孕24周首次超声检查

超声所见：十二指肠降段扩张，与胃泡形成"双泡征"（图4-3-7A），远端肠管间断充盈。羊水指数15.8cm。

超声提示：十二指肠不全梗阻，考虑十二指肠闭锁或环形胰腺可能。

（2）孕32周复查超声

十二指肠进行性扩张，张力增大（图4-3-7B），远端肠管仍间断充盈。羊水指数分别22.3cm。

2. 新生儿超声检查

超声所见：十二指肠降段明显扩张，张力高，与胃泡形成"双泡征"（图4-3-8A，B），扩张的十二指肠降段在胰头前方骤然萎瘪，胰头呈"环状"/"钳夹状"包绕大部分十二指肠降段（图4-3-8C），远端萎瘪（图4-3-8D），偶见少量液体通过，十二指肠全程走行未见明显异常，水平部正常通过AO与SMA的夹角。远端肠管可见间断充盈。

超声提示：十二指肠不全梗阻，考虑环形胰腺。

3. 术中诊断

环形胰腺、肠粘连。

4. 结局

术后复查平片及上消化道造影，提示十二指肠梗阻已解除（图4-3-8F）。

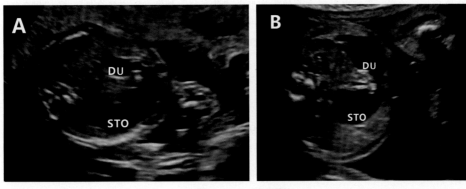

图4-3-7 胎儿期
A.孕24周"双泡征"；B.孕32周时，十二指肠张力持续增高

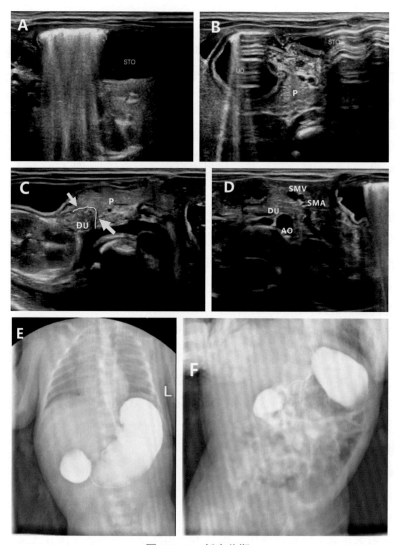

图 4-3-8　新生儿期

A. 分娩后扩张的胃，胃腔内黏膜表面的气体形成"瀑布征"伪像；B. "双泡征"；C. "钳夹征"；
D. 十二指肠远端萎瘪；E. 术前上消化道钡剂造影提示十二指肠梗阻；F. 术后复查上消化道造影，
梗阻已解除

病例三

新生儿，7 天，女，频繁呕吐，外院治疗无效转诊我院。上消化道钡剂造影提示：十二指肠降段不全性梗阻（图 4-3-9A）。

超声所见： 十二指肠降段可见扩张与萎瘪肠管交界，胰头前方十二指肠降段骤然萎瘪（图 4-3-9B），胰头部与十二指肠降部形成"钳夹征"，可探及 Vater 壶腹末端开口于十二指肠降部（图 4-3-9C）。十二指肠水平部走行于 IVC、AO 与 SMV、SMA 之间。小肠远端可见间断充盈。

超声提示： 十二指肠降段不全性梗阻，考虑环形胰腺。

术中诊断： 环形胰腺。

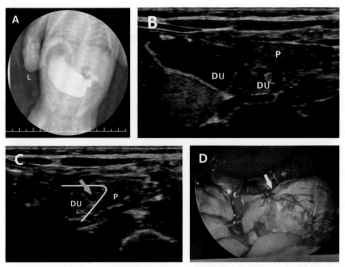

图 4-3-9　环形胰腺

上消化道钡剂造影： A. 不全性梗阻。**新生儿超声：** B. 胰头前方十二指肠降段骤然萎瘪；C. "钳夹征"，Vater 壶腹末端开口于十二指肠降部（蓝箭头）。**腹腔镜：** D. 术中证实十二指肠被环状胰腺卡压（黄箭头）

产前"双泡征"的产后超声诊断要点：

（1）对应的好发疾病：十二指肠隔膜症、肠旋转不良、环状胰腺是产前"双泡征"的主要三大疾病。当产前发现"双泡征"时，分娩后应着重排查这三大疾病。

（2）梗阻点不同：十二指肠隔膜症的梗阻 80% 位于胆管开口远端，即一般低于胰腺水平，在降部与水平部交界处常见。环状胰腺梗阻点较高，位于胰头水平。肠旋转不良的梗阻点位于十二指肠水平部。饮水后观察可大大提高诊断的准确率。

（3）扫查重点：扫查时应按照十二指肠全程及 SMA、SMV 切面，逐一排查。胰头的形态、与十二指肠降部的关系是鉴别隔膜症与环状胰腺的关键点。SMA 与 SMV 的关系，尤其是起始部的关系及十二指肠水平段的走行是发现肠旋转不良的重要征象（表 4-3-1）。

表 4-3-1　先天性肠旋转不良、十二指肠膈膜症、环状胰腺的鉴别

疾病名称	相同点	鉴别点	
		梗阻部位	超声特征
先天性肠旋转不良	产前"双泡征"产后十二指肠梗阻	水平部	十二指肠走行改变，SMA 与 SMV 正常平行关系改变，合并中肠扭转时出现"漩涡征"，回盲部异位
十二指肠膈膜症		降部与水平部交界处常见	膈膜呈"风兜状"或"弯曲状"
环状胰腺		胰头水平	狭窄处可见十二指肠降部突然收缩成小孔样或细线样，胰头呈"钳夹征"

第四节　肠系膜上动脉压迫征

这一节我们主要介绍与肠系膜上动脉压迫相关的两大疾病：**左肾静脉压迫综合征与十二指肠淤滞症**。正常腹主动脉与肠系膜上动脉之间的夹角（aortomesenteric angle，AMA）被肠系膜、脂肪、淋巴结和腹膜等组织所填充，通常构成了30°~60°的夹角，左肾静脉及十二指肠水平部大致在同一水平上穿过此夹角，当AMA变小、狭窄时，导致左肾静脉或十二指肠受压，出现相应临床症状。

一、正常解剖

1.SMA 与左肾静脉的正常解剖关系

右肾静脉（RKV）直接注入下腔静脉，行程短而直；左肾静脉（LKV）的平均长度要比右肾静脉（RKV）长3倍以上，行程长，需通过AO与SMA之间的间隙，跨过AO注入下腔静脉。

2.SMA 与十二指肠水平部的正常解剖关系

SMA在胰腺颈下缘从腹主动脉发出，经胰头和胰体交界处的后方下行，自十二指肠水平部前面从上而下越过，越过十二指肠水平部进入小肠系膜根，十二指肠水平部在第三腰椎水平自右向左横行跨越脊柱和腹主动脉。

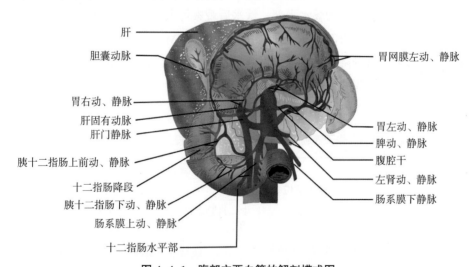

图 4-4-1　腹部主要血管的解剖模式图

腹主动脉、肠系膜上动脉与左肾静脉、十二指肠水平部的正常解剖关系

二、发病原因

发病原因分为先天性及后天性两大类。

1. 先天性

（1）AMA 夹角或者间距太小。

（2）SMA 起源位置过低。

（3）Treitz 韧带过短，悬吊位置过高。

（4）十二指肠上升段过短、肠系膜过长或过短。

2. 后天性

（1）获得性 十二指肠周围炎症和粘连，SMA 根部附近淋巴结增大，体重迅速下降，腰椎前突过度，腹腔脏器下垂等导致 AMA 变窄（图 4-4-2）。

（2）手术相关 盆腹腔脏器摘除术、术后胃十二指肠牵拉上移。

（3）青春期 身高迅速增长、体型急剧变化、椎体过度伸展等情况导致 AMA 变窄。

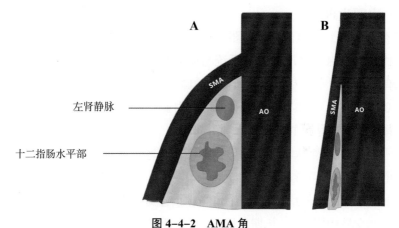

左肾静脉

十二指肠水平部

图 4-4-2 AMA 角

A. 正常 AMA 角；B. AMA 角变小，左肾静脉及十二指肠水平部受压

三、超声测量 AMA 的方法

患儿平卧，做 AO 腹侧缘与 SMA 背侧缘切线，得其交角角度作为 AMA 夹角的角度（图 4-4-3）。

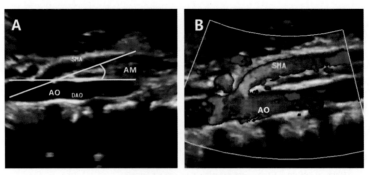

图 4-4-3 AMA 超声图

A. AMA 超声测量示意图；B. 示正常时 AO 的长轴与 SMA 形成的夹角彩色血流

四、左肾静脉压迫综合征

左肾静脉压迫综合征（left renal vein entrapment syndrome），又称胡桃夹综合征，是左肾静脉（LKV）回流至下腔静脉途中受压所致、以血尿和（或）蛋白尿为主的临床综合征。本病多见于儿童及青春期少年，好发年龄 4~20 岁，男女比例 24∶5。

（一）病理生理

LKV 受压，导致其血流回流受阻、压力增高，LKV 及其引流的输尿管周围静脉等发生淤血；当淤血、高压的静脉系统与尿液收集系统间发生异常交通时即出现血尿。静脉高压状态通常以左肾静脉和下腔静脉间的压差表示，98% 的正常人其压差＜1mmHg（0.133kPa），当＞3mmHg 时即可致出血；还可由肾盏穹窿部血管壁变薄破裂出血、肾盏穹窿部黏膜的炎症及水肿引起。

LKV 受压，引起静脉压升高而导致肾瘀血，肾小球对蛋白的滤过增高，并超过了肾小管重吸收能力，导致尿蛋白排出增加。

LKV 回流受阻，压力增高影响生殖静脉：①男性中因压迫左侧精索静脉，引起淤血曲张；②女性中因 LKV 长期受压、淤血，致左侧卵巢静脉逆流，引起盆腔静脉淤血。

（二）分型

1. 前胡桃夹综合征

LKV 走行于 AO 与 SMA 之间，AMA 变小致 LKV 受压，生殖静脉曲张（图 4-4-4）。

2. 后胡桃夹综合征

少见。LKV 走行于 AO 后方脊柱前方 LKV 受压，生殖静脉曲张（图 4-4-5）。

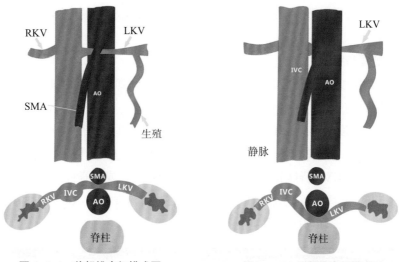

图 4-4-4 前胡桃夹征模式图　　图 4-4-5 后胡桃夹征模式图

（三）临床表现

1. 疼痛

多为腹痛或腰部疼痛，可放射到臀部，疼痛是由于 LKV 高压使相关静脉回流障碍、淤血引起炎症反应所致。

2. 慢性疲劳综合征

表现为非持续劳动所致的、无明显原因的一种持续或反复的慢性疲劳，不为休息所缓解，儿童一般不能坚持上学。

3. 间断血尿，可为肉眼血尿或镜下血尿

4. 直立性蛋白尿

5. 生殖静脉曲张

男性表现为不同程度的左侧精索静脉曲张，是"胡桃夹综合征"的重要临床表现，往往容易被临床医生和患者所忽视。女性表现为盆腔静脉曲张，当盆腔手术时损伤输卵管系膜血管，会进一步加重盆腔静脉淤血的发生，从而导致不孕症和下腹、会阴部坠胀或疼痛等症状。

（四）超声诊断

超声是首选的诊断方法。

1. 超声测量及观察方法

（1）测量 AMA。

（2）SMA、SMV 的横断面测量：横切面显示 LKV 长轴，测量近肾门较宽处内径和跨 AMA 处（或跨脊柱与 AO 间）的内径，并计算其比值。分别测量仰卧位时及脊柱后伸位 15 分钟后（脊柱后伸位：可取脊柱后伸站立位，也可仰卧位用枕头垫高腰椎）。

（3）彩色多普勒：观察 LKV 在夹角前及夹角处血流信号的色彩和血流束的宽度，可测量流速。

2. 超声测量参考值

AMA 夹角的变异较大，国外文献报道中尚未查询到超声诊断胡桃夹综合征的统一标准。我院目前采用的参考值如下。

（1）AMA 角度变小：AMA ＜ 30°，大部分的胡桃夹综合征 AMA ＜ 15°。

（2）两个体位的测量比值：取两个体位即可诊断。分别于仰卧位时和脊柱后伸位 15 分钟后，测量 LKV 近肾门较宽处内径和跨 AMA 处（或跨脊柱与 AO 间）的内径，算出两者［LKV 近肾门较宽处内径 / 跨 AMA 处（或跨脊柱与 AO 间）的内径］的比值。正常左肾静脉长轴切面见图 4-4-6。

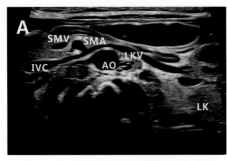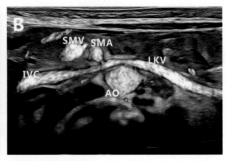

图 4-4-6　正常左肾静脉长轴切面

A，B. 示正常的标准 SMA、SMV 的横断面，显示左肾静脉走行于 SMA 与 AO 间，汇入 IVC；AO：腹主动脉　IVC：下腔静脉　SMA：肠系膜上动脉　SMV：肠系膜上静脉　LKV：左肾静脉　LK：左肾

①仰卧位　内径比≥ 3。

②脊柱后伸位 15 分钟后　内径比≥ 4。

（3）彩色多普勒流速测值：仰卧位狭窄处 LKV 流速显著加快，＞ 100cm/s，脊柱后伸位后更明显。血流颜色鲜艳，呈湍流。

3. 注意事项

出现临床症状并当具备上述超声征象时，可考虑"胡桃夹综合征"的诊断（表 4-4-1）。但是当上述超声征象出现而无明显临床症状时，不可轻易诊断，还需结合临床实验室检查综合考虑，超声可报告胡桃夹（＋）。胡桃夹现象可以作为一种正常的解剖变异出现在一部分正常儿童中，且年龄段越大出现百分比相对越高，正确认识这一现象可避免过度诊断。

4. 鉴别诊断

诊断过程中应注意鉴别肾脏结石、肿瘤、外伤以及先天性畸形引起的血尿，需对泌尿系统做全面的扫查，要慎重排除肾脏的器质性疾病。

表 4-4-1　胡桃夹综合征超声测量参考值

AMA 角度变小		AMA < 30°，大部分的胡桃夹综合征 AMA < 15°
LRV 近肾门较宽处内径 / 跨 AMA 处（或跨脊柱与 AO 间）的内径	仰卧位	内径比 ≥ 3
	脊柱后伸位	内径比 ≥ 4
彩色多普勒		仰卧位狭窄处 LKV 流速显著加快，100cm/s，血流 颜色鲜艳，呈湍流

（五）临床其他诊断方法

1. 临床诊断

临床症状和体征是诊断胡桃夹综合征的必备条件，需完善影像学检查（其中左肾静脉超声为首选）。

2. CT 血管造影（MSCTA）

能准确测量并判断 LKV 的狭窄程度及 AMA 夹角大小，且可以显示胡桃夹综合征的伴随征象，可作为诊断 NCS 的无创性检查方法。当腹部脂肪较厚、肠腔气体较多时，MSCTA 不受以上因素影响，可作为胡桃夹综合征的首选检查。

（六）临床治疗及预后

胡桃夹综合征是肾血流动力学改变，多呈良性经过，且一般不需特异治疗，其诊断应慎重除外器质性疾病；儿童随着年龄增长、身体发育的完善，左肾静脉受压情况、淤血症状随着肠系膜上动脉处脂肪等组织增加起到缓冲作用而会得到改善，采取保守治疗，定期复检即可。如无效或病情加重，及时选择合理手术方式治疗。

（七）相关病例

病例

患儿 13 岁，男，青春期加速生长，体型瘦长，出现血尿、蛋白尿来诊。

超声所见：腹主动脉与肠系膜上动脉之间的夹角（AMA）变小，AMA 约 20°，仰卧位时：左肾静脉近肾门较宽处内径与跨 AMA 处的内径之比约 3.2∶1；脊柱后伸位：两者内径比约 4.6∶1。左肾静脉经过夹角时血流明显加速，呈湍流（图 4-4-7）。

超声提示：胡桃夹（＋）。

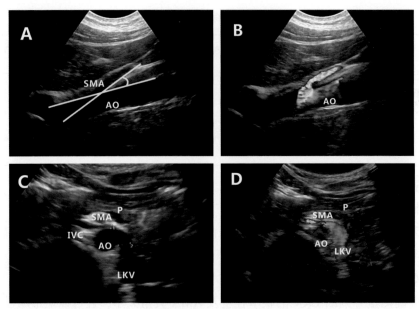

图 4-4-7 胡桃夹（＋）

A，B. 观察 AMA，并测量 AMA 约 20°；C. 仰卧位时：左肾静脉近肾门较宽处内径与跨 AMA 处的
内径之比约 3.2：1；D. 夹角处血流呈湍流

五、十二指肠淤滞症

十二指肠淤滞症也称为肠系膜上动脉综合征（superior mesenterie artery syndrome），是肠系膜上动脉（SMA）压迫十二指肠水平部，进而造成肠腔狭窄和慢性梗阻。

（一）病理生理

SMA 压迫十二指肠水平部，导致梗阻，内容物通过障碍，引发呕吐，出现脱水和电解质紊乱。

（二）临床表现

1. 呕吐是主要症状

表现为进食后上腹胀痛，伴轻至重度持续性或痉挛性疼痛，常于餐后数分钟或数小时发生顽固性呕吐，呕吐物含胆汁和所进食物。多呈间歇性反复发作，也可表现为急性发作，多在脊柱过伸位的躯干固定后突然发生，症状持续而严重，呕吐频繁，呈急性胃扩张表现。

2. 症状可以随着体位改变而变化

左侧卧位、俯卧位、胸膝位可缓解；活动后、仰卧位时加重。

3. 缓解期

持续数日后可自行缓解，仅有食欲差、进食后饱胀等非特异性消化道症状。也可数日至数月无症状。

4. 合并症

常并发消化性溃疡、胰腺炎、胆囊炎、十二指肠炎等。

（三）超声表现

1. AMA 角度变小

通常十二指肠淤滞征患者 AMA < 15°。

2. 十二指肠梗阻

AMA 夹角前方的十二指肠及胃明显扩张，可见逆蠕动，十二指肠水平部扩张显著，且排空缓慢。

3. 改变体位观察

左侧卧位、俯卧位、胸膝位时，十二指肠梗阻明显减轻，排空加快。

（四）临床其他诊断方法

1. X 线钡餐为首选诊断方法

特征性表现有：十二指肠及胃扩张、十二指肠逆蠕动、钡剂通过受阻、压迫的斜行切迹（"笔杆征"）、钡剂排空缓慢、侧卧或俯卧时钡剂排空迅速。

2. CT 结合动脉造影或螺旋 CT 三维图形构建

可以显露肠系膜上动脉与十二指肠之间的关系以及在这一水平近端的梗阻。

（五）临床治疗及预后

一般采用保守治疗。发作期间对症治疗；缓解期宜少量多餐，以易消化食物为主，餐后侧卧或俯卧位可预防发作。保守治疗无效时可采用手术治疗。

（六）相关病例

病例

患儿 14 岁，男，青春期加速生长，体型瘦长，消化不良、嗳气、唾液多、便秘来诊。

超声所见：腹主动脉与肠系膜上动脉之间的夹角（AMA）变小，AMA 约 8°（图 4-4-8C），仰卧位时：左肾静脉近肾门较宽处内径与跨 AMA 处的内径之比约 10.9：0.9（图 4-4-8E）。左肾静脉经过夹角时血流明显加速，呈湍流。AMA 处十二指肠明显受压（图 4-4-8G），外径约 0.19cm；AMA 前方十二指肠扩张并见逆蠕动，外径约 2.5cm；AMA 后方十二指肠萎瘪，未见明显充盈（图 4-4-8H）。嘱患儿左侧位，十二指肠可见缓慢排空。

超声提示：考虑十二指肠淤滞症，胡桃夹（＋）。

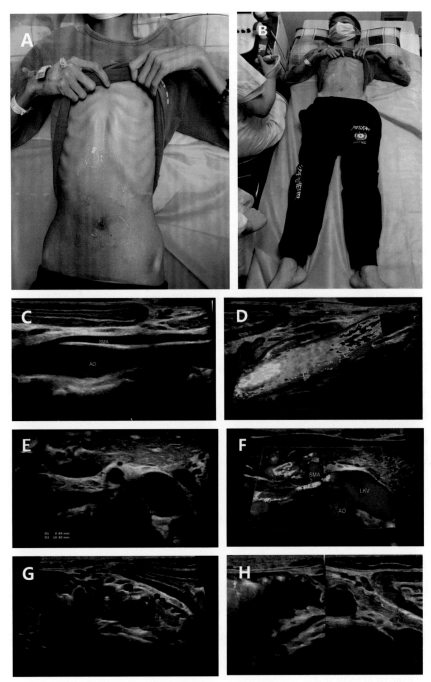

图 4-4-8　十二指肠淤滞症

A，B. 患儿体表图；C. AMA 约 8°；D. AMA 的彩色血流图；E. 仰卧位时：左肾静脉近肾门较宽处
内径与跨 AMA 处的内径之比约 10.9∶0.9；F. 夹角处血流呈湍流；G. AMA 处十二指肠受压；
H. AMA 前方十二指肠扩张，后方十二指肠萎瘪肠系膜上动脉压迫征的鉴别诊断见表 4-4-1。

表 4-4-1　肠系膜上动脉压迫征的鉴别

名称	受压结构	临床症状	超声表现
胡桃夹综合征	左肾静脉（LKV）	左侧腹痛、血尿、蛋白尿、生殖静脉扩张	1. AMA 变小 /LKV 走行于 AO 后方 2. 内径比异常 3. LKV 血流加快
十二指肠淤滞征	十二指肠水平部	上腹痛、恶心、呕吐、体重减轻	1. AMA 变小 2. 十二指肠梗阻

第五节　肠系膜上动脉血栓

肠系膜上动脉血栓（superior mesenteric artery thrombosis，SMAT）由 SMA 梗阻引起的急性肠缺血病症，病程凶险，很易造成肠壁缺血坏死，甚至威胁生命，是临床少见的外科急腹症。

一、发病原因

1. SMAT 常见的形成原因

血栓主要形成于心脏中，在临床上多见于成人，儿童报道很少。主要继发于风湿性心脏病、亚急性细菌性心内膜炎、心肌梗死后心脏附壁血栓、房颤等，并且大部分患者发病是因左心房内凝血块或左心瓣膜上赘生物进入体循环所致。

2. 从解剖学角度分析栓子导致梗阻的过程

肠系膜上动脉（SMA）从腹主动脉发出，其与腹主动脉（AO）之间的连接部位具有较大口径，且主干下行，与腹主动脉之间呈现倾斜的夹角，很容易导致栓子进入 SMA 中，由于肠系膜上动脉不存在侧支循环，故在血栓形成后极易出现肠缺血、肠坏死，其中肠缺血是与高发病率和高死亡率相关的疾病。

二、临床表现

该病的临床表现为腹胀、恶心、呕吐、腹泻等非特异性症状。由于症状不典型，易误诊为胰腺炎、胆囊炎、阑尾炎以及消化道穿孔、肠梗阻等疾病，临床上误诊率较高。晚期患者会发展为腹膜炎、白细胞计数增加、酸中毒、电解质紊乱，可能存在不可逆的肠坏疽。

三、超声表现

1. 彩色多普勒超声可提供 SMA 的血流灌注信息，可作为 SMAT 的首选筛查手段

二维图像上可见肠系膜上动脉病变血管扩张，其内可见不规则低回声。彩色多普勒可以显示血流充盈状态、血栓部位及范围、回声强弱以及动脉血管狭窄程度，血栓形成处血流变细，多普勒可见高速血流信号，而远心端则流速减低。

2. 需要注意血流灌注量与狭窄程度的关系

SMA 轻度狭窄时局部血流速度随之增加，所以血流供应量未出现明显减少，此时患儿临床症状不明显。当狭窄率 > 70% 时血流供应量明显减低，患儿才会出现一系列肠道缺血的临床症状，这些症状的产生是由于肠道供血不足以及餐后肠道对血液的需求量增加有关。

3. 其他

超声还可排查急性胰腺炎、胆道疾病以及心脏疾病等。

四、临床其他诊断方法

1. 选择性肠系膜上动脉血管造影（DSA）

是诊断该病的金标准，但因其有创而受到限制。

2. 放射检查

腹部 X 线的检查能够对上消化道穿孔等排除，但无法检测肠缺血的情况。增强 CT 扫描能够准确诊断肠系膜上动脉血栓，但费用较高，有辐射，在急诊检查中不适用。

五、临床治疗及预后

SMAT 的早期诊断和治疗至关重要，适当治疗通常是立即进行血栓栓塞切除术。DSA 是目前最好的诊断方法，不仅可以确定诊断，还可以局部溶栓治疗。若延误诊断和治疗，病死率可高达 50%~90%。

第六节　十二指肠前门静脉

十二指肠前门静脉（preduodenal portal vein，PDPV）的存在是极为罕见的先天性疾病，并且是十二指肠梗阻的罕见原因。在 PDPV 中，门静脉穿过十二指肠前而不是十二指肠后，其通常无症状，但可能与其他异常并存，例如中肠旋转不良，十二

指肠、胰腺、脾脏或心脏异常。

一、发病机制

1. 正常的胚胎发育

左、右卵黄静脉与卵黄蒂一起进入胚体,穿过原始横膈注入静脉窦（图 4-6-1A）。在卵黄囊与原始横膈之间,左、右卵黄静脉形成许多吻合支。肝形成后,原来的卵黄静脉被分化成三段:与肝相邻的一段,进入肝内形成肝血窦（图 4-6-1B）;出肝后的近心段,左侧支消失,右侧支形成肝静脉和下腔静脉的近心段;入肝前的远心段,形成了一条"S"形的血管,发育形成门静脉（图 4-6-1C）。正常门静脉位于十二指肠后方。

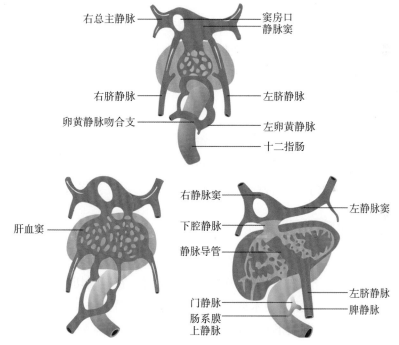

图 4-6-1　卵黄静脉及脐静脉的胚胎发育模式图
图示卵黄静脉及脐静脉分别在 4 周（A）、5 周（B）、6 周（C）的演变模式图

2. 胚胎发育异常

在胚胎的第 5~10 周之间,由于两条卵黄静脉之间的十二指肠周围侧支血管未完全减少导致了 PDPV 这种复杂异常的发生。

二、临床表现

单纯的十二指肠前门静脉可以引起十二指肠梗阻,但比较罕见,大部分无明显症状。部分梗阻通常会导致几个月至数年的呕吐反复发作,也有部分学者认为门静脉壁薄，压力低，单纯十二指肠前门静脉难以对肠管造成梗阻性压迫，不会引起十二指肠梗阻，而梗阻多是由其他的合并畸形所致。

三、超声表现

超声在术前明确诊断的 PDPV，文献报道罕见。超声通过消化道基本切面的扫查，能提供给临床的重要信息主要是间接征象或者是合并畸形，如十二指肠梗阻扩张，梗阻点的定位，同时排查是否合并肥厚性幽门狭窄、肠旋转不良、环形胰腺、十二指肠闭锁等等，临床需结合其他影像学检查综合判断。

四、临床其他诊断方法

1. 大部分在剖腹探查中诊断

PDPV 除少数是因合并胆道闭锁或其他畸形在术前检查或术中被确诊，大多数是出现十二指肠梗阻症状后行剖腹探查发现，且多数合并其他畸形，如肠旋转不良、十二指肠闭锁、环状胰腺等。

2. 上消化道钡剂检查

可以明确有无十二指肠梗阻的存在。

3. CT 或 MRA（磁共振血管成像）检查

发现胰头前方圆形的血管结构有重要的诊断价值。可以提高十二指肠前门静脉的术前诊断率，同时还能了解是否存在其他并发畸形。

五、临床治疗及预后

PDPV 引起的十二指肠梗阻的首选治疗方法是：十二指肠十二指肠造口术或对侧十二指肠空肠造口术。十二指肠前门静脉未被识别时，在胆囊切除术，胃切除术，肠肠造口术和胰腺切除术等附近手术期间有受伤的危险，易于诱发术中并发症及医源性出血，外科医师应对这种畸形有一定的认识，防止这种异常静脉的任何意外分裂或结扎。

第五章

空回肠疾病的
超声诊断

空回肠的疾病种类在整个消化道疾病谱里占据的比重较大，且发病率高。因此，掌握规范的扫查方法、正确辨认空回肠的超声特点，能大大提高疾病的检出率及诊断符合率。主要运用**切面五"空回肠切面"**覆盖全腹，从位置、肠蠕动及解剖特点等方面综合分辨空肠及回肠。从位置上看，空肠常位于左腰区和脐区，回肠多位于脐区、右腹股沟区和盆腔内；从蠕动特点看，空肠的蠕动相对回肠要活跃且频繁；从解剖特点看，空肠的环状襞较回肠发达，黏膜面相对粗糙，超声上可以通过环状襞的疏密来大致分辨空回肠；与盲肠相连的是末端回肠。

第一节　肠重复畸形

消化道重复畸形是指附着于消化道系膜，具有与消化道相同特性的球形或管型囊性肿物，发生率约 1/4500。它可以发生在胃肠道的任何一点，发生位置按频率递减顺序依次为：回肠、食管、结肠、空肠、胃和十二指肠。肠重复畸形是消化道重复畸形中最常见的一类，以回肠发病率最高，发病年龄多见于婴幼儿及学龄前儿童。常合并其他畸形，尤其是椎体畸形和泌尿生殖系统畸形。

一、发病机制

消化道重复是胚胎发育过程中第 4~8 周间发生的畸形，与内、中胚层的异常发育有关。不同部位和形态的消化道重复畸形由不同的病因引起，其发病机制包括以下学说：

（1）胚胎期肠管腔化过程异常，形成与消化道并行的囊状空腔。

（2）胚胎早期消化道常有憩室外袋，外袋退化消失障碍形成囊状空腔。

（3）脊柱原肠空化障碍学说，解释了肠重复畸形常伴有脊柱神经系统畸形的原因。

（4）胚胎原始板中心分裂学说，即肠道腔化障碍。

二、病理生理

畸形管壁含有正常肠管结构，部分病变黏膜层可存在异位胃黏膜及异位胰腺组织，可以分泌胃液和胰酶，腐蚀肠黏膜引起反复出血和腹痛；囊腔内不断分泌肠液，进而增大形成腹部肿物，可压迫肠管导致肠内容物通过障碍，引起肠梗阻；当外伤或感染时可致囊腔内出血、炎性渗出，导致腹痛加剧，囊肿破裂穿孔，腹膜炎发生。

三、分型

肠重复畸形分为囊肿型和管状型（图 5-1-1），壁结构与正常消化道壁相似。以囊肿型为主，又可分为肠外囊肿型和肠内囊肿型，肠外囊肿型约占 80%。肠外型位于肠壁肌层外侧，向外突出，与肠管多不相通；肠内型位于肠壁肌层或黏膜下，向肠腔内突出。管状型为重复的肠管与正常肠管呈并行的双腔管道，长度为数厘米到数十厘米，有正常肠壁结构，一端为盲端，另一端可与附着的肠管相交通，亦可为盲袋状，少数管状型肠重复畸形可有独立的系膜血供。还有一种重复畸形自小肠经横膈直达胸腔，称胸腹腔重复畸形。

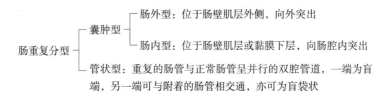

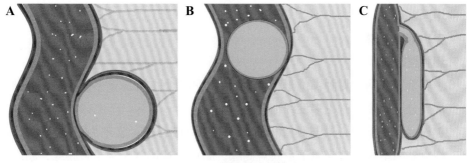

图 5-1-1 肠重复分型模式图
A. 肠外型；B. 肠内型；C. 管状型

四、临床表现

因畸形发生的部位、大小、程度、病理类型及有无异位胃黏膜和胰腺组织存在而各异，可以无任何症状，也可以出现腹痛、呕吐、便血、发热、腹部包块、肠梗阻等症状。重复囊肿还可以成为套叠头端，引起继发性肠套叠。

五、超声诊断与鉴别

（一）超声诊断

1. 囊肿型

与肠道关系密切的类圆形、椭圆形囊肿，边界清，内壁光滑，无分隔，两边呈盲端，囊壁厚约 2mm，类似肠管回声。具有下列特征。

（1）"Y"形征：囊壁和相邻正常肠壁之间共有的低回声固有肌层的延续，可视为肠重复囊肿的特征性征象。

（2）双壁征：囊壁结构由内至外分别对应于黏膜 – 黏膜下层的高回声和固有肌层的低回声，呈"="状，可在约 50% 的患儿中出现。也有学者提出"高 – 低 – 高"的三层囊壁征象，由内至外分别对应黏膜 – 黏膜下层的高回声、固有肌层的低回声、浆膜层的高回声。当囊壁的黏膜和黏膜下层被破坏时较少出现此征象。

（3）两种分型的特点：①肠外型：紧邻肠管并向外突出，与肠管多不相通；②肠内型：少见，好发于回盲部，向肠腔内突出，易引起肠梗阻，多在婴幼儿期发现。

2. 管状型

呈管状结构，类似肠管回声，形态僵硬，腔内充满积液，与正常肠管平行走行，呈双筒状，与正常肠管间可交通或呈盲端。

3. 其他

少部分肠重复畸形，在实时超声下可观察到轻微蠕动，这是肠重复畸形另外一个重要超声特点。蠕动使肠重复畸形有轻微形变，局部可有全层向囊内凸入或黏膜层较蠕动前增厚。

（二）鉴别诊断

1. 囊肿型鉴别

（1）肠系膜或网膜囊肿：位于肠管间系膜或网膜上，与肠壁多无关联，囊肿相对大，壁薄无分层，多房时见多发纤细分隔。

（2）梅克尔憩室：一端与肠管相通，一端为盲端，也可表现为"双壁征"，不易鉴别。梅克尔憩室病变常来源于系膜对侧缘，肠重复畸形常来源于系膜缘，超声难以分辨来源，但手术方法相近，故术前影像学上鉴别意义不大。

（3）卵巢囊肿：仅见于女性，位置较低，常为单侧，偶为双侧，未合并感染时壁薄，与卵巢关系密切。

（4）阑尾脓肿：与肠重复畸形伴感染时较难鉴别，阑尾脓肿壁厚薄不均，边缘模糊，内部较为浑浊，常伴有周边渗出粘连及网膜回声改变，辅助临床病史，仔细寻找阑尾腔，可鉴别。

（5）胎粪性腹膜炎：其形成的腹腔假性囊肿的囊壁不规整，厚薄不均，与周边肠管粘连，部分囊壁上可探及钙化灶，囊腔内囊液浑浊，囊腔内可见光带分隔。

（6）异物：如弹力球引起肠梗阻易误以为肠内型肠重复畸形，仔细观察囊的形状，为非常规整的圆形、薄囊壁的极低回声，无肌层结构，仔细询问异物病史，饮水后动态观察到囊壁与肠壁慢慢分离，从而得出正确的诊断。

2. 管状型鉴别

主要与炎性肠病鉴别，炎性肠病增厚的肠壁段血流较丰富，其两端与正常肠管相通并延续，可结合临床症状动态观察。

六、临床其他诊断方法

1. 计算机体层成像（CT）

图像直观，定位准确，且具有多种重建功能，肠内囊肿型CT平扫可见圆形、管状型或不规则形囊状低密度影，壁较厚，病变常常与相邻管腔不相通，增强扫描后囊壁可见强化，可呈典型的双环"晕轮征"，内为囊壁水肿黏膜和黏液形成的低密度环，外为肌层形成的高密度环。

2. 放射性核素扫描成像（ECT）

正常胃黏膜具有摄取 $^{99}Tc^mO^4$ 的功能，放射性核素异位胃黏膜显像是目前诊断肠重复畸形最有价值的方法之一。

七、临床治疗及预后

肠重复畸形可并发各种严重的急腹症，且有恶变倾向。对于较小且无症状的患儿，可随访暂不行手术。而对于有症状的患儿，应尽早手术切除：①肠外型大多有独立的血液供应，并与正常肠管独立存在，仅有小部连接，则可以切除重复肠管，保留正常肠管；②肠内型大多与正常肠管有共同血液供应，并与正常肠管有共同肠壁，故应切除病变段肠管，行肠吻合。预后良好。

八、相关病例

病例一

新生儿，女，4天，足月儿，孕前在我院两次产前超声检查均提示右侧腹囊性包块。

（一）孕19周产前超声检查

1. 超声所见

胎儿膀胱右上方探及一囊性包块（图5-1-2A），大小约 1.3cm×0.6cm×0.6cm，内透声好，呈不规则形，壁与肠管壁相似。可见1条脐动脉（图5-1-2B）。

2. 超声提示

局限扩张的肠管；单脐动脉。

（二）孕32周产前超声复查

1. 超声所见

胎儿膀胱右上方囊性包块明显增大（图5-1-2C），大小约 3.7cm×2.3cm×2.9cm，壁厚，张力增大，动态观察形态大小未见明显变化。切换高频探头扫查，囊壁具有

"高 – 低 – 高"征象（图 5-1-2D）。胎儿性别为 XX。单脐动脉。

2. 超声提示

考虑肠重复畸形可能；单脐动脉。

（三）新生儿超声检查

1. 超声所见

患儿右侧腹可见一囊性包块，大小约 5.2cm×2.1cm×4.1cm，较胎儿晚孕期明显增大。囊壁可见"高 – 低 – 高"征象及"双壁征"（图 5-1-3A），动态观察囊壁轻微蠕动，局部凸入囊内，黏膜层较蠕动前增厚（图 5-1-3B）。包块部分囊壁与肠壁紧密相贴，无明显分离征，囊肿和肠壁之间共有的肌层形成"Y 形征"（图 5-1-3C），余囊壁呈游离状，与肠壁不相贴。包块与右卵巢分界清（图 5-1-3D）。

2. 超声提示

考虑回肠重复畸形（肠外型）。

（四）术中诊断

回肠重复畸形（肠外型）。

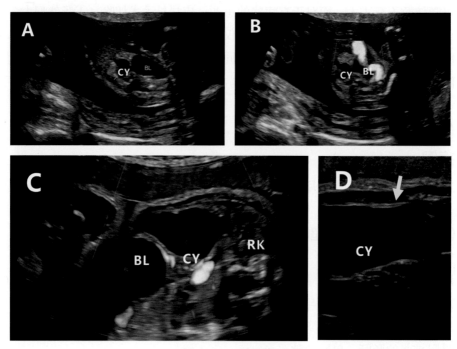

图 5-1-2　胎儿期

A，B. 孕 19 周；C，D. 孕 32 周，黄箭头示高频探头下囊壁"高 – 低 – 高"征象。CY：重复囊肿

BL：膀胱　RK：右肾

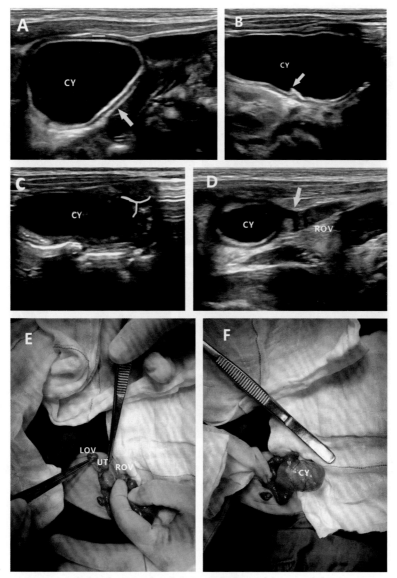

图 5-1-3　新生儿期

A."双壁征""高－低－高"征象（箭头）；B.囊壁蠕动时局部凸入囊内，黏膜层较蠕动前增厚；
C."Y 形征"；D.包块与右卵巢分界清晰；E.术中显示正常的子宫、卵巢；F.术中诊断回肠外型肠
重复。UT：子宫　LOV：左卵巢　ROV：右卵巢　CY：重复囊肿

病例二

新生儿，女，6 天，胎儿期外院提示右腹部囊性包块，考虑消化道或卵巢来源可能。孕 39 周＋在我院顺产分娩。行新生儿消化道及妇科超声检查。

超声所见： 右侧腹平脐处探及一囊性包块向肠腔内凸出（图 5-1-4A），张力高，壁厚，囊壁呈"高－低－高"的"双壁征"（图 5-1-4B），囊肿和肠壁之间共有的肌

层形成"Y形征"。部分囊壁与肠壁共壁，横切时呈"双环征"（图5-1-4C）。近端肠管轻度扩张，宽约1.5cm。子宫、卵巢可见，双卵巢内未见明显占位。

　　超声提示：考虑回肠重复畸形（肠内型）。

　　术中诊断：回肠重复畸形（肠内型）。

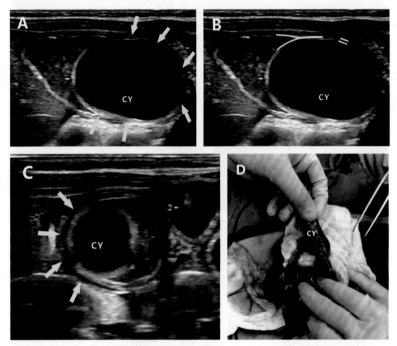

图5-1-4　回肠重复畸形（肠内型）

A. 囊肿向肠腔内凸出，部分囊壁与肠壁共壁（箭头），囊壁"高-低-高"征象；B. "Y形征""双壁征"；C. "双环征"，箭头示共壁部分；D. 术中诊断肠内型肠重复。CY：重复囊肿

第二节　先天性小肠闭锁

　　先天性小肠闭锁是指从十二指肠到回肠发生的肠道先天性完全或部分闭塞，完全阻塞为闭锁，部分阻塞为狭窄。小肠闭锁最多见于回肠，十二指肠次之，是新生儿肠梗阻的常见原因之一，发病率约1/5000。

一、发病机制

　　学者们认为主要的发病机制可能为：

（1）胚胎发育阶段实心期中肠空化不全。

（2）肠段或肠系膜血运障碍或血管性损伤，导致肠管坏死或萎缩。

（3）多发性肠闭锁多为常染色体隐性遗传性疾病，*TTC7A* 基因突变可能是其致病原因。

（4）胎儿期缺氧或应激反应，使肠管发生血管性损伤并形成局部坏死，损伤的肠管在恢复与瘢痕形成过程中导致肠闭锁或肠狭窄。

二、病理生理

肠管闭锁导致内容物通过障碍、继发性肠管广泛扩张及腔内压力增高，可造成近端肠壁穿孔、胎粪性腹膜炎、广泛肠粘连等；远端肠管肠腔闭塞，无胎粪及气体通过，可导致结肠发育不良而继发细小结肠症。

三、分型

肠闭锁的 Grosfeld 病理分型标准（图 5-2-1）：

Ⅰ 型：膜状闭锁，外观仍保持连续性。

Ⅱ 型：盲端闭锁，两盲端由纤维索带相连，肠系膜保持连续性。

Ⅲ a 型：盲端闭锁，两盲端之间肠系膜呈"V"形缺损。

Ⅲ b 型："苹果皮"样闭锁，闭锁位于空肠近端。

Ⅳ型：多发性肠闭锁，呈"烤肠串"样。

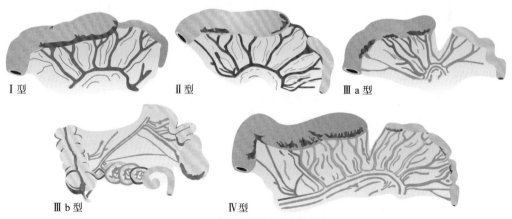

Ⅰ型　　　　　Ⅱ型　　　　　Ⅲ a 型

Ⅲ b 型　　　　Ⅳ型

图 5-2-1　肠闭锁分型模式图

Ⅰ型：膜状闭锁；Ⅱ型：盲端闭锁，两盲端由纤维索带相连，肠系膜保持连续性；Ⅲ a 型：盲端闭锁，两盲端之间肠系膜呈"V"形缺损；Ⅲ b 型：苹果皮样闭锁；Ⅳ型：多发性肠闭锁

四、临床表现

临床表现取决于梗阻的部位和程度。典型先天性小肠闭锁产前可表现为胎儿胃肠扩张，羊水增多；分娩后患儿频繁呕吐、腹胀、黄疸、不排胎粪、排少量白色胶胨样便或有正常胎粪排出但呕吐、腹胀不缓解。但是早产儿通常缺乏典型的症状和体征，可表现为腹胀、喂养不耐受、血常规异常等，诊断困难。

五、超声表现及鉴别

（一）产前超声表现

表现为肠管扩张、羊水过多，但特异性和敏感性均较低，类似表现也可见于其他先天性消化道畸形如胎粪性肠梗阻、结肠闭锁、先天性巨结肠及肛门闭锁，因此产前超声难以明确诊断，进一步判断闭锁的部位和类型也较为困难。而产前检查的意义在于：如果孕期发现母体羊水过多、胃肠扩张、异常囊性包块、腹腔钙化、腹腔积液等异常表现时，提示分娩后应严密监测，及时进行相应的检查，明确病因，争取早发现、早诊断、早治疗。

（二）新生儿超声表现

1. 闭锁的表现

（1）肠梗阻征象。小肠内径＞2cm，提示肠梗阻可能，但是数据不能作为判断梗阻的绝对依据。小肠闭锁时，在闭锁部位形成一盲端，超声上对应的是扩张与萎瘪肠管的交界处，即梗阻点。通常梗阻平面高，则扩张肠管少；梗阻平面低，则扩张肠管多。

（2）追踪扫查梗阻两端肠管，表现可见差异。梗阻近端的小肠不同程度积液并连续扩张，管壁薄、张力高、蠕动增强及频繁逆蠕动；梗阻远端的小肠及结肠发育细小，萎瘪，可探及呈"蘑菇头"样萎瘪的回盲部，腔内无充气、无食糜、无液体，部分患儿肠腔内可见小斑片状强回声。

（3）肠梗阻时，发现远端肠管细小，并可见腔内斑片影，则诊断肠闭锁较确切。

（4）超声难以明确分辨小肠闭锁的病理类型。

2. 常见并发症的表现

常见于胎儿期或新生儿期肠穿孔并胎粪性腹膜炎，超声可探及肠间低回声粘连带、系膜网膜增厚、腹腔积液。如穿孔时间较长，可包裹形成壁厚薄不均的腹腔假性囊肿，与周边肠管粘连分界不清，部分囊壁可见钙化斑，囊内透声差，可见密集光点，还需与其他腹腔包块鉴别。

（三）鉴别诊断

（1）小肠膜状闭锁需要与小肠膜式狭窄相鉴别，鉴别要点是后者动态观察可见肠内容物经膜上孔样结构通过，隔膜远端萎瘪肠管可充气充液，发育较好。当隔膜上孔较小，观察时间短，且患儿出生后即行超声检查，胃腔内气体尚未到达小肠及结肠，容易误诊为肠闭锁。

（2）低位小肠闭锁合并肠神经发育不良时，需与先天性巨结肠鉴别。先天性巨结肠患儿有胎便但延迟排空，腹腔大量气体，以左半结肠及直肠扩张明显，部分患儿肠壁明显增厚，肠管内常可见质硬且干结的粪团；全结肠型巨结肠的远端回肠及结肠细小僵硬，与小肠闭锁相似，但管腔内可见胎便及气体强回声。小肠闭锁患儿无胎便排出或仅排出浅色黏液状便，闭锁段肠管内仅为斑片状内容物，几乎无气体，除发生肠穿孔外，大多数不会出现很严重的腹腔胀气，能比较清晰地显示腹腔内肠管、肠系膜等结构。

六、临床其他诊断方法

1. 首选 X 线腹部立位平片

对肠梗阻的诊断快速且敏感性高，发现膈下游离气体提示肠穿孔。

2. X 线上消化道造影

可鉴别其他病因引起的高位肠梗阻。伴胃肠道穿孔或其他急腹症时，不宜行钡剂造影检查。

3. 钡剂灌肠造影

对于新生儿是安全的，如果结肠显示为未发育的胎儿型，排除先天性全结肠型巨结肠、先天性左半结肠狭小症以及胎粪性肠梗阻等疾病，则肠闭锁的诊断成立。

七、临床治疗及预后

先天性小肠闭锁可继发严重的并发症，手术是目前治疗唯一有效的方法。早产、术前穿孔、败血症、胎粪性腹膜炎、短肠综合征、术后吻合口漏、术后肠梗阻等为死亡的主要原因。

早期诊断和及时有效的治疗与预后关系密切。早期诊断即在胎儿期或是患儿出生后，通过影像学检查初步诊断为先天性小肠闭锁，应尽快完善术前准备，在患儿尚未出现肠坏死穿孔、腹膜炎、严重的内环境紊乱前积极行剖腹探查手术，可缩短患儿术后恢复时间、提高患儿存活率。

八、相关病例

病例一

新生儿，男，2 小时。产前孕 29 周超声发现异常。孕 34 周复查。孕 37 周在我院顺产分娩，新生儿无墨绿色胎便排出，仅排出白色黏液便。

（一）孕29周产前超声检查

1. 超声所见

胎儿肠管呈"蜂窝状"扩张（图5-2-2A），腹腔少量腹腔积液，羊水指数27cm。

2. 超声提示

胎儿肠管扩张；少量腹腔积液；羊水过多。

（二）孕34周产前超声检查

1. 超声所见

胎儿胃泡及十二指肠近端充盈（图5-2-2B，C），腹腔中央可见肠管聚集成团，管壁及管腔结构可辨，腔内见斑片状高回声。周边被液性暗区包绕，暗区内可见多发厚薄不均的光带分隔。羊水指数29cm。

2. 超声提示

考虑胎粪性腹膜炎、腹腔积液。

（三）新生儿超声检查

1. 超声所见

胃及十二指肠近端充盈，余段肠管均萎瘪（图5-2-2D）。肠管细小，无气体及液体充盈，仅探及斑片状增强回声（图5-2-2E），动态观察无明显蠕动。肠间可见系膜增厚、粘连（图5-2-2F），肠管周边可见大量液性暗区，透声欠佳，内见多发光带分隔。

2. 超声提示

考虑小肠闭锁（继发肠穿孔、胎粪性腹膜炎），大量腹腔积液。

（四）结局

临床诊断为小肠闭锁、胎粪性腹膜炎，最终家属放弃治疗。

病例二

新生儿，女，1天，产前外院超声疑诊消化系统异常，孕23周转诊我院。足月在我院顺产分娩，新生儿出现频繁呕吐，无胎便排出。

（一）孕23周产前超声检查

1. 超声所见

胎儿胃泡增大，沿着胃泡延续扫查显示十二指肠全程、空肠扩张（图5-2-3），动态观察，扩张肠管无明显改变，远端肠管相对细小，无明显液体充盈。羊水指数28cm。

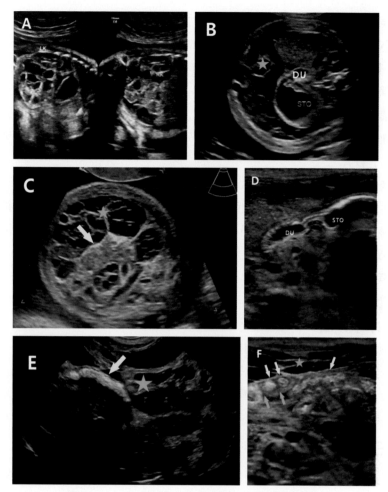

图 5-2-2　小肠闭锁，继发肠穿孔并胎粪性腹膜炎

胎儿期：A. 孕 29 周，肠管呈"蜂窝状"扩张；B，C. 孕 34 周，肠管聚集成团，管腔内见斑片状高回声，大量腹腔积液。**新生儿期**：D. 胃及十二指肠近端齐盈，余段肠管均萎瘪；E. 肠管细小，内见斑片状增强回声（黄箭头）；F. 肠系膜增厚、粘连（蓝箭头），大量腹腔积液（蓝星标）。STO：胃　DU：十二指肠　LK：左肾　RK：右肾

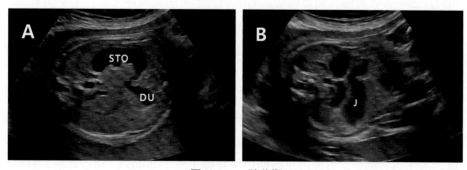

图 5-2-3　胎儿期

孕 23 周，胎儿胃泡增大，十二指肠全程、空肠扩张

2. 超声提示

考虑小肠梗阻（肠闭锁可能）。

（二）新生儿超声检查

1. 超声所见

（1）禁食下：胃及十二指肠少量充盈，无明显梗阻声像（图5-2-4A，B）。二维及彩色血流均显示肠系膜上静脉（SMV）围绕肠系膜上动脉（SMA）呈螺旋走行（图5-2-4C，D）。

（2）经胃管注水20ml后观察：胃明显充盈，十二指肠降段、水平段、空肠近端明显扩张（图5-2-4E，F），空肠近端呈一盲端（图5-2-4G），此处可见扩张与萎瘪肠管交替显示。扩张管腔蠕动增强，盲端处可探及水逆流。远端肠管细小（图5-2-4H），动态观察无明显蠕动。

2. 超声提示

考虑空肠闭锁并先天性肠旋转不良。

（三）术中诊断

肠闭锁（Ⅲb型，苹果皮样闭锁）、先天性肠旋转不良（图5-2-5）。

（四）结局

术后2月，患儿因腹胀、精神萎靡再次入院，临床考虑肠扭转急诊手术，术中发现肠坏死，最终家属放弃治疗。

病例三

新生儿，男，1天，产前超声发现异常，羊水核型未见异常。足月时顺产分娩，新生儿频繁呕吐、无胎便排出。

（一）孕24周产前超声检查

1. 超声所见

胎儿胃、小肠明显扩张，张力较高（图5-2-6A），扩张肠管末端形成一盲端（图5-2-6B），远端肠管萎瘪。动态观察，远端肠管未见明显液体充盈。羊水指数30cm。

2. 超声提示

小肠梗阻（考虑肠闭锁可能性大）。

（二）新生儿超声检查

1. 超声所见

经胃管注水约20ml后检查（图5-2-6B），胃、十二指肠、左侧腹及右上腹小肠均明显扩张（图5-2-6C）。扩张肠管末端形成一盲端（图5-2-6D），位于右上腹回肠区域。远端肠管细小，管腔内见高回声斑片影（图5-2-6E）。动态观察，盲端处无明显孔样，可见水逆流，远端肠管无明显液体充盈。

2. 超声提示

考虑回肠闭锁。

（三）术中诊断

回肠闭锁。

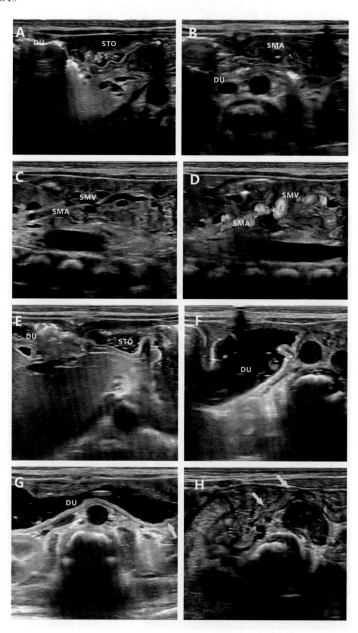

图 5-2-4 新生儿期

A，B. 禁食时，胃、十二指肠无明显梗阻征象；C，D. SMV 围绕 SMA 呈螺旋走行；E~G. 注水后，胃、十二指肠、空肠近端均明显扩张，空肠近端形成一盲端（箭头）；H. 远端肠管细小（箭头）。

STO：胃　DU：十二指肠　J：空肠　SMA：肠系膜上动脉　SMV：肠系膜上静脉

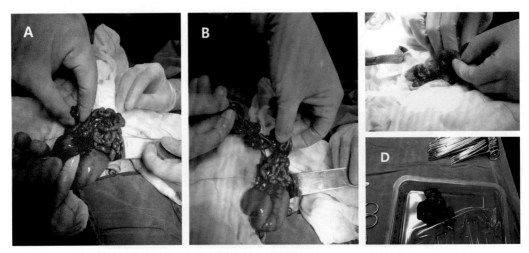

图 5-2-5　术中诊断

A，B. 肠闭锁Ⅲb型、肠旋转不良；C，D. 术后 2 月，肠坏死并切除

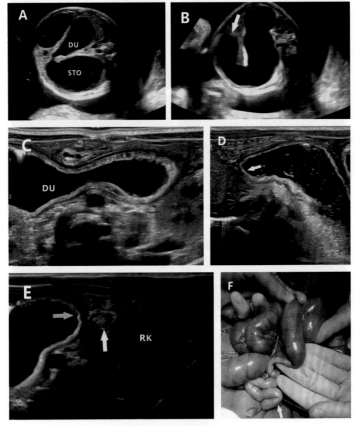

图 5-2-6　回肠闭锁

　　胎儿期：A. 胃、十二指肠明显扩张；B. 小肠扩张，扩张肠管远端形成一盲端（黄箭头）。
新生儿期：C~E. 肠管扩张，盲端位于右上腹回肠区域（蓝箭头），远端肠管细小，内见高回声斑片
影（黄箭头）。术中诊断：F. 回肠闭锁。STO：胃　DU：十二指肠

第三节　腹内疝

腹内疝（internal hernia）是指腹腔内的脏器（最常见为小肠），通过腹部内异常的孔道裂隙疝入到腹腔的其他位置。发病率在 0.2%~0.9% 之间，分为先天性和后天性。

一、发病机制

1. 先天性
（1）胚胎时期肠管旋转异常、腹膜附着异常导致腹膜隐窝深大。
（2）脏腹膜与后腹膜的壁腹膜融合不全。
（3）胚胎期血运障碍导致肠系膜缺损形成裂孔。
（4）网膜发育异常、Winslow 孔过大。
（5）先天性索带、粘连形成裂孔等。

2. 后天性
（1）炎症和手术后的粘连是导致粘连性肠梗阻及腹内疝的重要原因，以手术所致粘连多见。粘连束带可发生于切口、腹壁、大网膜、肠系膜、腹内脏器及后腹膜之间，束带与邻近的腹壁、腹内脏器及后腹膜之间可构成疝环。
（2）外伤导致肠系膜破损形成裂孔等。

二、病理生理

腹内疝后肠管缺血、继发细菌移位或感染导致实验室感染指标升高。呕吐丢失液体、腹内疝肠管液体聚积以及腹腔积液等第三间隙液体丢失导致水、电解质紊乱。

三、分型

1. 经典的 Mayers 分型
包括十二指肠旁疝（53%）、盲肠周围疝（13%）、Winslow 孔疝（8%）、肠系膜裂孔（包括结肠裂孔）疝（8%）、乙状结肠间疝（6%）和吻合术后疝（5%）。在儿童中肠系膜裂孔疝最多见，十二指肠旁疝少见（4.5%）。肠管疝入肠系膜裂孔后自行还纳可能性较低，而产生相应症状甚至导致肠管缺血坏死的概率较高，发病较早，因此在儿童期所占比例较高；而肠管疝入十二指肠旁缺损后自行还纳可能性较高，产生相应症状可能性较低或为一过性，患儿可耐受甚至直到成人阶段才发病，故在成人期所占比例高。

2. 先天性索带所致内疝

在儿童时期所占比率较高（18.2%），但传统的 Mayers 分型中没有提及这一类型，国内学者建议将它作为一种独立分型，便于更好地认识和及时地治疗儿童腹内疝。

3. 后天粘连性腹内疝

属粘连性肠梗阻的一种特殊类型，且属于闭袢性肠梗阻，极易发生绞窄。

四、临床表现

1. 既往史

腹内疝症状缺乏特异性，患儿既往可有腹腔感染史、手术史、外伤史等。

2. 急腹症表现

该病起病急、进展迅速，常表现为局限性和不对称性腹胀并伴剧烈腹痛，频繁无缓解的呕吐，强迫体位不能平卧，腰背部牵涉痛等，年龄较小患儿往往因无既往病史，无明显诱因，易忽视此病。

3. 感染征象

随病情进展出现绞窄后，腹膜炎体征逐渐明显，腹腔穿刺可见到血性腹腔积液，伴有发热、感染中毒、休克表现。

4. 闭袢性肠梗阻

后天粘连性腹内疝常具有腹腔感染史或手术史，具有发病急、病情变化快的特点，容易形成闭袢、绞窄性肠梗阻，引起肠缺血坏死甚至穿孔，症状严重程度与腹内疝的持续时间以及嵌顿和绞窄的存在与否有关。与单纯粘连性肠梗阻相比，腹内疝易形成闭袢性肠梗阻，导致肠系膜动脉血供减少、静脉回流受阻，导致肠绞窄的发病率较高。

五、超声诊断

1. 腹部超声检查

是儿童急腹症的重要筛查手段，是诊断儿童腹内疝的首选影像学检查，大部分患儿超声结果提示存在肠梗阻、梗阻点存在腹腔积液。

2. 肠梗阻，梗阻点通常为疝环口处

腹内疝时腹部可见扩张与萎瘪肠管交替显示，交界处为梗阻点，即疝环口处。梗阻点近端肠管扩张，张力高，病情早期蠕动增强，后期蠕动减弱甚至消失，肠壁水肿增厚，而梗阻点远端肠管萎瘪。

3. 注意寻找闭袢特征

疝入的肠管可形成闭袢，袢内液体聚积肠管扩张，张力较高，肠壁血流信号减

少或消失，并可发生肠袢扭转，正常结构消失，出现坏死，腹腔内出现血性腹腔积液等。

4. 特异性征象

系膜裂孔疝时可出现特异性征象，疝入肠管与系膜裂孔处肠管呈"十字交叉征"。

5. 关注既往史

粘连性腹内疝多数伴有手术史或腹腔感染史后继发，由术后粘连带等与疝入的肠管形成，其中"十字交叉征"在粘连性腹内疝中也可探及。

6. 疾病鉴别

需与梅克尔憩室炎症穿孔、急性阑尾炎、急性胃肠炎、急性肠套叠等鉴别。

六、临床其他诊断方法

1. 诊断金标准

为手术探查，术中明确诊断腹内疝并同时进行治疗、挽救生命。

2. 实验室检查

平均白细胞水平、C- 反应蛋白水平、中性粒细胞比例升高，部分患儿存在水、电解质紊乱，但实验室检查对于本病的诊断并不具有特异性。

3. 影像学检查

影像学检查在诊断腹内疝时有着重要的作用，术前影像学检查包括立位腹部 X 线平片、消化道造影、CT 扫描、腹部超声等。

4. 诊断性腹腔穿刺

抽出血性腹腔积液，强烈提示绞窄性肠梗阻，不能除外腹内疝，有立即手术探查指征；对于短时间保守治疗的肠梗阻患儿，可在观察过程中反复多次腹腔穿刺，观察腹腔积液变化情况。

七、临床治疗及预后

儿童腹内疝属于危重急腹症，原则上一旦明确诊断，必须手术治疗，否则有肠绞窄坏死风险，发生肠坏死后病死率可高达 20%~50%。应强调对怀疑腹内疝的患儿进行短时间严密监测，观察腹部体征变化，可反复多次进行腹腔穿刺协助诊断，一旦见到血性腹腔积液则是立即手术治疗的绝对指征。

腹内疝的患儿经及时有效的手术治疗，获得痊愈的可能性较大，总体预后良好。诊断治疗不及时、切除肠管过多造成短肠综合征以及延迟诊治伴有多器官功能衰竭者，预后不良。

八、相关病例

病例一

患儿 5 岁，男，间断便血 3 个月，多家医院就诊，既往行胃镜、肠镜、消化道造影、超声检查，均未提示异常。因突发剧烈腹痛，不能平卧，我院急诊收入院。

超声所见： 脐水平偏右侧可见一厚壁肠管（图 5-3-1A），一端与回肠相通，一端为盲端，内见少量积液。追踪盲端可见其发出一低回声带（图 5-3-1B）向脐孔方向延伸，形成裂孔。孔的近端肠管梗阻扩张（图 5-3-1C），张力高，远端的肠管萎瘪。部分小肠经裂孔疝入，疝入的肠管受卡压呈"纠集状"（图 5-3-1D），并肠壁增厚、回声减低，未见蠕动。低回声带与肠管形成"十字交叉征"（图 5-3-1E，F）。

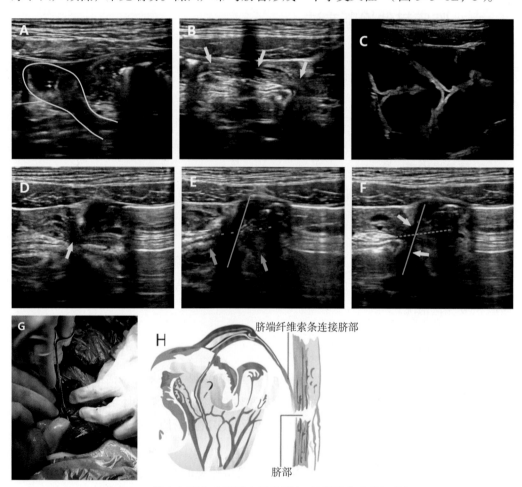

图 5-3-1　梅克尔憩室（索带未退化型），继发肠内疝并肠管坏死

A.梅克尔憩室；B.梅克尔憩室索带；C.近端肠管梗阻扩张；D.疝入肠管受压呈"纠集状"；
E，F.索带（黄箭头）与肠管（蓝箭头）形成"十字交叉征"；G.示术中切除梅克尔憩室、索带及坏死肠管；H.梅克尔憩室（索带未退化型）

超声提示： 考虑梅克尔憩室，继发肠内疝。

术中诊断： 梅克尔憩室（索带未退化型），继发肠内疝并肠管坏死。

病例二

患儿4岁，女，患有过敏性紫癜，10日前因化脓性阑尾炎做了阑尾切除术。现腹痛加剧1天，以脐周及右侧腹为主，呈阵发性疼痛，无呕吐、腹胀，急诊入院。

超声所见： 腹腔多段肠管壁增厚，呈全层增厚（图5-3-2A），肠间多发低回声粘连，以右下腹为著，肠管蠕动微弱，肠系膜广泛增厚。右下腹探及一低回声带与腹壁粘连形成狭窄环，肠管穿过狭窄环，与低回声带形成"十字交叉征"（图5-3-2B），相应肠管受卡压水肿增厚（图5-3-2C），层次不清。狭窄环周边可见扩张与萎瘪肠管交替显示（图5-3-2D）。

超声提示： 考虑粘连性腹内疝、过敏性紫癜。

术中诊断： 腹内疝、肠粘连、过敏性紫癜、化脓性阑尾炎术后。

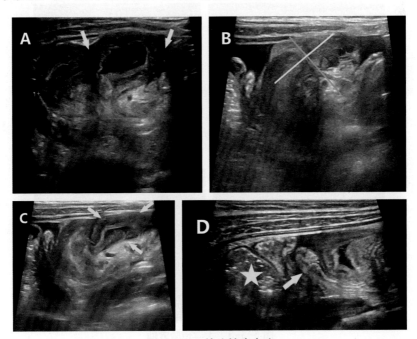

图5-3-2 粘连性腹内疝

A. 肠壁全层增厚、肠间粘连（黄箭头）、系膜增厚；B. 肠管（黄线）与一低回声索带（蓝线）形成"十字交叉征"；C. 肠管水肿增厚，层次不清；D. 狭窄环周边扩张（星标）与萎瘪（箭头）肠管交替显示

病例三

患儿5岁，突发频繁呕吐，剧烈腹痛，不能平卧。急诊入院。

超声所见： 十二指肠全程显示不清，正常的SMA、SMV、AO、IVC四血管切面未显示（图 5-3-3A）。左侧腹可见扩张与萎瘪肠管交替显示（图 5-3-3B，C），梗阻点处可见"十字交叉征"（图 5-3-3D），周边肠系膜局限性增厚（图 5-3-3E）。可见腹腔积液（图 5-3-3F），透声差，可见絮状回声及密集光点。

　　超声提示： 肠梗阻、腹腔积液（考虑腹内疝不除外）。

　　术中诊断： 十二指肠旁疝。

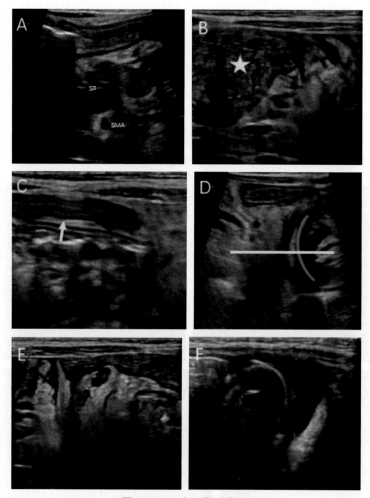

图 5-3-3　十二指肠旁疝

A. 未显示正常 SMA、SMV、AA、IVC 四血管切面及十二指肠水平段；B，C. 肠梗阻，扩张肠管（星标）与萎瘪肠管（黄箭头）；D. "十字交叉征"；E. 增厚的肠系膜；F. 透声差的腹腔积液

　　知识点拓展：

　　十二指肠旁疝是在胚胎发育期，中肠的旋转不正常，在十二指肠旁形成大而深的隐窝，肠管经此处疝入，导致的先天性腹内疝。包括左侧、右侧两种亚型，左侧约占 75%，两者表现相似。左侧指肠管疝入十二指肠升部的左侧隐窝（Landzert 隐窝）；右侧指肠管疝入十二指肠水平升部和十二指肠空肠曲下方隐窝（Waldeyer 隐窝）。

正常情况下，胚胎 5~11 周，肠系膜会与后腹壁发生粘合，如果没有粘合或粘合不全，就会形成一些潜在的隐窝，这些隐窝可向左右延伸，达降结肠及升结肠。如果降结肠系膜没有与后腹壁腹膜融合就形成了 Landzert 隐窝；如果升结肠系膜没有与后腹壁腹膜融合就形成了 Waldeyer 隐窝。肠管进入十二指肠升部左侧 Landzert 隐窝而形成左侧十二指肠旁疝（图 5-3-4A），开口向右，位于十二指肠空肠曲、胰腺下缘和左肾血管起始部下方，肠系膜下静脉和左结肠动脉后方，主动脉左侧；肠管进入十二指肠水平部和十二指肠空肠曲下方 Waldeyer 隐窝而形成右侧十二指肠旁疝（图 5-3-4B），开口向左，位于十二指肠下方、腰椎前方、肠系膜上动静脉后方。

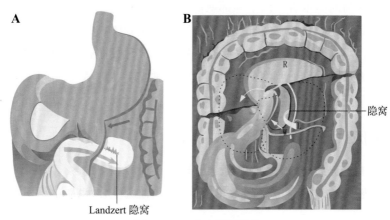

图 5-3-4　十二指肠旁疝

A. 左侧疝（Landzert 隐窝）；B. 右侧疝（L：Landzert 隐窝　W：Waldeyer 隐窝
R：Retroduodenal 十二指肠后）

第四节　过敏性紫癜

过敏性紫癜（Henoch-Schonlein purpura，HSP）是好发于儿童时期的一种常见的血管变态反应性疾病，是儿童非血小板减少性紫癜的最常见原因，其特征是以 IgA 为主的免疫复合物在小血管壁上沉积，涉及皮肤、关节、胃肠道和肾脏等，大约三分之二的 HSP 患者出现小肠异常，十二指肠比其他区域更常见。

一、发病机制

研究认为，外界刺激（如食物、上呼吸道感染等）引起血管中形成不能溶解的 IgA 免疫复合物，沉积在小血管（小动脉、毛细血管、小静脉）壁上，导致发病。

二、病理生理

1.IgA 免疫复合物沉积

沉积后激活补体，多核型白细胞在趋化因子的作用下移行至血管周围，自身碎裂并释放细胞内的炎性因子作用于血管壁，引起血管壁的纤维素样坏死，同时形成微小的血栓。小血管内的红细胞及浆液自病变部位外渗，聚集于间质引起组织肿胀。

2. 肠道大体病理

腹型过敏性紫癜的主要病变部位是小肠，且具有节段性特点。肠道大体病理改变可见小血管出血与间质水肿，由于局部缺血，重者可发生黏膜溃疡，甚至出现肠壁坏死。由于小肠是消化吸收的主要部位，与食糜或相关刺激物的接触面积最广且其毛细血管分布丰富，小肠的黏膜下动脉丛除在肠腺间形成毛细血管网外，还在小肠绒毛内紧贴上皮的下方形成毛细血管网；而胃及大肠的黏膜下动脉丛仅在腺体之间形成毛细血管网，故小肠受累多于结肠受累。

三、临床表现

HSP 会使机体皮肤小血管、关节、消化道、肾脏、脑、心、肺等器官受累，临床上以皮肤紫癜、关节肿痛、肾炎及消化道黏膜出血为主要症状。

1. 皮疹

最主要的表现就是皮肤紫癜，大部分患儿以皮疹为首发症状。皮疹主要分布于臀部和双下肢，通常表现为对称性的瘀点和瘀斑，高出皮肤表面，按压不褪色。

2. 消化道症状

约有 2/3 的患儿出现消化道症状，表现为阵发性腹痛、呕吐、血便等，可出现在出皮疹之前，以消化道症状为首发症状的又称为腹型过敏性紫癜，是引起儿童便血的常见全身性疾病。临床上易与阑尾炎、肠套叠等外科急腹症相混淆。部分患儿因为消化道症状，而忽视了非典型性紫癜，导致误诊、漏诊，耽误病情，甚至出现严重并发症（肠套叠，大量胃肠道出血，肠坏死和自发性肠穿孔等），影响治疗效果。

3. 过敏性紫癜肾炎

出现血尿、蛋白尿、少尿、水肿等，过敏性紫癜并发肾损害对疾病的远期预后产生不良反应。

4. 少见症状

HSP 累及中枢神经系统和睾丸者少见。当睾丸血管受累时，可出现睾丸附睾炎症状，大多数男孩在出现阴囊不适之前已确诊为 HSP。

四、超声诊断及鉴别

超声可作为儿童腹型过敏性紫癜的首选检查方法。对于因紫癜受累的消化道和阴囊病变诊断中，可发现早期皮肤表现不典型的腹型 HSP，还可随时复查肠壁恢复情况，及时了解有无并发症。在出现睾丸肿痛时，经超声动态观察能及时排查急性睾丸扭转、嵌顿、坏死等。

1. 腹型 HSP 超声诊断

（1）肠壁增厚，部分以黏膜下层增厚为主：病变肠管壁不均匀增厚，回声增强或减低，部分以黏膜下层增厚为主，各层清晰可辨，受累肠管黏膜及浆膜层多粗糙；管腔呈向心性狭窄。原因可能为：①胃肠的血管多走行于系膜内，动脉穿过肌层，在黏膜下层形成动脉丛，且黏膜下层中的结缔组织含量明显多于其他各层，故超声图像上表现为肠壁全层受累的向心性肿胀，以黏膜下层为主。②腹型 HSP 为急性病程，其发病机制与病理改变主要表现为炎症的破坏与修复过程，未曾出现纤维组织的大量增生，故虽肠壁肿胀明显但各层间仍可分辨。

（2）增厚肠壁的形态越失常，腹部症状持续时间越长：肠管壁增厚可能是消化道出血出现的一个重要的先兆。周边可伴系膜增厚。

（3）肠蠕动明显减弱，有僵硬感。

（4）可伴腹腔淋巴结肿大、腹腔积液等。

（5）其他：过敏性紫癜肾炎超声常无特异性改变，需通过肾穿确诊。

2.HSP 并急性睾丸附睾炎超声诊断

（1）病变阴囊壁增厚，睾丸附睾肿大，回声减低。

（2）精索区未探及明显"漩涡征"，可伴有鞘膜及白膜等邻近浆膜腔积液。

（3）彩色多普勒示附睾及睾丸血流异常丰富，增厚的阴囊壁间血流亦增多，无缺血性改变。

3. 鉴别诊断

需要与肠套叠、克罗恩病、单纯肠炎等鉴别。单纯性肠炎通常由肠道感染引起，出现腹泻、腹痛症状，病变部位多见于结肠，表现为全层增厚（图 5-4-7），以黏膜肿胀增厚为主。在超声上主要以病史、好发部位、肠壁的肿胀特点来鉴别。

五、临床其他诊断方法

多层螺旋 CT 也可用于儿童腹型紫癜的诊断，CT 图像上可表现为肠壁的节段性增厚、水肿、肠腔狭窄和扩张交替，可鉴别由炎症（如阑尾炎、胰腺炎等）疾病导致患者出现的炎性水肿或是由梗阻以及占位性病变导致的急腹症等，但存在放射性，不易被家长接受。尤其在紫癜伴附睾睾丸炎的诊断中，其放射性使得 CT 检查不易推广。

六、临床治疗及预后

1. 常规治疗

HSP 常规采用药物治疗。

2. 并发症治疗

当出现腹腔内并发症包括肠套叠、大量胃肠道出血、肠坏死和自发性肠穿孔时，需要手术治疗，如果没有及时识别和手术干预，预后不良。

七、相关病例

病例

患儿，女，6 岁，因"腹痛、踝关节肿痛、双下肢皮疹（图 5-4-1A）2 天"入院，曾在当地医院就诊，症状无好转。我院门诊拟"过敏性紫癜？"收入院，常规行消化道、关节超声检查。

消化道超声所见： 腹部多段肠壁全层增厚（图 5-4-1B），黏膜下层增厚为主（图 5-4-1C），以空肠显著，较厚处约 0.5cm，周边系膜明显增厚肿胀。并于左侧腹探及一"同心圆"征（图 5-4-1D），中心可见增厚系膜。腹腔可见游离液性暗区，较深处约 4.6cm。

踝关节超声所见： 踝关节内侧皮下软组织增厚（图 5-4-1E），组织间隙增加，关节囊内可见积液（图 5-4-1F）。

超声提示： 考虑腹型紫癜，继发小肠套叠。踝关节皮下软组织增厚，关节囊积液。

治疗后复查： 肠壁水肿明显减轻，腹腔积液消退，小肠套叠自行解套（图 5-4-2）。

病例组图

展示几组（图 5-4-3、图 5-4-4、图 5-4-5、图 5-4-6）经临床证实的腹型紫癜超声图。

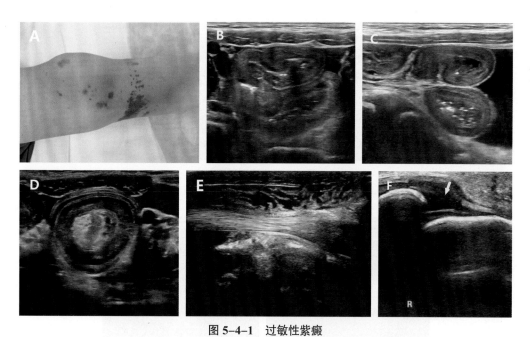

图 5-4-1 过敏性紫癜

A.下肢皮疹；B，C.肠壁全层增厚，黏膜下层增厚为主；D.暂时性小肠套叠；E.踝关节皮下软组织增厚；F.踝关节囊积液

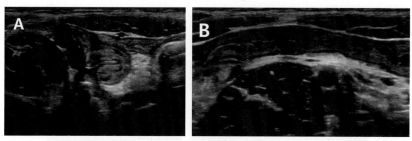

图 5-4-2 治疗后复查

A.肠壁水肿明显减轻，腹腔积液消退；B.小肠套叠自行解套

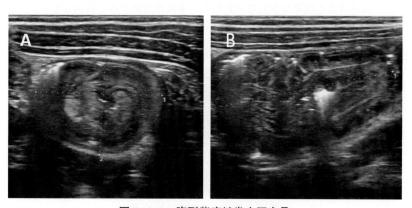

图 5-4-3 腹型紫癜继发小肠套叠

A.患儿腹型紫癜；B.继发性小肠套叠

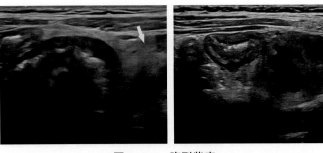

图 5-4-4　腹型紫癜
患儿腹型紫癜典型声像，肠壁明显增厚，周边系膜（黄箭头）明显肿胀

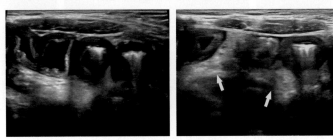

图 5-4-5　腹型紫癜
患儿腹型紫癜，小肠壁增厚，系膜肿胀（黄箭头）增厚

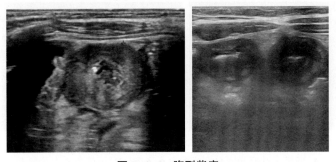

图 5-4-6　腹型紫癜
两不同患儿的腹型紫癜超声声像图，易误诊为肠套叠，需注意鉴别

鉴别诊断

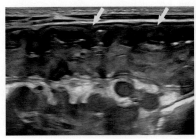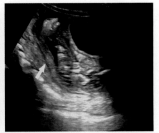

图 5-4-7　沙门菌感染性肠炎
患儿沙门菌感染性肠炎，横结肠及乙状结肠肠壁增厚

第五节　小肠扭转

小肠扭转是肠管的某一段肠袢沿一个固定点旋转而引起。通常形成闭袢性的肠梗阻，多为绞窄性，肠腔受压而变窄，影响肠管的血液供应。

一、发病机制

儿童肠扭转按发病机制分为原发性和继发性。

1. 原发性多与先天发育及解剖因素有关

（1）新生儿期常与先天性中肠旋转异常有关。

（2）其他形式的原发性肠扭转与解剖及病理因素密切相关，如腹内疝、环间粘连带、肠袢根部系膜炎症、肠系膜过长或缺损、梅克尔憩室或其他小肠憩室和肿块性病变，可发生于任何年龄段，尤以 3~6 岁多见。

（3）原发性节段性肠扭转，可以发生在没有旋转不良或任何其他相关疾病的情况下。

2. 继发性多见于饱餐后、肠蛔虫、小肠肿瘤、肠粪石、腹腔手术后等

当体位突然改变，可引起肠袢产生不同运动，使轴心固定位置且有一定重量的肠袢发生扭转，最常见的原因是术后粘连。扭转肠袢极易因血循环中断而坏死，是机械性肠梗阻中最危险的一种类型。

二、病理生理

小肠扭转时常发生小肠梗阻，导致静脉充血，主要累及回肠，从而导致局部缺血甚至梗死。当静脉回流完全闭塞时大量血液聚集于内脏床，表现为低血容量性休克。当形成闭袢性小肠梗阻后，闭袢段肠管内容物不能排出，其肠腔内因绞窄而产生的血性渗出液体不断增多，闭袢肠管内将出现明显积液，部分有积气。

三、分型

儿童肠扭转分为三型：机械肠梗阻型、中毒性休克型、腹膜炎型，但也有学者认为是这是肠扭转进展不同时期的表现。

四、临床表现

小肠扭转具有起病急、症状重，早期可发生肠坏死、中毒性休克，病死率高等特点。典型的临床表现为急性中腹部间歇性痉挛痛、腹胀、恶心和呕吐。最初表现为肠梗阻，随着病情的进展，出现腹膜炎的症状，如板状腹、肌紧张等，可表现为低血容量性休克。其大多发展为闭袢和（或）绞窄性肠梗阻。绞窄时间与程度都是决定病程进展的重要因素；严重者会因肠壁缺血坏死导致肠穿孔、低血容量性贫血、心力衰竭。

原发性中肠扭转的临床表现通常是非特异性的（见第四章第一节先天性肠旋转不良）。

五、超声诊断

（一）产前超声诊断

学者们认为胎儿肠扭转多不合并肠旋转不良，与出生后不完全相同。胎儿肠扭转时 SMA、SMV 主干的位置正常，仅是分支血管存在漩涡样改变。与胎儿肠扭转关系密切的畸形是小肠闭锁，因为肠扭转时肠壁血液循环障碍，缺血致使肠管发育异常，另外肠穿孔造成的无菌性胎粪性腹膜炎使肠管局部粘连导致闭锁。产前超声可通过直接及间接征象诊断肠扭转。

1. 直接征象

Whirlpool 征：即漩涡征，是诊断胎儿肠扭转可靠的典型征象。

（1）典型征象形成基础：肠管围绕肠系膜及系膜血管形成螺旋样、漩涡样团块，是形成这一征象的基础。表现为外周肠管以肠系膜为轴心围绕中心部肠管旋转，近轴心肠管因受扭转力量的影响，肠内容物较少或无，故多层肠壁在轴心可形成稍高回声区。彩色多普勒超声显示 SMA 与 SMV 分支呈漩涡样改变。近轴心部肠管腔内有少许内容物时，肠管及血流的 whirlpool 征更加典型。

（2）征象消失：随着扭转时间延长、肠管扭转变紧，肠壁发生缺血、坏死，甚至穿孔、粘连，即进入胎粪性腹膜炎阶段，肠管 whirlpool 征及血流漩涡样改变越来越不易辨认，最终该征象消失。

2. 间接征象

（1）咖啡豆征：常见于闭袢性肠扭转，闭袢肠曲扩张，肠曲外侧为一层肠壁，而内侧为两层肠壁及系膜，且这两层肠壁会随肠管内张力增大而逐渐靠近，最终形成内厚外薄形似"咖啡豆"样的结构，称为"咖啡豆征"。

（2）分层征：肠扭转致肠壁缺血、蠕动消失，扩张肠管内陈旧性出血及粪便积聚便出现沉淀分层，无回声沉淀位于超声近场，高回声沉淀位于超声远场。

（3）其他：包括肠管扩张、腹部囊性包块、腹腔积液、腹膜钙化、贫血所致的大脑中动脉收缩期峰值流速增快、羊水过多等。假性囊肿大多是胎儿肠梗阻并肠壁局部缺血坏死、穿孔后，腹腔迅速形成纤维组织将由肠腔流出的内容物包绕而形成。肠管扩张是最早期、最敏感的征象，当出现胎粪性腹膜炎的声像图特征时，提示存在肠穿孔。超声检查发现以上间接征象时，超声医师应该仔细排查是否存在肠扭转。

（二）儿童超声诊断

1. 直接征象

Whirlpool 征即漩涡征，与产前表现相似。

如果同时存在肠系膜血管扩张、系膜回声增强、肠壁增厚、游离腹腔积液时则强烈支持肠扭转诊断，同时要警惕扭转后肠管坏死穿孔可能。"漩涡征"还与粘连性肠梗阻、腹内疝、盲肠和乙状结肠扭转、术后肠系膜窗（吻合口后疝）等相关。

2. 间接征象

（1）肠梗阻及咖啡豆征：超声有时较难观察肠扭转的直接征象，但通常能观察到扩张的肠管突然变窄，发生了肠梗阻，或者扩张的肠袢相贴形成闭袢显示为咖啡豆征（与产前表现相似），是主要的间接征象。

（2）腹腔积液：当出现大量血性腹腔积液时，内可见细密光点。

3. 超声评估肠缺血的程度

（1）早期：发病时间短、血运障碍轻，肠壁水肿也较轻，肠壁增厚以黏膜为主，肠蠕动均有不同程度的减弱。

（2）中晚期：因绞窄时间长和（或）血运障碍重，除明显扩张的积液肠袢外，肠壁明显增厚，因肠壁黏膜下层和肌层严重水肿、出血而呈低回声或无回声，浆膜层与黏膜层呈"分层"征象和（或）"分离"征象（病例四），这是肠坏死的典型声像学改变。

六、临床其他诊断方法

1. 实验室检查

出现一些异常结果，如白细胞计数升高、乳酸升高。如果血清淀粉酶升高，还要考虑出现并发症的可能，比如肠缺血。

2. 影像学检查

其他影像学可以发现一些具有重要价值的表现，如肠扭转、肠梗阻、肠缺血、肠穿孔、内疝等，而且有助于进一步评估病变部位及周边情况等。肠扭转首选影像学检查建议腹盆部增强 CT 检查。腹盆部 MRI 在肠扭转急性发病的时候，患儿可能很难配合检查得到清晰的图像，所以不适用于评估。超声在评估肠扭转时有优势。

七、临床治疗及预后

肠扭转超过 6h 就会出现不可逆的血运障碍导致肠坏死，早期诊断和快速手术干预对于预防大面积小肠坏死、降低病死率和短肠综合征非常重要。

1. 胎儿肠扭转的产科管理与预后

胎儿肠扭转预后取决于扭转肠管累及范围、是否存在肠穿孔、胎龄以及新生儿出生后体重等多种因素的综合影响，建议对于产前发现的胎儿肠扭转可每 2~3 周复查一次超声，同时监测胎儿大脑中动脉收缩期峰值流速以及胎儿心功能各参数情况，当出现大脑中动脉收缩期峰值流速升高或胎儿心功能减低，应紧急终止妊娠。有学者提出当产前超声提示胎儿肠管蠕动消失、腹腔积液出现、羊水量迅速增多等即进入胎粪性腹膜炎阶段时，应紧急终止妊娠。

2. 儿童肠扭转的临床处理

及时行急诊剖腹手术是治愈本病的关键。当出现腹膜炎体征、移动性浊音或消化道出血时，往往已发生肠坏死，60% 以上的患儿需行肠切除。

八、相关病例

病例一

孕妇孕 23 周，外院产检发现腹腔异常转诊入院。

超声所见：胎儿腹部紧贴胃泡旁探及一囊性包块（图 5-5-1A），边界尚清，壁较厚，内透声尚可，与胃壁关系密切，与胃泡未见明显相通，包块周边及内部未探及明显血流信号。

中下腹部肠管围绕肠系膜及系膜血管形成螺旋样、漩涡样团块（图 5-5-1B）可见 Whirlpool 征（图 5-5-1C），中央表现为高回声，SMA 与 SMV 分支呈缠绕征（图 5-5-1D，E），彩色多普勒超声显示 SMA 与 SMV 分支呈漩涡样改变。近轴心处肠管萎瘪，外周肠管扩张（图 5-5-1F），肠壁稍增厚、回声增强，动态观察可见肠蠕动明显。

超声提示：（1）胃泡旁囊性包块：考虑重复胃可能。

（2）小肠扩张、局部肠系膜及血管呈螺旋状：考虑小肠扭转。

病例二

患儿 9 岁，无明显诱因出现腹痛、呕吐症状，无缓解，急诊入院。

超声所见：腹腔内脐上一横指处可见 Whirlpool 征（图 5-5-2A）：肠管围绕肠系膜及系膜血管形成螺旋样、漩涡样团块（图 5-5-2B，C），旋转圈数约 2 周，SMV 的分支围绕 SMA 旋转，彩色多普勒超声显示 SMA 与 SMV 分支呈漩涡样改变（图 5-5-2D）。近轴心处肠管萎瘪（图 5-5-2B），外周肠管明显积液扩张（图 5-5-2E），形成明显梗阻；周边肠系膜明显增厚，肠系膜淋巴结明显肿大，探头下压痛明显。另探及肠管与增厚的肠系膜形成"十字交叉征"（图 5-5-2F）。

　　超声提示：考虑肠扭转。

　　术中诊断：肠扭转合并内疝。

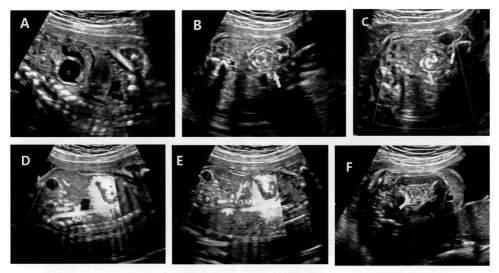

图 5-5-1　重复胃并肠扭转

A. 重复胃可能；B. 中下腹螺旋状包块；C. Whirlpool 征，血流呈典型漩涡样改变；D. SMA 从 AA 发出；E. SMA（白箭头）与 SMV（黄箭头）分支相互缠绕；F. 近轴心处肠管萎瘪，外部肠管扩张。

STO：胃　C：胃重复囊肿　SMA：肠系膜上动脉　SMV：肠系膜上静脉　AO：腹主动脉

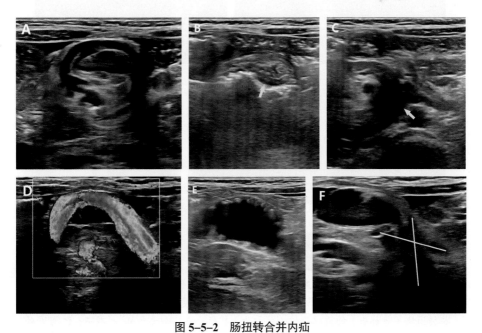

图 5-5-2　肠扭转合并内疝

A. Whirlpool 征；B，C. 漩涡样团块；D. SMV 的分支围绕 SMA 旋转；E. 外周肠管扩张；
F. "十字交叉征"

病例三

新生儿，2天，女，腹胀，排便史不详，胎儿期检出囊性包块，产前诊断肠系膜囊肿。外院分娩后转诊我院。

超声所见：右上腹探及一囊性包块，大小约 4.9cm×1.9cm×4.4cm，边界清，壁厚，囊壁可见"高－低－高"征象及"双壁征"，与局部肠管外壁关系密切，未见明显分离（图 5-5-3A）。脐上偏左空肠区域可见 SMA、SMV 的血管分支与肠管共同形成一螺旋状包块，呈"漩涡征"，旋转约 360°，旋转根部近端肠管明显扩张（图 5-5-3B，C），呈"咖啡豆征"（图 5-5-3D），较宽处内径约 2.1cm。

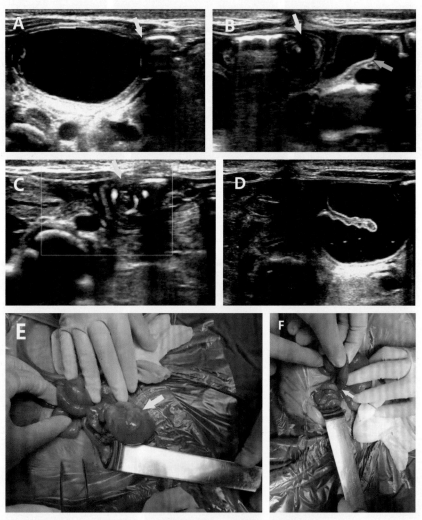

图 5-5-3　肠重复畸形（肠外型）并肠扭转

A."高－低－高"征象及"双壁征"，囊壁与局部肠管外壁紧贴，未见分离（黄箭头）；B，C."漩涡征"，扭转团块（黄箭头）的近端肠管（蓝箭头）扩张；D."咖啡豆征"。**术中**：E.可见肠外型肠重复；F.合并肠扭转，继发肠闭锁

超声提示：考虑肠重复畸形（肠外型），继发肠扭转。

术中诊断：空肠闭锁、肠扭转、肠重复畸形（肠外型）、肠粘连。

病例四

患儿10月龄，因先天性巨结肠行回肠造瘘术，突发腹痛、呕吐，精神萎靡，急诊入院。

超声所见：中下腹部可见一粗大的粘连带，与肠管形成"十字交叉征"（图5-5-4A），肠管受压水肿增厚，回声减低。肠壁黏膜下层和肌层严重水肿、出血而呈低回声或无回声，浆膜层与黏膜层呈"分层"征象和（或）"分离"征象（图5-5-4B，C，D）。

超声提示：考虑粘连性肠梗阻、肠坏死。

术中诊断：肠梗阻、肠粘连、肠坏死。

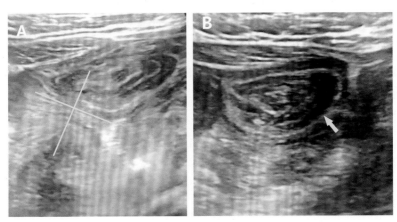

图 5-5-4 肠坏死
A."十字交叉征"；B.浆膜层与黏膜层呈"分离"征象

第六节 胃肠穿孔

胃肠穿孔是临床常见的急腹症之一，多为继发性，病因主要分为先天性及后天性。

一、发病原因

先天性的病因包括：胎儿期缺氧、先天性胃壁缺损或发育不良、肠闭锁、中肠扭转、先天性巨结肠、肠系膜裂孔疝、肠憩室等；后天性的病因包括：阑尾炎、肠扭转、肠粘连、肠套叠、腹内疝、感染、溃疡、肿瘤、外伤等。

儿童胃十二指肠穿孔临床罕见，消化性溃疡是引起胃十二指肠穿孔主要原因。胃酸过多、幽门螺杆菌感染、非甾体抗炎药是消化性溃疡重要的发病因素。

二、临床表现

1. 大体表现

胃肠穿孔后，酸性胃内容物流入腹腔引发上腹部剧烈疼痛，如刀割般，逐渐蔓延至全腹部，呈板样腹，尤其以穿孔位置压痛感最为强烈。易引起感染，严重时可导致患儿中毒性休克。

2. 胃十二指肠穿孔表现

患儿既往慢性节律性腹痛的溃疡史、非甾体类抗炎药物服用史，突然出现剧烈的上腹部疼痛、呕血、柏油样便等，查体腹膜刺激征明显，是胃十二指肠穿孔的主要表现。但婴幼儿十二指肠穿孔的症状并不典型，往往缺乏前驱消化道溃疡症状，早期多出现呕吐、腹痛、腹胀，有的出现呕吐物带血或便血。

3. 新生儿胃肠穿孔表现

（1）腹胀、腹壁静脉显露，腹壁水肿和（或）发红，腹肌紧张、压痛，肠鸣音减弱或消失。（2）食欲减退，胃潴留，呕吐奶汁或胆汁。（3）反应差、呻吟，呼吸困难或发绀，出现中毒症状且伴有难以纠正的休克及酸碱平衡紊乱。（4）血便，伴或不伴有排便异常。（5）WBC明显升高或下降，伴或不伴有PLT下降，CRP、降钙素原等感染指标升高。新生儿胃穿孔的存活率75%~80%，死亡原因主要是由于损伤伴发腹膜炎、败血症及免疫系统功能不全，最后发生多器官功能衰竭。新生儿肠穿孔的最常见病因是坏死性小肠结肠炎（NEC），男性多发，病死率高达30%~36%。自发性肠穿孔多集中在极低体重儿，而在足月儿则以先天性巨结肠更多见。

三、超声诊断

超声对于消化道穿孔可以通过直接征象及间接征象来诊断。

（一）直接征象

1. 裂隙征

穿孔较小时，胃肠壁在穿孔处连续中断形成"小裂隙"，液体进入小裂隙形成"胃肠壁裂隙征"。

2. 液体流出征

胃穿孔较大时，胃内液体由穿孔部位流出。

3. 气体涌出征

胃肠内气体因差力作用下由穿孔处涌出，此征象常与胃肠壁裂隙征及胃内液体流出征同时存在。

（二）间接征象

1. 腹腔游离气体

其与临床体征相结合是判断空腔脏器穿孔的可靠间接依据。当穿孔早期尚未发生腹膜粘连时，游离气体可随体位变化出现"气体转移征"，仰卧位时常出现在腹前壁下、肝前方、膈下，还需要与正常肠腔的积气鉴别。胃后壁和十二指肠球部穿孔表现为小网膜囊积气，十二指肠及升降结肠穿孔时表现为腹膜后积气，右肾前间隙积气特征性提示腹膜后十二指肠穿孔。

2. 三征象

胃肠壁区域性水肿增厚模糊、肠壁外或肠壁间积气征、胃肠壁周围网膜聚集，三征象同时出现则高度提示该处为穿孔部位。肠壁增厚处肠系膜增厚，可能出现血肿。网膜聚集可修复穿孔和控制炎症的扩散。

3. 腹腔游离积液

胃和十二指肠前壁的穿孔，胃肠液往往沿着结肠间隙流入右侧髂窝的较多；而胃和十二指肠后壁的穿孔，胃肠液则流入小网膜囊，特有的征象表现为：胃后方与胰腺前方之间的积液。

4. 外伤性穿孔时常合并临近组织器官的损伤

四、临床其他诊断方法

1. X 线立位腹平片

穿孔时发现膈下游离气体。当存在下列情况时可能会出现假阴性：

（1）当穿孔较小，溢出的气体较少，患儿检查体位为平卧位，或直立位时间过短，体内气体难以达到膈下。气体少量溢出，很快自发弥散。

（2）穿孔时伴发幽门痉挛，胃内气体不容易有效通过，气体溢出少，X 线下难以及时发现。

（3）穿孔后未及时检查，部分气体自行吸收或弥散，部分气体被包裹，未到达膈下。

2. 腹部 CT

提示腹腔气腹及胃周围有炎症表现，局部渗液较多，常可明确诊断。

3. 诊断性腹穿

对于有腹胀、腹膜刺激征、腹腔积液的患儿，腹腔穿刺抽出淡绿色肠液对于诊断有重要意义。

五、临床治疗及预后

单纯修补是消化道穿孔的有效手术方法，对一般情况尚好的患儿也可先采用腹腔镜进行探查和修补。对于穿孔过大、局部组织水肿等病变明显者，为预防吻合口狭窄和吻合口瘘的发生，可选择胃十二指肠吻合或胃空肠吻合术。

六、相关病例

病例一

患儿4岁，男，长期慢性胃肠炎，间断腹痛、腹胀，非甾体抗炎药（NSAIDs）服用史，近期腹痛加剧不缓解，伴频繁呕吐，纳差，临床诊断"胃出口梗阻待查"入院。查体：剑突下腹肌紧张，拒按。腹平片示肠道动力性改变（图5-6-1A）。

超声所见： 十二指肠球部及降段肠壁增厚（图5-6-1B），较厚处约0.35cm，肠壁连续，未见明显中断。小网膜囊肿胀增厚，回声增强，内可见液性暗区，范围较大处约2.0cm×0.8cm，暗区内透声欠佳（图5-6-1C，D）。CDFI：小网膜囊内血流信号增多。

超声提示： 十二指肠球部及降段肠壁增厚、小网膜囊增厚并包裹性积液（炎症？穿孔？）

术中诊断： 十二指肠球部溃疡穿孔。

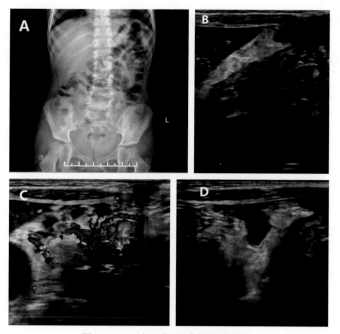

图5-6-1　十二指肠球部溃疡穿孔

A.腹平片示肠道动力性改变；B.十二指肠球部及降段肠壁增厚；C，D.小网膜囊肿胀并包裹性积液。注：腹平片未显示膈下气体，可能与穿孔较小气体溢出少、气体吸收、弥散或被包裹有关

病例二

患儿 11 月龄，男，半月前吃饼干突发腹部剧烈疼痛，腹痛持续后发热，白细胞、中性粒细胞、C-反应蛋白增高，在当地治疗未见好转后转诊我院。一般情况差，腹胀，肌紧张，压痛。

超声所见： 膈下、腹腔可见广泛分布的多分隔液性暗区（图 5-6-2A，B，C），内透声差，肠管被挤压至后方，肠系膜增厚（图 5-6-2D），小肠皱襞水肿增厚呈"琴键征"（图 5-6-2E）。膈下其中一处液性暗区内可见多发点状强光点（图 5-6-2F）。

超声提示： 腹腔囊性包块，考虑淋巴系统来源可能（合并囊内出血）。

术中提示： 回肠末端穿孔、急性弥漫性腹膜炎、腹腔积脓。

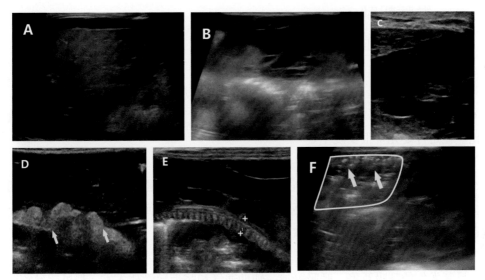

图 5-6-2 回肠末端穿孔
A~C.肝膈下、腹腔内多分隔液性暗区，肠管被挤压至后方；D.肠系膜增厚；E."琴键征"；F.多发点状气体被包裹

病例二误诊分析： 此例误诊的主要原因，在于忽略了临床体征和检验结果，仅从超声图像出发，扫查时形成了思维定势导致了误诊。儿童的淋巴管瘤常见于先天性淋巴系统发育障碍，但患儿无腹腔包块史，因此巨大淋巴管瘤的可能性不大。患儿为突发疾病，临床表现和感染指标都高度提示外科性的急腹症，回顾分析超声图像时可发现两个重要鉴别点被忽视：①多分隔的液性暗区分布在腹腔表面，与大网膜分布范围接近，肠管受挤压往后推移，考虑多分隔的液性暗区实质上为肿胀增厚的大网膜及包裹性积液共同组成，液体透声差考虑为脓液。淋巴管瘤更常见于肠系膜，瘤体常在肠管中穿行，而非完全挤压移位。②暗区中可见一团状聚集的气体被包裹（图 5-6-2F），可见小彗星尾征，包裹的气体无法被腹平片检出，影响了临床判断，而超声扫查时忽略了此重要的征象。

第七节　坏死性小肠结肠炎

坏死性小肠结肠炎（necrotizing enterocolitis，NEC）是新生儿期一种严重的胃肠道疾病，也是新生儿重要的死亡原因之一，存活患儿可能遗留短肠综合征、肠狭窄及神经系统发育异常等后遗症。

一、发病机制

NEC 的病因是多因素的。

1. 早产

早产意味着肠蠕动、肠循环调节、肠消化、肠屏障功能和免疫防御不成熟，是 NEC 最公认的诱发因素，通常继发于先天性疾病，且发生风险与胎龄和出生体重成反比。在足月婴儿中很少发生。

2. 配方奶

配方奶是另一个公认的 NEC 诱因。损伤的机制可能是液体从绒毛血管转移到肠腔，导致对黏膜的缺血性损伤。不仅是高渗配方食品，任何高渗液包括使用高渗介质或造影剂的口服药物，都可能导致肠黏膜损伤。

3. 缺氧

反复发作的呼吸暂停、呼吸窘迫、辅助通气和脐带导管插入术，都可能导致低体重的新生儿发生缺氧，引发 NEC。

4. 共生细菌的破坏

细菌导致肠道微生物菌群不足或异常，被认为是 NEC 发病机制中的关键危险因素。可见于大肠埃希菌、肺炎克雷伯菌、变形杆菌、金黄色葡萄球菌、表皮葡萄球菌、肠球菌、产气荚膜梭菌和铜绿假单胞菌等。由革兰性阴性菌引起的脓毒症伴发 NEC 时，病情较危重，肠穿孔及死亡率较高。

二、病理生理

肠道炎性反应常引起肠道黏膜上皮弥漫性水肿、缺血、坏死、脱落等病理改变，严重者导致肠穿孔，引起急性腹膜炎、弥散性血管内凝血、脓毒症性休克、多器官功能障碍等并发症。

儿童所摄入的乳汁为肠道细菌繁殖提供了充足的底物，而细菌可渗透过肠壁，聚集并产生氢气，进而出现肠壁积气，气体可进入门静脉。门静脉积气是由腹腔游离气体进入门静脉形成，其发生机制为 NEC 患儿肠黏膜水肿坏死、黏膜屏障破坏，加之肠管扩张肠内压增加，肠腔气体经肠壁静脉 – 肠系膜静脉回流至门静脉；另外，肠道、腹腔产气菌感染均可导致门静脉内积气。

三、临床表现

NEC 表现为腹胀、进食不耐受、胆汁性呕吐、血便、中性粒细胞减少、血小板减少、代谢性酸中毒和高 C- 反应蛋白水平为特征的临床症状。早期无典型特征和临床表现，主要为反复腹胀、呕吐、喂养不耐受，缺乏特异性，易于漏诊或误诊。可在短时间内发展为腹膜炎、肠穿孔、败血性休克、弥散性血管内凝血甚至死亡。肠狭窄是 NEC 后常见的并发症之一。因此，提高早期诊断的准确性意义重大。

四、分级

NEC 分期依据修正 Bell-NEC 分级法，分为三期（Ⅰ A、Ⅰ B，Ⅱ A、Ⅱ B，Ⅲ A、Ⅲ B；表 5-7-1）。

表 5-7-1 Bell-NEC 分级标准修改版

分期	全身症状	胃肠道症状	影像学检查	治疗
Ⅰ 疑似				
Ⅰ A	体温不稳定，呼吸暂停，心率下降	胃潴留增加、轻度腹胀、大便隐血阳性	正常或轻度肠梗阻	禁食，抗生素治疗 3 天
Ⅰ B	同 Ⅰ A	同 Ⅰ A，肉眼血便	同 Ⅰ A	同 Ⅰ A
Ⅱ 确诊				
Ⅱ A（轻度病变）	同 Ⅰ A	同 Ⅰ A，肠鸣音消失和（或）腹部触缩	肠梗阻、肠壁积气	禁食，抗生素治疗 7~10 天
Ⅱ B（中度病变）	同 Ⅰ A，轻度代谢性酸中毒、轻度血小板减少	同 Ⅰ A 及肠鸣音异常、明确腹胀、蜂窝织炎、右下腹肿块	同 Ⅱ A 及门静脉积气和（或）腹腔积液	禁食，抗生素治疗 14 天
Ⅲ 晚期				
Ⅲ A（严重病变、肠道无穿孔）	同 Ⅱ B，低血压、心动过缓、混合性酸中毒、DIC、中性粒细胞减少	同 Ⅰ 和 Ⅱ 及腹膜炎症状、明显的腹胀、腹壁紧张	同 Ⅱ B 及明确的腹腔积液	禁食，抗生素治疗 14 天，补液，机械通气，腹腔穿刺术
Ⅲ B（严重病变、肠道穿孔）	同 Ⅲ A	同 Ⅲ A	同 Ⅱ B 及气腹	同 Ⅱ A 及手术

五、超声诊断

（一）彩色多普勒超声确诊 NEC 标准

1.肠壁增厚

对于肠壁应重点监测，NEC 的小肠壁厚度 ≥ 3.0mm，还应观察肠壁回声、肠管的形态、是否存在积液或扩张、增厚肠壁周边情况等。

2.肠壁积气

若肠壁黏膜下监测到点状气体回声，浆膜下监测到有条状高回声，则可认为可能有肠壁积气。需要跟浮在黏膜表面的肠道气体鉴别，可利用探头加压扫查，黏膜表面气体通常会移动，肠壁积气无变化。

3.肠穿孔

肠壁黏膜下有透壁线状或团状高回声区，则可能为肠穿孔。

4.门静脉积气征

在检查门静脉过程中，若监测到门静脉分支或主干中有气泡状、串珠状、斑片状强回声或在肝实质门静脉分支中有条片状高回声则可认为可能有门静脉积气。

（二）床旁腹部超声

床旁腹部超声（abdominal ultrasonography，AUS）具有无创、无辐射、可床旁动态监测等特点，可显示肠壁回声、肠蠕动、肠壁血流灌注、肠壁积气、腹腔积液、游离气体等征象，临床将 AUS 作为 NEC 诊断的重要影像学诊断标准之一。

（三）综合判断

彩超检查对门静脉或肝静脉内气体影敏感度更高，能够及时发现门静脉积气，为筛查提供可靠依据，但是因肠道、腹腔产气菌感染均可导致门静脉内积气，肠壁及门静脉积气不能作为 NEC 确诊绝对指标，还需结合肠壁回声及其血流灌注、肠蠕动、腹腔积液、游离气体等影像学征象，与临床表现、检验指标综合判定。

（四）门脉积气的鉴别

肝内胆管积气的常见病因是胆道手术、胆道内产气菌、胆道蛔虫，因 Oddi 括约肌功能受损，导致肠道气体逆流进入胆管形成。而门脉积气的病因主要是 NEC、肠道、腹腔产气菌感染等，还需要与肝内胆管多发结石、肝内钙化斑鉴别。鉴别要点如下。

（1）病史采集：考虑肝内胆管积气时应询问既往是否有胆道手术史、感染史、蛔虫史。

（2）胆管积气无移动征：沿胆管分布，多无声影，无明显移动。门脉积气在门脉内，通常在主干及粗的分支可观察到气体随血流朝向肝内运动，排除胆道积气。

（3）肝内胆管积气时相应胆管不扩张或扩张不明显，而胆管结石则会存在肝内胆管不同程度扩张，有结石表现，后方可见声影。

六、临床其他诊断方法

1. 实验室指标

当疑似 NEC 时应动态检测血常规、CRP、PCT、IL-6 以及进行血气分析，有利于病情变化的评估。CRP、PCT、IL-6 是非特异性炎症指标，NEC Ⅲ期患儿明显高于 Ⅰ期及 Ⅱ期患儿。CRP 持续增高是 NEC 患儿需要手术治疗的高危因素。病情进展的 NEC 患儿常见中性粒细胞减少、杆状核增多、血小板减少，血气分析提示酸中毒，常提示患儿预后不良。

2. 腹部 X 线平片

NEC 患儿腹部 X 线片可出现肠腔扩张、肠袢固定、肠壁积气、门静脉积气、腹腔积液、气腹等征象。检测结果受胎龄及体重影响，检测出肠壁积气的 Ⅱ期、Ⅲ期 NEC 患儿中，足月患儿的检查率远高于胎龄 ≤ 26 周者。同样，门静脉积气在足月儿中的检出率也明显高于胎龄 ≤ 26 周的患儿。因此，对 X 线检测阴性的早产儿必须密切结合临床并辅以其他检测手段。

3. 诊断性腹腔穿刺

是明确 NEC 肠道坏死及穿孔的重要手段之一，腹腔穿刺发现胆汁、粪汁或血性腹腔积液是手术探查的指征。腹腔穿刺液细菌培养阳性，提示肠道坏死的可能。外观浑浊、白细胞增多的腹膜液多提示肠穿孔的可能。

七、临床治疗及预后

NEC 是新生儿严重疾病，积极预防、早期识别及规范治疗是减少 NEC 发生、提高 NEC 患儿存活率及改善其预后的关键。

禁食是 NEC 治疗的关键措施之一，停止喂养可减轻肠道内容物对肠道的压力。胃肠减压可促进肠道休息。对疑似及确诊 NEC 患儿常规使用抗生素。

提示内科保守治疗无效或病情进展，需要考虑手术治疗。手术治疗、胎龄及出生体重低者病死率高；治疗 PDA 的布洛芬是早产儿 NEC 不良结局的危险因素之一。

八、相关病例（图 5-7-1~图 5-7-5）

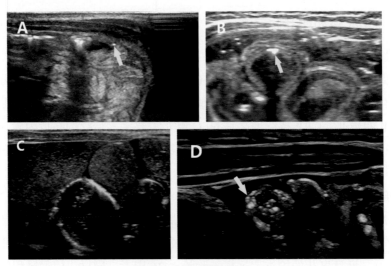

图 5-7-1 壁间积气

A~C. 不同患儿 NEC 时肠壁增厚及点状壁间积气；D. 肠壁间弥漫积气

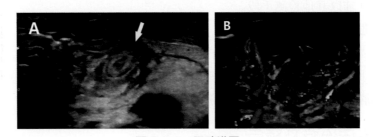

图 5-7-2 肠壁增厚

A. 患儿 NEC 时，肠壁增厚、肠间粘连（黄箭头）、周边系膜明显增厚（蓝星标）；B. 肠壁血流信号
丰富

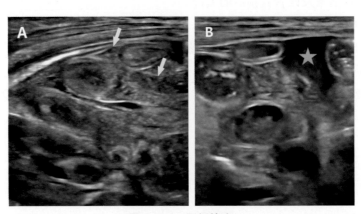

图 5-7-3 肠间粘连

图示同一患儿 NEC 时，肠壁增厚，肠间粘连（黄箭头），腹腔积液透声差（蓝星标）

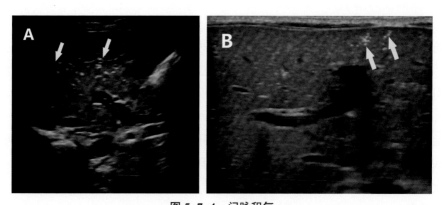

图 5-7-4 门脉积气

A. 患儿 NEC 时可见门脉内朝向肝内走行的线条状高回声，为门脉积气（蓝星标）；A，B 均可见肝
实质内散在分布的积气（黄箭头）

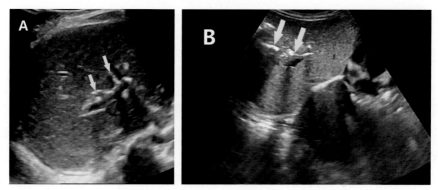

图 5-7-5 胆管积气

两不同患儿胆总管囊肿术后出现的胆管积气，沿胆管分布，无明显移动

第八节　胎粪性腹膜炎

　　胎粪性腹膜炎（meconium peritonitis，MP）是指各种原因导致胎儿胃肠道穿孔，胎粪流入腹腔，各种消化酶和消化液引起的严重无菌性、化学性腹膜炎，发病率约 1/40000，但病死率高达 30%~50%。

一、发病机制

　　MP 的发病机制与各种肠梗阻、肠壁肌层发育不良、胎儿感染、缺氧等有关。

1. 肠梗阻

肠梗阻胎粪性腹膜炎最常见的原因是肠梗阻，肠管张力过时最终导致穿孔。肠套叠、肠狭窄、巨结肠、肠扭转、囊性纤维化的胎粪堵塞综合征等病因均可引起肠梗阻，同时胰液的缺乏使胎粪不能被及时分解而变得黏稠，加重肠道的阻塞。

2. 感染

胎儿期的感染可见结核、梅毒、甲或乙肝病毒、巨细胞病毒、B19 细小病毒等，细小病毒 B19 可以引起血管炎（无先期肠梗阻）从而引起肠系膜血管功能不全，最终导致肠穿孔。

3. 缺氧

胎儿缺氧会导致肠壁缺血性坏死，进而发生自发性穿孔，造成胎粪性腹膜炎。

4. 基因遗传方面

单纯的 MP 通常不合并染色体异常。肝内胆汁淤积综合征与 MP 发生可能有关。

二、病理生理

（一）MP 的病理生理变化与孕周相关

发病初期，患儿肠管扩张，后期可发展为肠穿孔，穿孔后胎粪溢入腹腔，引起腹膜反应，使腹腔广泛粘连并与腹腔积液、渗出液、胎粪等形成粘连组织包裹的假性囊肿。穿孔后胎粪漏入腹腔刺激腹膜产生腹腔积液，随后纤维素的渗出造成粘连，最终形成孤立的腹腔钙化。钙化的主要成分为羟磷灰石，胃肠道代谢率下降导致焦磷酸合成减少亦是造成羟磷灰石结晶的主要原因。

（二）穿孔发生后，有可能发生下列病理改变

1. 穿孔被封堵

胎儿期穿孔引起无菌性炎性反应，产生大量纤维素性渗出，造成肠粘连，将胎儿穿孔部位封堵，所以部分病例没有炎症或肠梗阻表现，患儿出生后可无症状，但以后出现粘连性肠梗阻概率高。

2. 假性囊肿形成

穿孔未被及时封堵或溢漏长时间后才被封堵，则会形成部分肠袢被膜状组织包裹的假性囊肿。

3. 生后可发生严重腹膜炎

穿孔在分娩前未被封堵，生后食奶接触细菌产生严重的炎症反应，可短时间内出现严重的腹膜炎体征，最终演变为气腹和化脓性腹膜炎。

4. 阴囊改变

如果穿孔发生于腹膜鞘突闭合前，则胎粪会进入腹腔和阴囊，生后阴囊内可见钙化合并隐睾。

5. 羊水过多

因羊水循环障碍导致。

6. 罕见栓子

胎粪弥散入血管而形成栓子，导致全身多脏器梗死。

三、分型

MP 影像诊断多分为三型。

1. 腹膜炎型

若出生时肠穿孔已愈合，主要表现为胎粪钙化，可见腹腔积液。若出生时穿孔未愈合，腹腔内可见大量积液、积气，胎粪钙化散在于腹腔各处，肠管粘连聚集成团，气体及渗出液可包裹局限于一处，亦可形成单一局限性囊状影，囊壁多有钙化。

2. 肠梗阻型

肠管聚集成团，位置相对固定，有阶梯状液–气平面，梗阻附近多有成团的钙化影，钙化有时呈桑葚状或者煤渣状。

3. 单纯钙化型

可见胎粪钙化及轻度粘连征象，此型少见。除此之外，少数 MP 病例并无钙化，肠粘连不严重，术前诊断较困难。

四、临床表现

1. 胎儿期

羊水过多时孕妇可发生腹胀、行动不便、胸闷、呼吸困难、发绀，甚至不能平卧。部分孕妇无明显不适表现。

2. 出生后

腹胀、呕吐和呼吸窘迫是 MP 患儿出生后常见的临床表现。呼吸窘迫是由于腹腔积液和巨大的假性囊肿导致膈肌活动受限引起的。根据穿孔封堵的时间，临床表现各不相同。如果穿孔后延迟封堵或不封堵，腹腔感染严重，肠管质量差，会出现腹胀、呕吐、电解质紊乱等。严重的炎症反应会导致患儿早产，出生后出现呼吸衰竭、进行性炎症反应等。如果穿孔早期即被封堵，则分娩后可能症状较轻甚至毫无症状。

五、超声诊断

（一）产前超声诊断

胎粪性腹膜炎的产前主要诊断方法是超声。超声表现与病理发展过程一致，呈动态变化，掌握胎粪性腹膜炎的发展规律，动态观察病灶变化是准确诊断胎粪性腹膜炎的关键。产前超声可表现为肠管扩张、假性囊肿、多发钙化灶、腹腔积液、鞘膜积液、外阴水肿、羊水过多等。随着孕周增加，羊水过多及假性囊肿的检出率显著增高，超声表现种类增多。超声检查可以动态地观察到胎粪性腹膜炎病理进展过程中的多样性与变化性。

（二）产后超声诊断

产后与产前表现大致相仿，主要表现为腹腔钙化灶、肠腔扩张、假性囊肿、腹腔积液、睾丸鞘膜积液等，其中腹腔钙化灶是最具特征性的声像，其出现率可达90%以上。产后可显示肠粘连征象。当合并肠梗阻时，能定位梗阻点，并观察梗阻周边的情况，对于肠闭锁、肠扭转、肠坏死等引起梗阻的病因诊断亦有明显优势。

（三）鉴别诊断

腹部钙化斑及假性囊肿是胎粪性腹膜炎的主要诊断依据，也是与其他疾病的主要鉴别点，主要与盆腹腔的先天性囊性变及钙化性病变相鉴别。

1. 与腹腔畸胎瘤鉴别

腹腔畸胎瘤包膜光滑完整，具有脂液分层征、面团征等特征。

2. 与其他腹腔囊性占位鉴别

如系膜囊肿、肠重复畸形、卵巢囊肿、淋巴管瘤等。系膜囊肿显示为边界清晰、包膜完整的囊性回声，囊内透声好，部分见分隔；肠重复畸形壁厚，具有消化道壁的结构特点；卵巢囊肿多位于盆腔子宫附件区，边缘轮廓常欠规则，一般无临床症状，伴发扭转时则出现腹部疼痛等临床症状；淋巴管瘤多呈多房性，与周围肠管分界清，具有"见缝就钻"，沿着疏松结缔组织生长的特点。

3. 与发生于腹腔的神经母细胞瘤鉴别

发生于腹腔的神经母细胞瘤位于腹膜后肾上腺区或椎旁交感神经链，密度不均匀，形态不规则，边界模糊不清，多含砂砾样钙化，病灶包绕血管，可侵犯肾脏，常见多发肿大淋巴结，一般好发于5岁以下的儿童。

六、临床其他诊断方法

MP产前主要依靠超声进行诊断。产后腹部X线平片及CT检查均可提供影像参考，腹腔钙化斑是MP最具特征性的影像学表现；其次，穿孔性腹膜炎、粘连性肠梗阻亦为其特点。对于腹部X线平片，典型的MP有桑椹状或煤渣样钙化，半数以上患儿有肠梗阻表现，结合临床病史诊断并不困难，而CT的密度分辨率更高，对一些密度不高的钙化更加敏感，能发现腹平片无法显示的病灶，并且能准确提供病变部位，更具诊断价值。

七、临床治疗及预后

胎粪性腹膜炎病变程度不同，结局也不同。有无合并畸形、腹腔积液及假性囊肿等对胎粪性腹膜炎结局有影响。产前诊断明确的患儿可以在围生期得到及时的产前咨询以及包括儿童外科、产科、新生儿科等在内的多学科的共同关注。患儿及时入院及手术可有效评估、预防感染及纠正电解质紊乱，明显降低术后并发症的发生。因此，对 MP 患儿早期做出正确的诊断、术前处理及术后治疗，是提高患儿生存率的关键。患儿出生后尽早进行包括手术在内的积极治疗，有利于改善预后。

八、相关病例

病例一

胎儿孕 24 周时发现异常，超声随访。足月在我院顺产分娩。

1. 孕 24 周产前超声检查

（1）超声所见：腹腔内可见肠管回声局限性增强（图 5-8-1A），肝包膜可见多发钙化斑（图 5-8-1B）。

（2）超声提示：考虑感染可能。

2. 孕 30 周产前超声检查

（1）超声所见：腹腔形成一混合性包块（图 5-8-1C，D），内含透声差的液性暗区及斑片状强回声。腹腔探及游离积液。肝包膜多发钙化斑。

（2）超声提示：考虑胎粪性腹膜炎。

3. 新生儿超声检查

（1）超声所见：腹腔探及一强回声光团（图 5-8-1E），形态不规则，边界欠清，后方声衰减明显，系膜增厚、回声增强，周边可见多处低回声粘连带。可见游离液性暗区（图 5-8-1F）。肝内可见多发钙化斑。

（2）超声提示：考虑胎粪性腹膜炎。

4. 结局

临床诊断胎粪性腹膜炎。抗感染治疗后，患儿无腹胀、发热、呕吐等，奶量可，大小便正常。出院后定期复诊，无不适。

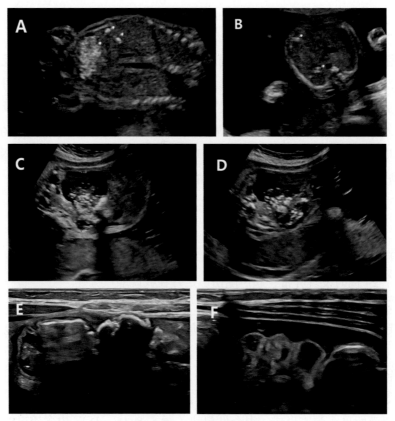

图 5-8-1　胎粪性腹膜炎

A. 孕 24 周，肠管回声增强；B. 肝包膜多发钙化斑；C，D. 孕 30 周，腹腔内混合性包块；E. 新生
儿期，腹腔内强回声光团；F. 腹腔积液

病例二

新生儿，1 天，男，胎儿期孕 30 周外院发现腹腔肠管扩张转诊我院。足月在我
院顺产分娩。

1. 孕 30 周产前超声检查

（1）超声所见：胎儿十二指肠及小肠近端呈蜂窝状扩张，张力高，扩张肠管周边
探及细小、萎瘪的肠管（图 5-8-2A），管腔内呈强回声。腹腔内另探及一透声差的
液性暗区（图 5-8-2B），内见分层征。

（2）超声提示：考虑小肠闭锁合并胎粪性腹膜炎。

2. 新生儿超声检查

（1）超声所见：右侧腹可见一透声差的液性暗区（图 5-8-2C）。肠系膜增厚，肠
间可见粘连。十二指肠及小肠近端扩张，右侧腹可见细小迂曲肠管走行，内充满高
回声黏稠物，小肠远端、升结肠、横结肠、降结肠、乙状结肠均萎瘪（图 5-8-2D，
E，F）。

（2）超声提示：小肠远端闭锁并胎粪性腹膜炎。

3. 术中诊断

小肠闭锁、肠扭转合并坏死穿孔、胎粪性腹膜炎。

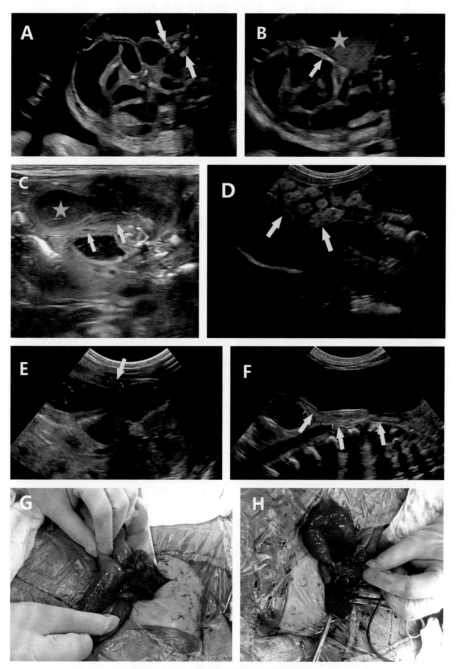

图 5-8-2　小肠闭锁并胎粪性腹膜炎

胎儿期：A. 孕 30 周，小肠呈蜂窝状扩张；B. 假性囊肿（蓝星标）。**新生儿期**：C. 假性囊肿（星标）、肠间粘连（箭头）；D，E，F. 小肠远端及结肠细小、萎瘪。**术中诊断**：G，H. 小肠闭锁、肠扭转合并坏死穿孔、胎粪性腹膜炎

第九节　粘连性肠梗阻

粘连性肠梗阻（adhesive bowel obstruction，ABO）是由肠粘连或腹腔内粘连带导致肠内容物淤滞的一类疾病，居急性肠梗阻病因的首位，约占 40%~60%。

一、发病原因

发病原因有先天性及后天性两类。

（一）先天性

主要由卵黄囊管残留、肠闭锁、胎粪性腹膜炎、肠旋转不良等引起的先天性粘连。

（二）后天性

主要由异物、出血、创伤、炎症、腹部手术等原因造成。

二、病理生理

除先天性因素之外，腹部外科手术所致的粘连是由于手术过程中机体组织、腹膜等受到损伤，术后进行正常损伤修复，释放出大量纤维蛋白原，在体内酶的作用下形成纤维蛋白，无法及时被降解排出体外，沉积于腹膜和脏器表面而形成粘连，粘连部分或为一纤维系带提拉肠管扭曲造成梗阻，或纤维压迫肠管造成梗阻，或局限性粘连的肠管牵拉成角造成梗阻。

三、分型

粘连性肠梗阻属于机械性肠梗阻。按起病的急缓分为急性与慢性；梗阻程度的不同可分为完全性与不完全性；梗阻部位的不同分为高位肠梗阻与低位肠梗阻；肠管血供的情况分为伴血运障碍的绞窄性肠梗阻与不伴血运障碍的单纯性肠梗阻。

四、临床表现

患儿一般合并腹腔感染史或手术史，或者因先天性的消化道异常继发的先天性粘连，常见的临床表现有腹痛、腹胀、呕吐、停止排气排便超过 24h 等，严重时全身表现脉搏细弱，电解质及酸碱平衡失调；营养不良、消瘦、精神萎靡，甚至合并感染、休克、死亡。高位肠梗阻以频繁呕吐为主，且发生较早，呕吐物为胃及十二指肠内容物，腹胀症状轻；低位肠梗阻以腹胀表现明显，呕吐出现较晚，呕吐物初期为胃内容物，后期可呈粪样。

五、超声诊断

（一）肠梗阻

肠管明显扩张（成人参考值：小肠管径＞3cm，结肠管径＞5cm，儿童中需综合考虑），扩张肠管张力高，肠管黏膜皱襞水肿增厚呈"琴键征"。肠壁与肠壁间、肠壁与腹壁间形成粘连，可见粘连带及粘连包块形成，卡压肠管可表现为"纠集征"，肠管与粘连带可形成"十字交叉征"。肠梗阻表现为腹腔扩张与萎瘪肠管交替显示，可大致分辨高位梗阻还是低位梗阻。

（二）对梗阻点进行全面观察

梗阻点处肠壁水肿增厚、层次模糊、肠黏膜粗大水肿或消失脱落。早期肠蠕动亢进、肠壁血流信号增多；后期肠蠕动逐渐减弱甚至消失，肠壁血流信号减少，当消失时提示肠坏死。

（三）梗阻点周边的情况

肠系膜、网膜水肿增厚，血流信号增多；肠系膜淋巴结反应性的增大；腹腔积液（血）量可随病情进展而变化。

（四）常见并发症

内疝、肠扭转是常见并发症，属于闭袢性肠梗阻。超声显示部分肠管管径突然变窄，形成闭袢的肠管常表现为一局限性扩张的积气积液肠袢，显示在胀大的肠袢根部即梗阻点附近，系膜血管以梗阻点为中心呈放射状分布，扩张积液的肠管多呈"C"型、"U"型。①内疝可见疝环结构及疝入的肠管，疝环结构常为粘连的肠管或是系膜形成的粘连带。②肠扭转可见肠管呈不同角度的旋转，肠扭转点周围处的肠系膜呈螺旋形排列，扭转点近端扩张的肠管呈固定放射状分布。

（五）其他

部分患儿在发生腹腔粘连时，由于存在剧烈呕吐、不能正常进食或者正在接受禁食、胃肠减压等医源性治疗，超声不一定能探查到肠梗阻的典型表现，甚至可以表现为无梗阻的状态，这时对于梗阻点的观察就相当困难，很容易造成漏诊。可让患儿适量喝水后再次扫查，有助于判断梗阻的部位，也形成一个良好的透声窗，便于观察梗阻点及周围的情况。

六、临床其他诊断方法

临床诊断粘连性肠梗阻的传统方式为通过患者临床表现结合X线检查，通过图像中充气扩张情况作为梗阻的诊断依据，但对梗阻的病因诊断存在局限性。CT扫描速度快、范围广，对粘连性肠梗阻的诊断价值较 X 线有明显提高，但不能较好地判断其严重程度。

七、临床治疗及预后

单纯性肠梗阻一般经保守治疗后症状可得到有效缓解，但部分急性粘连性肠梗阻患者病情进展快，在保守治疗期间可能会转为完全性或绞窄性肠梗阻，可导致肠穿孔、肠坏死等，严重危及患者生命安全。先天性的粘连还需解除先天性的原发病因。

腹腔镜肠粘连松解术治疗儿童粘连性肠梗阻安全、并发症少、疗效确切，能同时减少术后肠管再粘连的发生。超声联合腹腔镜手术治疗是以先进科学技术及设备为依赖的治疗手段，医生在无需开腹状态下即可通过超声技术和小创口置入腹腔镜技术掌握患者疾病状态，然后使用超声刀进行粘连分离，创伤性小，术中出血量少，探查范围大，安全有效。

八、相关病例

病例一

患儿 2 岁，男，NEC 手术史，哭闹、腹痛、呕吐无缓解入院。

超声所见： 中腹部结构紊乱，局部肠管呈"纠集征"，并与一低回声带呈"十字交叉征"（图 5-9-1A），周边肠管壁增厚、回声减低、轻度扩张、血流信号稀少（图 5-9-1B）。肠系膜增厚（图 5-9-1C）。

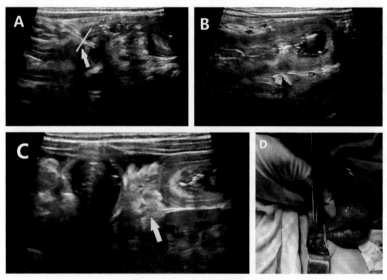

图 5-9-1　粘连性肠梗阻

A. "纠集征"（黄箭头），肠管（蓝线）与一低回声带（黄线）呈"十字交叉征"；B. 肠壁增厚；
C. 系膜增厚；D. 术中：粘连带卡压（镊子所指）

超声提示：不全性肠梗阻，考虑粘连带卡压可能。

术中诊断：粘连性肠梗阻。

病例二

患儿 3 岁，腹部手术史，肠梗阻入院。

超声所见：肠管扩张，扩张与萎瘪肠管交界处可见一低回声带（图 5-9-2A），一端与肠壁相连，一端与腹壁相连。

超声提示：考虑粘连性肠梗阻。

术中诊断：粘连性肠梗阻。

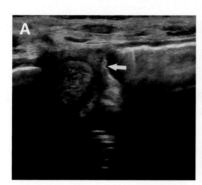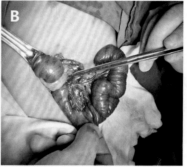

图 5-9-2 粘连带卡压

A.粘连带卡压处是梗阻点（箭头）；B.术中显示粗大的粘连带卡压肠管（镊子所指）

第十节 粪石性小肠梗阻

粪石性小肠梗阻较罕见，因粪石阻塞引起肠道内容物淤滞，约占机械性肠梗阻的 0.48%。

一、发病原因

粪石形成常与下列原因有关：①纤维性食物（如柿子等）；②机体胃肠道消化减弱；③腹部手术；④异物。

小肠粪石以植物粪石为主，多因食用富含鞣酸、果胶、矢布醇等食物，如柿子、山楂、黑枣、李子、苹果等，后在胃酸作用下与蛋白质结合形成不溶于水的鞣酸蛋白进而与不易消化的植物纤维粘合在一起形成粪石。由于小肠的解剖特点，屈氏韧带以下小肠肠腔逐渐变窄，并且粪石在向下移动过程中可逐渐变大，这使得粪石越向末端回肠移动越困难，最后常嵌顿于回肠末端，这与回肠管径较细，走行迂曲以及回盲瓣的阻挡有关。

二、临床表现

粪石性肠梗阻发病急且隐匿，初期可表现为腹痛、恶心、呕吐，腹胀可不明显，且无其他全身伴随症状，随着疾病病程的延长，患者腹痛加重并出现肛门停止排气排便，腹部症状仍可不明显，无典型症状，所以诊断较为困难。该症具有以下几方面临床特征。

（1）发病前有进食柿子等富含鞣酸类食物的病史。

（2）对于初期症状不严重但是病程较长或病症重、体征轻的肠梗阻应怀疑为该病。

（3）有胃部手术、长期性便秘、长期卧床或合并糖尿病的患者应考虑为该病。后期由于长期慢性梗阻，肠壁逐渐发生慢性炎症改变，呈肥厚扩张状态，甚至引起压力性坏死、穿孔、糜烂、溃疡、出血。

三、超声诊断

通过直接征象和间接征象诊断。

（一）直接征象

小肠粪石多为植物性粪石，超声表现为圆弧形强回声团，后方声影衰减，内部无血流信号。粪石较实且密度较高时，其内无微小血管供血，有助于诊断。

（二）间接征象

梗阻近端小肠扩张、肠黏膜皱襞水肿呈琴键征、鱼骨征等；固定探头观察可见扩张肠管内容物往返蠕动，远端肠管萎瘪。肠间可见游离腹腔积液。

（三）鉴别诊断

粪石性小肠梗阻主要与肠道肿瘤所致的肠梗阻、粘连性肠梗阻相鉴别。

1.肿瘤所致肠梗阻

梗阻部位可见软组织肿块、肠壁不规则增厚。

2.粘连性肠梗阻

常有腹部手术史，可见局部粘连束带。

四、临床其他诊断方法

1.立位 X 线腹部平片

是诊断肠梗阻的基本方法，但因粪石在 X 线平片上不显影，故 X 线平片不能对肠梗阻做出定性诊断。

2.X 线小肠钡餐

造影可见肠腔内充盈缺损，可对粪石作出诊断。但口服钡剂可能加重肠道梗阻，对完全性梗阻行钡剂造影属禁忌。

3. 多排螺旋 CT

在粪石性小肠梗阻的定位、定性上具有很高的敏感性和特异性。熟悉粪石性小肠梗阻的螺旋 CT 表现，结合患者的临床资料，可在术前做出正确诊断。CT 上表现为"蜂窝"状或"花斑"状结构，周边可见硬化缘。

五、临床治疗及预后

1. 保守治疗

包括禁食、胃肠减压、灌肠，同时输液维持水电解质的平衡等治疗。文献中指出，保守治疗时间过长，粪石造成肠壁血运障碍，发生肠坏死穿孔的风险增高，故最终大多数案例仍需选择手术治疗的方式。

2. 手术治疗

分为传统开腹手术和腹腔镜手术 2 种方式。传统开腹手术是目前应用的最多的方式，只要诊治得当，其预后良好。具体手术方式：①肠管外手法挤碎粪石：将其连同肠内容一起挤过回盲瓣，但此法有损伤风险，仅适用于部分质地松软的粪石性梗阻。②切开肠管取石：适用于粪石质硬且不能推入回盲瓣。

六、相关病例

病例一

患儿 10 岁，女，因腹痛腹胀就诊。先后两次在我院就诊。

1. 因腹痛、腹胀首诊

超声所见：右侧腹回肠腔内可见一圆弧形强回声团（图 5-10-1A），后方的声影明显衰减，内部无血流信号。团块近端肠管扩张，远端肠管萎瘪（图 5-10-1B）。

超声提示：考虑粪石性肠梗阻。

临床处理：保守治疗后好转出院。

2. 3 个月后再次腹痛、腹胀，逐渐加重无缓解入院

腹平片提示肠梗阻（图 5-10-2A）。

超声所见：原粪石依旧存在（图 5-10-2B），大小形态无明显变化，无血流信号；有肠梗阻表现（图 5-10-2C，D），粪石处即为梗阻点。

超声提示：粪石性肠梗阻。

术中诊断：回肠粪石。

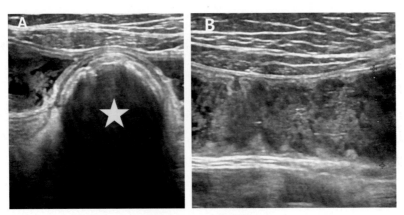

图 5-10-1　首诊时
A. 粪石（星标）；B. 肠梗阻

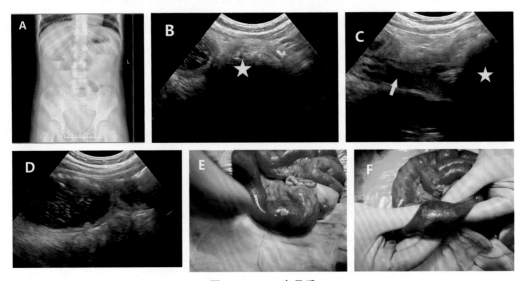

图 5-10-2　3 个月后
A. 腹平片提示肠梗阻；B. 原粪石（星标）依旧存在；C. 粪石（星标）远端肠管萎瘪（箭头）；D. 粪
石近端肠管扩张；E、F. 开腹手术，肠管外手法挤碎粪石

病例二

患儿 3 岁，因呕吐、腹胀、腹痛入院，有柿子食用史。腹平片示患儿肠梗阻（图
5-10-3A）。MR 示左下腹不均质团块，性质待定（图 5-10-3B）。

超声所见： 超声在小肠内探及一圆弧形强回声团（图 5-10-3C），后方的声影明
显衰减，团块近端肠管显著扩张（图 5-10-3D），团块远端肠管萎瘪。

超声提示： 考虑小肠粪石性肠梗阻。

术中处理及诊断： 患儿开腹手术，发现粪石质地坚硬，手法无法挤碎。行肠管切
开取石术。术中诊断小肠粪石。

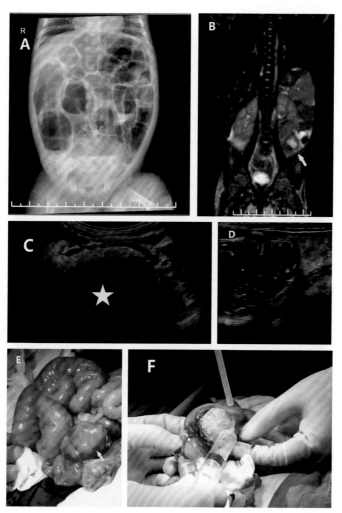

图 5-10-3 小肠粪石性肠梗阻

A.腹平片示肠梗阻；B.MRI 示下腹不均质团块；C.粪石；D.肠梗阻；
E，F.术中诊断小肠粪石

第六章

回盲部及阑尾
疾病的超声诊断

回盲部是末端回肠与盲肠（即大肠的起始）的连接处，有阑尾的出口，此结构在儿童消化道超声检查中的地位举足轻重，是重要的解剖定位点。儿童急腹症中常见的阑尾炎、肠套叠、梅克尔憩室等均需要寻找回盲部并判断其与病灶的空间关系，主要运用**切面六"回盲部及阑尾切面"**扫查，有利于正确判断病变发生的部位、程度及范围。当回盲部异位时提示肠旋转不良。

第一节　阑尾炎

阑尾炎（appendicitis）是位于人体右下腹的阑尾发生感染出现炎症反应，导致肿胀、疼痛。儿童阑尾炎是最常见的儿童外科性急腹症，常见于 5~10 岁儿童。婴幼儿少见但易被忽视，病情进展快，易合并穿孔。

阑尾模式图及超声图见图 6-1-10。

一、发病机制

1. 胚胎发育

阑尾来源于盲肠芽，由原始肠袢尾支发育而来。盲肠芽近段形成盲肠，远段形成阑尾，中肠袢退回腹腔初期，盲肠和阑尾位置较高，位居肝右叶下方，随后盲肠和阑尾降至右髂窝，下降异常时阑尾高位。黏膜固有层内含有少量大肠腺和丰富的淋巴组织，大量淋巴小结连续成层并突入黏膜下层，导致黏膜肌层不完整，肌层薄弱，是炎症发生的基础。

2. 致病原因

（1）阑尾管腔狭小且不规则，管壁富含淋巴结，系膜上亦富含淋巴结及神经。

（2）阑尾系膜较阑尾短，常致阑尾卷曲呈袢状或者半弧形，使得阑尾管腔排空欠佳，容易堵塞致黏液淤积，阑尾壁张力增加，进入阑尾腔的粪渣积聚形成粪石，引起血流和淋巴回流减少，从而引起阑尾缺血坏疽。

（3）黏膜屏障受损后病原菌容易入侵至阑尾腔，并在腔内细菌过度生长损伤黏膜上皮及导致黏膜淋巴滤泡大量增生，而发生急性炎症反应。

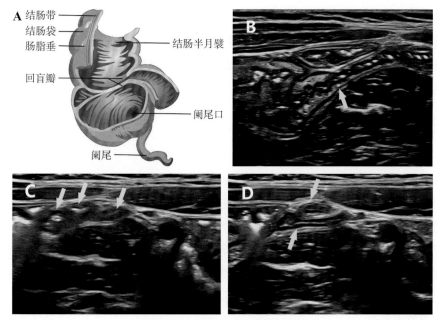

图 6-1-1　阑尾模式图及超声图

A. 阑尾系膜模式图，阑尾系膜较阑尾短，常致阑尾卷曲呈袢状或者半弧形；B. 超声下显示正常阑尾的近端走行平直；C. 阑尾远端走行迂曲，纵切面显示为不连续的阑尾断面；D. 阑尾盲端蜷曲

二、分型

根据病程分为急性阑尾炎和慢性阑尾炎。

（一）急性阑尾炎

根据病程长短和病理改变，分为以下四种类型。

1. 急性单纯性阑尾炎

炎症早期，阑尾壁各层均有水肿和中性粒细胞浸润，以黏膜或黏膜下层最显著，主要表现为阑尾轻度肿胀，浆膜充血，附有少量纤维蛋白性渗出。腹腔内少量炎性渗出。阑尾毗邻脏器和组织炎症尚不明显。

2. 急性化脓性阑尾炎

阑尾黏膜面溃疡扩大，壁内小脓肿，腔内积脓。主要表现为阑尾显著肿胀、增粗，浆膜高度充血，表面覆盖脓性渗出。阑尾被大网膜和邻近的肠管包裹，限制了炎症的进展。

3. 急性穿孔性（坏疽性）阑尾炎

阑尾壁全部或部分全层坏死，浆膜呈暗红色或黑紫色，局部可能穿孔。

4. 阑尾周围脓肿

由于阑尾远端或者粪石直接压迫的局部血运较差，穿孔易发生。穿孔后或形成阑尾周围脓肿，或并发弥漫性腹膜炎。此时，阑尾黏膜大部溃烂，腔内为血性脓液。

（二）慢性阑尾炎

指阑尾慢性炎症性病变，如管壁纤维结缔组织增生、管腔狭窄或闭塞、阑尾扭曲，与周围组织粘连等，导致阑尾排空受阻，阑尾壁内神经受压产生疼痛。分为原发性和继发性。原发性开始即呈慢性过程，继发性为急性阑尾炎转变而来。

三、临床表现

1. 急性阑尾炎

典型症状为转移性右下腹疼痛、麦氏点压痛反跳痛、肌紧张、发热、呕吐和腹泻等消化道症状。患儿年龄较小，免疫力多较差，体温调节能力有限，发热、寒战为儿童阑尾炎的常见症状，儿童盲肠较成人位置偏高，压痛点多位于麦氏点上方，时常哭闹不安，部分患儿有面色苍白和身体蜷缩等表现。儿童阑尾炎年龄越小，症状越不典型，短时间内即发生穿孔、坏死、弥漫性腹膜炎。此外，急性期时检验学中的白细胞计数、C- 反应蛋白和降钙素原等数值增高。

2. 慢性阑尾炎

既往常有急性阑尾炎发作病史，也可能症状不重亦不典型。主要的表现是右下腹局限性压痛、隐痛或不适，位置较固定，剧烈活动或饮食不节可诱发急性发作。检验学中的炎性指标一般不高。

四、超声诊断

（一）正常儿童阑尾声像

外径一般小于 6mm ，管壁层次清晰且厚度小于 2mm，表面黏膜光滑，腔内少量气体和粪渣，阑尾张力不高，有蠕动。

（二）超声是诊断阑尾炎的首选方式，主要采用直接征象和间接征象联合诊断

直接征象的观察重点主要包括：阑尾外径大小、阑尾壁的层次及血流、阑尾腔黏膜及腔内情况等，直接征象的获取要求扫查时全程追踪阑尾至盲端，避免漏诊阑尾远端炎症或节段性炎症。间接征象主要包括：大网膜及肠系膜增厚并回声增强，腹腔积液，肠系膜淋巴结肿大，阑尾周围肠管壁增厚、粘连，局部探头压痛及反跳痛等。根据超声表现差异，做出分型判断（表 6-1-1），更有利于临床采取不同的治疗方案。

1. 急性阑尾炎各分型的主要超声表现及鉴别

（1）急性单纯性阑尾炎：表现为阑尾外径增大（6~9mm），壁增厚（2~4mm），层次清晰，连续性完整，黏膜表面毛糙，腔内少量液体但透声良好，蠕动力下降，受压后不变形，周边系膜轻度增厚，管壁血流信号稀疏。单纯性阑尾炎临床表现轻，超声表现时常隐蔽，在下此诊断时仍需谨慎，全程追踪阑尾尤其重要，避免假阳性。

（2）急性化脓性阑尾炎：外径增大（8~12mm），增粗肿胀呈"腊肠样"，张力高且管腔不可压缩，浆膜回声增强、不光滑，壁薄厚不均、层次欠清晰，连续性欠完整，纵切面呈"双边征"，黏膜分辨不清，腔内液体较多伴透声差，张力高而无蠕动能力，粪石嵌顿时管腔远端可见积液或积气，阑尾周围见少量无回声区包绕，管壁血流信号较丰富。回盲部管壁增厚。周边系膜明显增厚。

（3）急性穿孔性（坏疽性）阑尾炎或阑尾周围脓肿：阑尾形态不规则，由于穿孔致内容物外漏，阑尾腔萎瘪后最大外径可能正常，管壁增厚（4~7mm）、层次模糊，纵切面呈断续管样，粪石及脓液释放到周围间隙中，形成阑尾周围混合性包块，相邻肠管及系膜回声因水肿而增厚、增强。阑尾周围、肠间隙以及盆腔可发现不规则的液性暗区，管壁无血流信号。

表 6-1-1　急性阑尾炎分型的超声鉴别

表现　　　分型	直接征象				间接征象
	阑尾外径	阑尾壁层次	阑尾腔	管壁血流	
单纯性	6~9mm	清晰，连续性完整	黏膜表面毛糙腔内少量液体但透声良好	稀疏	阑尾周围系膜轻度增厚，肠间轻度粘连
化脓性	8~12mm，增粗肿胀呈"腊肠样"	欠清晰，连续性欠完整	黏膜分辨不清腔内液体较多伴透声差	丰富	阑尾周围系膜、网膜明显增厚，回盲部管壁增厚，右下腹局限性积液，肠间明显粘连
穿孔性（坏疽性）或阑尾周围脓肿	穿孔致内容物外漏，阑尾腔萎瘪后最大外径可能正常	模糊，纵切面呈断续管样	黏膜中断，腔内液体较多伴透声差	无血流	相邻肠管及系膜水肿增厚、回声增强。阑尾周围、肠间隙以及盆腔可见不规则的液性暗区，肠间粘连明显

2. 慢性阑尾炎的超声表现

慢性阑尾炎在超声上不易诊断。阑尾无明显肿胀，阑尾壁稍毛糙，蠕动差，周边可见粘连，肠系膜无明显增厚。

（三）注意事项

1. 应注意排查异位阑尾炎

尤其是婴幼儿，注意观察是否合并内脏反位或者通过肠系膜血管走行情况判断有无中肠旋转不良而导致阑尾位于左侧腹。怀疑高位阑尾炎时应仔细探查右上腹肝肾区域。

2. 阑尾的外径大小只能作为其中一个参考依据，不能作为诊断的唯一标准

正常的儿童阑尾管腔较小，发生炎症时肿胀程度不一。在我院诊断的一部分儿童阑尾炎，尤其是单纯型阑尾炎中，外径尚未超过6mm。因此当外径变化时还需结合其他表现综合考虑，避免假阳性。

3. 周围系膜回声不同程度增强

是急性阑尾炎各个阶段共同的特征性表现，是提示阑尾炎的一个重要线索。

五、临床其他诊断方法

1. 国际评分系统

针对阑尾炎患者的临床表现，国际上制定了几个诊断评分系统，如儿童阑尾炎评分（the pediatric appendicitis score，PAS）、阑尾炎炎症反应（appendicitis inflammatory response，AIR），儿童阑尾炎评分（children's appendicitis score，CAS）以及 Mario Lima 最新研究的儿童阑尾炎评分（appendictis-pediatric score，APPES，表 6-1-2），其中 Alvarado 评分系统（表 6-1-3）最为常用。为了实现儿童对急性阑尾炎及时、准确的诊断，临床评分系统（Alvarado 评分或任何其他评分）仍需要有影像学的检查的支持。超声联合 Alvarado 评分诊断儿童急性阑尾炎的灵敏度明显高于单独使用 Alvarado 评分，而组合评估方法则具有绝对特异性，并且可以准确识别所有阑尾正常的患者。

表 6-1-2　APPES 评分系统

预测变量		评分	预测变量		评分（分）
年龄	≤ 6	0	右下腹压痛	无	0
	7~11	1		有	1.5
	≥ 12	0.5	反跳痛	无	0
性别	女	0		有	4
	男	2	白细胞（$\times 10^3/\mu l$）	≤ 10	0
症状持续时间（h）	≤ 12	1		10~15	1
	13~24	1.5		> 15	3
	25~48	0.5	中性粒细胞比值（%）	≤ 75	0
	≥ 49	0		> 75	2
呕吐	无	0	C- 反应蛋白（mg/dl）	≤ 1	0
	有	3.5		1~6	2
				> 6	1.5

续表

预测变量	评分	预测变量	评分（分）
总分		21	
诊断参考	以 8 分和 15 分为分界点区分为： ①低风险组（＜8 分，灵敏度 94.5%） ②中风险组（8~15 分） ③高风险组（＞15 分，特异度及阳性预测值分别为 93% 和 97%）		

表 6-1-3　Alvarado 评分系统

临床表现	得分	临床表现	得分（分）
转移性右下腹痛	1	反跳痛	1
纳差	1	发热 ≥ 37.5℃	1
恶心呕吐	1	白细胞增多	2
右下腹压痛	2	核左移	1
总分		10	
诊断参考	得分 ≥ 7 分高度提示急性阑尾炎， 对评分为 5 或 6 分的患者进行观察		

2. 血浆纤维蛋白原

血浆纤维蛋白原（Fib）水平的高低是判断疾病严重性的敏感指标之一，可以为儿童阑尾炎诊断增加一种新的检测指标。对于急性阑尾炎患儿，Fib 对重症阑尾炎的特异性和敏感性均比白细胞高，除外使用抗凝药或自身患有凝血障碍疾病等特殊情况者，血液标本检测 Fib 结果高于 3.64g/L 即提示病情危重。学者研究认为在儿童阑尾炎中 Fib、WBC 随着病理分型而变化，病理越重，Fib、WBC 越高，其对判断阑尾炎的轻重以及预分型有一定帮助，可以为临床决策提供更多依据。

3. 放射学诊断

包括腹部 X 光片、CT 等可为临床提供影像参考。

六、临床治疗及预后

急性及慢性阑尾炎一旦发现，通常要采取手术干预。建议早期的外科治疗，阻止阑尾炎的发展，降低穿孔率和缩短住院时间，预后良好。腹腔镜阑尾切除术已广泛应用于临床。

术后并发症主要有：术后出血、切口的感染、粘连性肠梗阻以及阑尾残端炎肠瘘，除此之外，切口裂开、术后切口长期不愈合、脓毒血症、尿路感染等情况在儿童急性阑尾炎术后也可发生。

七、相关病例

（一）单纯性阑尾炎

1.病例

患儿 8 岁，反复右下腹痛 3 天，查体麦氏点压痛、反跳痛不明显，白细胞、超敏 C- 反应蛋白轻度升高。

超声所见：阑尾起始及近端（图 6-1-2A）外径约 3mm，壁层次清晰，未见明显异常。中段开始至远端（图 6-1-2B），阑尾外径逐渐增加，最大值为 6mm，阑尾壁层次逐渐模糊，阑尾盲端局限性肿胀，壁模糊不清，腔内可见少许透声欠佳的液性暗区（图 6-1-2C，D）。周边系膜轻度增厚。

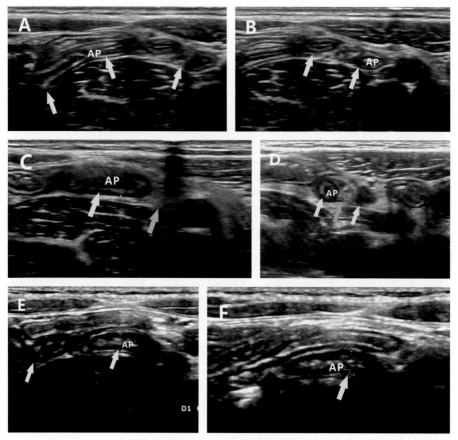

图 6-1-2　单纯性阑尾炎

A. 阑尾起始、近端；B. 中段；C，D. 远端、盲端（黄箭头）局限性增厚，壁层次不清，腔内透声欠佳，周边系膜（黄箭头）轻度增厚；E，F. 治疗后复查，起始、中段及盲端，追踪阑尾全程均恢复正常。AP：阑尾超声提示：阑尾盲端回声改变，考虑单纯性阑尾炎。

保守治疗后复查：阑尾全程恢复正常。

2. 病例组图

下列为 4 组（A、B、C、D 组）单纯性阑尾炎的病例（图 6-1-3～ 图 6-1-6）。

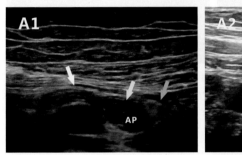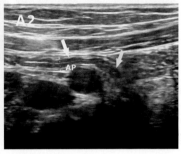

图 6-1-3　A 组

A1. 单纯性阑尾炎（盲端），近端（白箭头）细小，盲端（黄箭头）明显肿胀，周边系膜（蓝箭头）增厚；A2. 治疗后复查，盲端已消肿

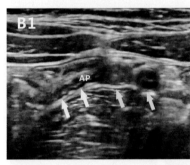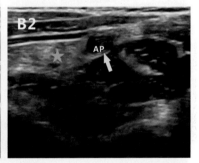

图 6-1-4　B 组

B1，B2. 单纯性阑尾炎：阑尾近端（白箭头）正常，阑尾（黄箭头）远端肿胀，阑尾壁增厚、增厚的系膜（蓝星标）

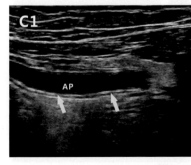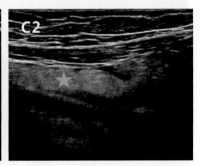

图 6-1-5　C 组

C1，C2. 单纯性阑尾炎时，肿胀的阑尾（黄箭头）及肿胀的系膜（蓝星标）

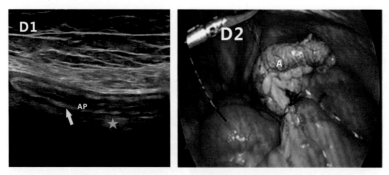

图 6-1-6　D 组

D1. 单纯性阑尾炎，肿胀的阑尾（黄箭头）及肿胀的系膜（蓝星标）。D2. 术中所见：阑尾水肿，血
管扩张明显

3. 误诊病例组图

下列为 6 组（A~F 组）误诊单纯性阑尾炎的病例（图 6-1-7）。

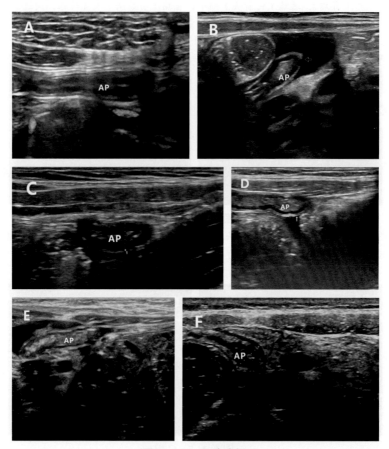

图 6-1-7　误诊病例

A~F. 均为超声误诊的单纯性阑尾炎，诊断依据仅为阑尾外径＞ 6mm，但患儿经追踪随访临床诊疗，
不符合阑尾炎临床诊断

单纯性阑尾炎诊断要点分享：

（1）临床表现：转移性右下腹痛、压痛、反跳痛。

（2）实验室检查：感染指标高。

（3）超声特点：阑尾肿胀，外径＞6mm，周边系膜增厚。

注意：①不能将阑尾外径＞6mm列为诊断的唯一标准。②单纯性阑尾炎好发于阑尾远端或盲端，因此强调阑尾的全程追踪扫查。③"回盲部、阑尾起始、盲端"三个要素定位阑尾全程。④切勿把末端回肠当成肿大的阑尾，鉴别要点是：末端回肠管径粗、皱襞丰富、有起始无盲端。

（二）化脓性阑尾炎

1.病例

患儿，4岁，男，腹痛24小时无缓解，入院。临床疑诊阑尾炎。

超声所见：回盲部肠壁增厚（图6-1-8A），阑尾从回盲部发出后往盲肠后方走行（图6-1-8B），阑尾水肿，壁毛糙，腔内液性暗区透声差，与周边肠管可见粘连，系膜明显增厚。阑尾周边可见少量积液（图6-1-8C），透声欠佳。

超声提示：考虑盲肠后位阑尾并化脓性阑尾炎。

术中诊断：阑尾位于外下位，化脓性阑尾炎。

病理诊断：符合化脓性阑尾炎。

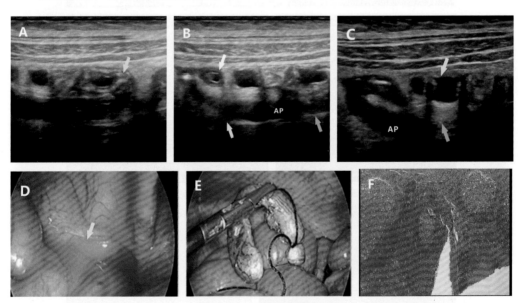

图6-1-8 化脓性阑尾炎

A.回盲部（箭头）水肿增厚；B.阑尾从回盲部发出后向盲肠后方走行，阑尾盲端积液（蓝箭头示阑尾起始，黄箭头示阑尾中段，白箭头示阑尾盲端）；C.阑尾周边少量积脓（黄箭头），系膜增厚（蓝箭头）；D.术中见脓液；E.腹腔镜下切除化脓的阑尾；E.病理符合化脓性阑尾炎

2. 化脓性阑尾炎病例组图

下列为四组（A、B、C、D 组）化脓性阑尾炎的病例（图 6-1-9）。

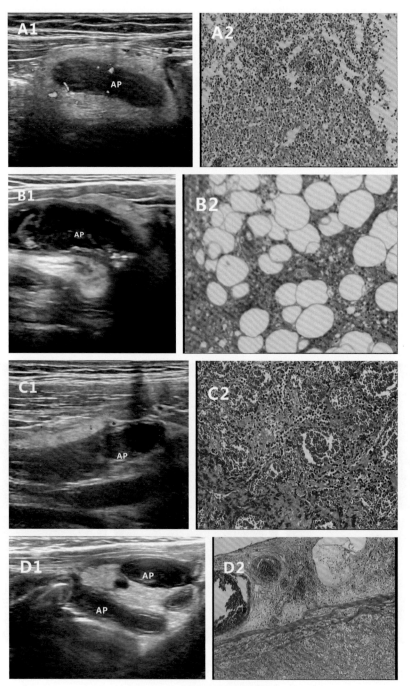

图 6-1-9 四组化脓性阑尾炎

分别为四组不同患儿化脓性阑尾炎，超声表现为：阑尾明显肿胀，壁毛糙，层次不清，腔内液体透声差，周边系膜明显增厚。病理均符合化脓性阑尾炎

（三）急性穿孔性（坏疽性）阑尾炎或阑尾周围脓肿

病例组 1（图 6-1-10）

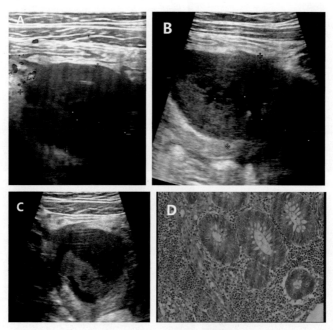

图 6-1-10　坏疽性阑尾炎

阑尾区未探及正常阑尾回声，仅见一低回声包块，透声差，系膜及网膜增厚，病理示阑尾坏疽、穿孔

病例组 2（图 6-1-11）

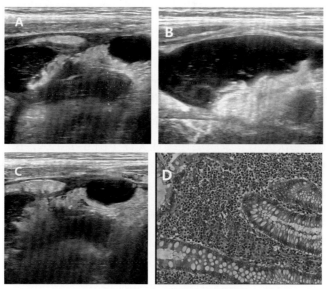

图 6-1-11　阑尾坏疽并脓肿形成

阑尾坏疽合并周围脓肿形成，超声声像图及术后病理图

病例组 3（图 6-1-12）

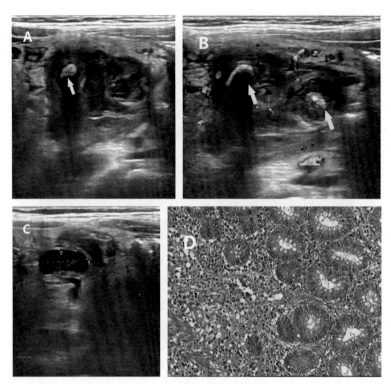

图 6-1-12　粪石性阑尾炎并阑尾坏疽

A，B. 粪石性阑尾炎并阑尾坏疽、穿孔，周边系膜增厚（箭头示粪石）；C. 淋巴结肿大；D. 术后病理符合阑尾坏疽

（四）慢性阑尾炎

病例

患儿，14 岁，女，4 年前开始间断右下腹隐痛，发作时疼痛明显，实验室检查炎症指标不高，外院 CT 未见异常。外院对症治疗无好转，转诊我院。

超声所见： 回盲部位于右下腹，阑尾全程可追踪，未见明显肿胀，外径最大约 5mm，壁稍毛糙、层次欠清、浆膜层连续性欠佳（图 6-1-13A，B），动态观察未见明显蠕动。阑尾周边系膜未见明显增厚。升结肠近端（图 6-1-13C）的结肠壁较远端（图 6-1-13D）增厚。

超声提示： 考虑腹腔慢性炎症（慢性阑尾炎并肠粘连可能）

术中诊断： 慢性阑尾炎并肠粘连

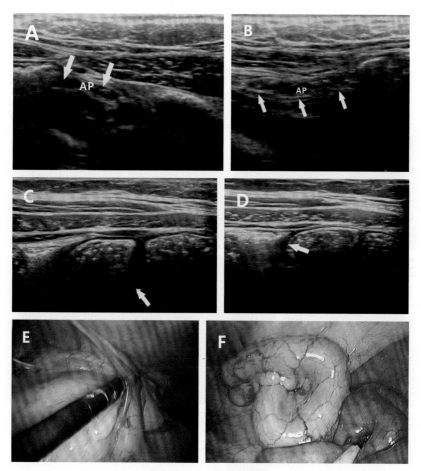

图 6-1-13 慢性阑尾炎

超声：A，B.阑尾壁稍毛糙、层次欠清、浆膜层连续性欠佳；C.升结肠近端肠壁增厚；D.升结肠
远端肠壁正常厚度。术中：E.阑尾轻度充血；F.升结肠近端的结肠带异常粗大，考虑粘连所致。

AP：阑尾

（五）间接征象诊断法

阑尾炎的患儿常因疼痛剧烈无法配合、肠气干扰严重、体脂厚或者阑尾严重坏疽
糜烂等情况，超声无法显示阑尾全程。此时应借助临床表现、检验学指标等，同时结
合超声扫查是否存在腹腔炎的间接征象，来判断是否为阑尾炎；还应鉴别梅克尔憩室
炎、肠扭转、腹内疝等疾病引起的征象改变。

病例一

患儿，男，9岁，腹痛来诊。疼痛持续无缓解，行走加剧，麦氏点压痛、反跳
痛，腹泻、腹痛1天后开始出现低热，感染指标2天内持续升高。

超声所见： 右下腹系膜广泛增厚、回声明显增强（图 6-1-14A，B），肠间可见
低回声渗出及粘连（图 6-1-14C），呈不规则片状分布。膀胱右侧可见一液性包裹性
团块（图 6-1-14D，E），向直肠方向延伸。未能探及确切阑尾回声。

超声提示：考虑消化道炎症并穿孔，脓肿形成可能（阑尾炎可能性大）。

术中诊断：坏疽性阑尾炎并周围脓肿形成。

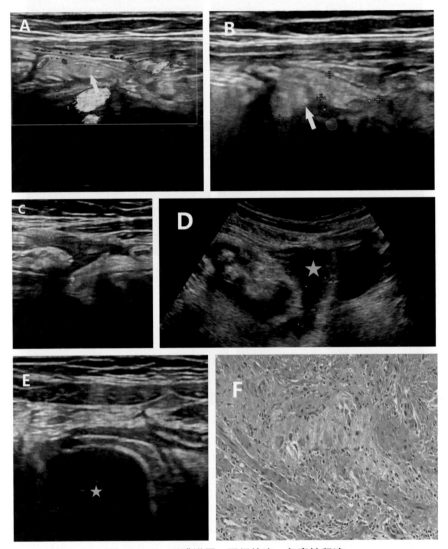

图 6-1-14　系膜增厚、肠间粘连、包裹性积液

A，B.系膜斑片状增厚（黄箭头）；C.肠间渗出、粘连（蓝箭头）；D.盆腔右侧液性包裹性团块（蓝星标）；E.高频探头下，团块壁厚，内部透声差（蓝星标）；F.病理证实坏疽性阑尾炎并脓肿形成

病例二

患儿 6 岁，男，低热，腹痛 3 天后就诊，外院以肠系膜淋巴结炎治疗无好转后转诊我院。查体：腹肌紧张，压痛，反跳痛。感染指标持续升高。

超声所见：腹腔肠系膜广泛性增厚，回声增强，肝肾隐窝、脾肾隐窝、左髂窝处探及透声差的液性暗区，内见密集光点及光带分隔（图 6-1-15A，B）。肠壁广泛性增厚（图 6-1-15C），较厚处约 0.28cm，肠蠕动减弱。另于膀胱后方探及一包裹性液性暗区（图 6-1-15D），范围约 4.6cm×3.1cm×3.8cm，壁厚、毛糙，内透声欠佳。阑尾未探及。

超声提示：腹腔所见不除外阑尾炎穿孔并脓肿形成可能。

术中诊断：坏疽性阑尾炎并阑尾周围脓肿。

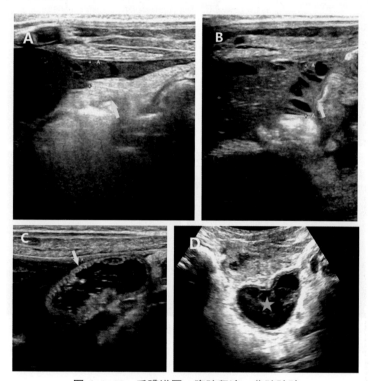

图 6-1-15 系膜增厚、腹腔积液、盆腔脓肿

A，B. 示肠系膜增厚，脾肾隐窝、肝肾隐窝透声差的积液（箭头），内见密集光点及光带分隔；
C. 增厚的肠壁（箭头）；D. 盆腔脓肿（蓝星标）

病例三

患儿 9 岁，转移性右下腹痛 4 小时，来诊时不能平卧，表情痛苦。麦氏点压痛、反跳痛，拒按。

超声所见：右侧腹可见系膜广泛增厚（图 6-1-16A），肠间可见低回声片状渗出带（图 6-1-16B），并见游离的液体（图 6-1-16C，D），内见密集光点浮动。动态观察部分肠管固定、僵硬，蠕动不明显。探头触痛明显，因患儿配合不佳，阑尾未能探及。

超声提示：弥漫性腹膜炎征象（考虑阑尾炎并穿孔可能）。

术中诊断：化脓性阑尾炎并穿孔。

知识点拓展

（1）外科性腹痛（穿孔、炎症等）持续 6 小时以上的腹痛应优先考虑外科急腹症，其顺序是先腹痛后发热，初为低热后为高热。

（2）内科性腹痛（紫癜、腹型感冒等）多为先发热后腹痛；或发热与腹痛同时发生；或发病初期就有高热，间歇性发作，腹痛很少超过 6 小时。

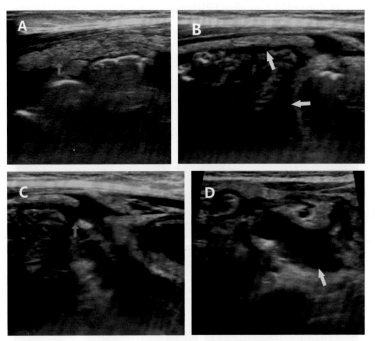

图 6-1-16　系膜增厚、肠间积液

A. 肠系膜明显增厚；B. 肠间可见低回声渗出带；C. 不规则的透声差的积液，有时与渗出粘连带不易鉴别；D. 不规则片状积液，内见密集光点浮动，有流动性

第二节　肠套叠

　　肠套叠（intussusception）是指一部分肠管及其系膜套入邻近的肠腔内一种机械性肠梗阻，是儿童外科常见急腹症，四季可见，冬、春两季是发病高峰，好发于 6 个月至 2 岁的婴幼儿。

一、发病原因

（一）回盲部解剖因素

　　婴儿期回盲部高位，未能完善固定，游动性大，系膜长，同时该区富含淋巴结组织。

（二）肠痉挛及自主神经失调

食物、细菌毒素刺激导致肠道痉挛及蠕动紊乱，部分婴幼儿自主神经活动失调。

（三）肠道内腺病毒等感染

甚至与家族遗传因素有关。

（四）继发性改变

1. 常继发于各种胃肠道疾病

如梅克尔憩室、肠息肉、肠重复、紫癜、淋巴瘤、卵黄管畸形、异物等。由于肠道局部解剖结构发生改变，可以刺激和改变肠道蠕动和引起管腔狭窄，可作为肠套叠触发点引起肠套叠。

2. 肠蛔虫

蛔虫在肠道中大量繁殖，导致局部肠管形成梗阻，然后以梗阻段为起始引导近端肠管套入远端肠管，形成肠套叠。

3. 术后粘连

发生肠套叠多为术后1周以内，症状不典型，多为小肠套叠，因粘连的存在，罕有自行松解的机会，需尽早手术干预。

二、病理生理

肠套肠管纵断面分为三层：外层为鞘部或外筒，套入部为内筒和中筒。肠管套入最远处为头部或顶端，肠管从外面套入处视为颈部。肠套叠通常为顺行性套叠，与肠蠕动方向一致，套入部随肠蠕动不断推进，该段肠管及其肠系膜也一并套入鞘内，颈部紧束使之不能自动退出。由于鞘层肠管持续痉挛，致使套入部肠管发生血运障碍，可出现淤血性坏死，早期表现为静脉回流受阻，组织充血水肿，静脉扩张，黏膜细胞分泌大量黏液进入肠腔，与血液、粪质混合呈果酱样胶胨状排出。同时，鞘部肠管因强烈痉挛及扩张发生缺血性坏死，严重时可引发肠穿孔，并发腹膜炎。

三、分型

（一）病因分型

1. 原发性

常指特发性肠套叠，约占95%，套叠肠管及肠套附近未见器质性病变。

2. 继发性

通常为复发性肠套叠，约占5%，主要为胃肠道器质性疾病继发。

（二）病理分型

1. 回盲型

约占60%，回盲瓣为起套点，将末端回肠带入升结肠，盲肠、阑尾、淋巴结等也顺行性套入。

2. 回结型

约占 30%，回肠末一段穿过回盲瓣进入结肠，盲肠和阑尾不套入。

3. 回回结型

回肠先套入远端回肠内，然后再整个套入结肠内。

4. 小肠型

约占 2%~3%，小肠套入小肠，包含空空型、空回型、回回型。

5. 结肠型

结肠套入结肠。

6. 多发型肠套叠

较少见，可继发于胃肠道多发性息肉（图 6-2-1）。

7. 其他

胃十二指肠套叠甚少，胃套入十二指肠内，偶见胃肠道黏膜息肉等。

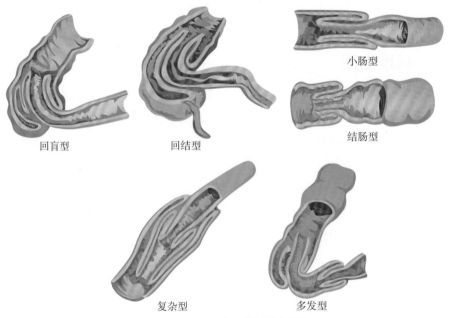

回盲型　　　　回结型　　　　小肠型

结肠型

复杂型　　　　多发型

图 6-2-1　病理分型模式图

四、临床表现

急性肠套叠常表现为突发性阵发性腹痛、反复呕吐、腹腔腊肠样包块、果酱样血便四联症及全身情况改变。小婴儿多出现阵发性剧烈哭闹，≥ 2 岁患儿主要临床表现为腹痛。回结肠型肠套叠早期就有血便，小肠型肠套叠血便出现较晚。全身状况依病程长短而异，早期除面色苍白、烦躁不安外，一般情况良好，病程较长时可出现肠坏死，患儿可有精神萎靡、嗜睡、发热、脱水甚至休克。文献报道≥2岁患儿的肠套叠症状表现多不典型，更易被临床误诊和漏诊。

五、儿童"肠套叠征象"的分型及超声诊断

超声是诊断儿童肠套叠的首选检查方法，可以发现肠套叠，同时观察肠壁血运情况、有无腹腔积液、有无胃肠道器质性病变。肠套叠时常进行空气灌肠或水灌肠复位治疗，然而对于暂时性、一过性的小肠套叠及假性肠套叠，常行物理治疗、对症治疗或原发病治疗。上述疾病的转归及治疗方式不同，然而在超声上均可表现为"肠套叠征象"，如果我们均统一报告"肠套叠"，必然会给临床带来困惑，同时增加不必要的临床复位治疗或延误原发疾病的诊治。经查阅文献，目前对于"肠套叠征象"尚无统一的命名，亦无规范及指南。因此，编者结合我院的诊治经验，集各方学者的优势观点，规范我院儿童"肠套叠征象"的超声诊断如下。

（一）超声分型

将儿童"肠套叠征象"分为三种类型。

1. 肠套叠

包含两种类型：①原发性肠套叠；②继发性肠套叠。

引起梗阻的、不可自行复位的持续性套叠，根据有无继发病因，分为原发性或继发性。原发性好发于回盲部，继发性各段肠管均可发生。

2. 暂时性小肠套叠

可自行复位的小肠套叠，发生于小肠。

3. 假性肠套叠

由于原发病因导致的假性肠套叠征象。常见于右侧腹肠管区域，如回盲部炎性增厚、肠痉挛引起的肠皱襞聚集、空气灌肠后水肿、阑尾炎或憩室炎形成的粘连团等。

（二）各分型的超声特点

1. 肠套叠

好发于右上腹。

（1）原发性肠套叠

①包块大小　多数情况下横径＞2.5cm，长径＞4cm，探头加压下动态观察，包块不解套。

②五大征象特点　长轴面："套筒征"。斜切面："假肾征"。横断面："同心圆征""炸面圈征"、"炸面圈内新月征"。**"同心圆征"**：肠壁水肿不严重，外层肠壁结构清晰；**"炸面圈征"**：外层肠壁水肿呈低回声，肠壁结构不清晰、难以辨认，环内为套入肠管，肠系膜无明显增厚；**"炸面圈内新月征"**：外层肠壁与炸面圈征相同，环内可见套入肠管及被套入肠管挤压的增厚肠系膜，呈新月形高回声。有时套叠包块内部还

可见到一个或多个增大的淋巴结，套叠肠管浆膜间偶可见新月形积液。

③肠梗阻 当长时间套叠后，近端肠管扩张、积液积气等会继发肠梗阻。

④彩色多普勒超声 早期肠壁血流信号正常或因肠壁充血水肿稍丰富，晚期肠管缺血坏死时出现血运障碍，少血流信号甚至无血流信号。

（2）继发性肠套叠：除具有原发性肠套叠的超声特点外，还可探查到各原发病因的超声特点。常见类型如表 6-2-1 所示。

表 6-2-1 部分原发疾病的超声特点

原发疾病	超声特点
梅克尔憩室内翻	憩室增厚的强回声黏膜或异位成分会在内翻后处于套叠的中心，区别于原发性的肠系膜套入后形成的"新月"征
肠重复畸形	套叠头端可见囊性肿物，壁厚呈"双壁征""高–低–高"征象
肠息肉	套入部头端球形不均匀肿块回声，内见散在无回声区，血供丰富，部分可显示蒂结构
Peutz-Jeghers 综合征	套叠头端见"车轮样""放射状"分布或高低回声相间的肿块回声
肠道淋巴瘤	肠壁呈肿块样极低回声，血供丰富
过敏性紫癜	肠壁明显增厚、层次较清晰，其内血流信号丰富
脂肪血管瘤	套环内偏心性增强回声区，内有条状血流信号

2. 暂时性小肠套叠

好发于脐周。包块通常横径 < 2.5cm，长径 < 4cm。动态观察套叠处可见套叠—自行解套—再套叠的循环出现，或者探头加压后套叠松解，可出现多处，大部分在套叠期间仍可观察到套叠的肠祥蠕动，不伴肠壁水肿和坏死，一般不引起肠梗阻。

3. 假性肠套叠

可发生于各段肠管，多见于右侧腹。

表现为假性"同心圆征"，主要由增厚的肠壁或者粘连团形成的假象，而非相邻肠管套入，如回盲部的淋巴滤泡增生、末端回肠肠壁增厚、阑尾肿胀、憩室炎等，伴周边系膜及网膜明显增厚、肠间多发低回声粘连带、周边肠系膜淋巴结肿大（与肠套叠的内部淋巴结区别）、局限性积液等，在横切时共同形成假性"同心圆征"，纵切时一般不出现"套筒征"，探头加压后其形态、大小无明显改变。肠梗阻与不梗阻均可出现。血流信号常表现为增多。

（三）超声诊断图文报告的书写建议

超声图文诊断报告建议参考儿童肠套叠征象的超声分型来书写。

1. 原发性肠套叠

建议诊断肠套叠，可标明套叠的类型（如回盲型、回结型、回回结型、小肠型、结肠型等）。

2. 继发性肠套叠

建议诊断肠套叠，可标明套叠的类型（如回盲型、回结型、回回结型、小肠型、结肠型等），并考虑（憩室、息肉、肿瘤等）继发。

3. 暂时性小肠套叠

建议诊断暂时性小肠套叠，考虑可复性（或可逆性），超声动态随诊。

4. 假性肠套叠

建议直接下病因诊断，如回盲部炎性水肿、回盲部空灌复位后改变、阑尾炎、憩室炎、腹型紫癜、肠粘连等。

六、临床其他诊断方法

1. 临床体征

肠套叠四联症及患儿全身症状、压痛等急腹症查体特征、肛门指检发现指染血便、诊断性穿刺腹腔积液为血性等。

2. 放射

腹部 X 线平片可见气－液平面等肠梗阻声像，穿孔可见膈下游离气体影。钡剂灌肠用于慢性肠套叠疑难病例。

3. CT、MRI、核医学显像

用于寻找继发性肠套叠的原发性胃肠道疾病。

七、临床治疗及预后

针对不同类型的"肠套叠征象"治疗方式不同，但整体预后良好。

1. 原发性肠套叠

（1）非手术治疗：疾病发作时间 ≤ 24h，一般常在彩色多普勒超声引导下行水压灌肠复位或者在放射科 X 线引导下行空气灌肠复位，通常复位成功率＞ 90%。目前学者们认为超声引导下水压灌肠是治疗肠套叠最佳方法，安全性较高。

（2）手术治疗：发病时间＞ 48h、怀疑肠坏死、水灌或空灌失败、存在并发症、多次反复肠套叠患儿则应提倡及时外科手术治疗。

2. 继发性肠套叠

积极治疗原发病，部分患儿可选择先灌肠复位减轻压迫，必要时手术治疗。

3. 暂时性小肠套叠

可暂行观察或以物理治疗为主。扫查时怀疑暂时性小肠套叠时，应探头加压，使之复位。若不能顺利复位，可喝温水、轻揉腹部，一般观察 30min 后复查腹部超声，若患儿小肠套叠仍然存在但一般情况良好，建议每 3~6h 复查一次腹部超声，以防漏诊持续性肠套叠。必要时临床可给以解痉治疗，不需灌肠整复或手术治疗，避免过度治疗。

4. 假性肠套叠

正确辨别引起套叠征象的原发病，按照原发病因对症治疗。

八、相关病例

1. 原发性肠套叠（图 6-2-2~图 6-2-5）

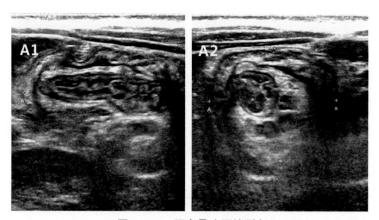

图 6-2-2　肠套叠（回结型）

A1. 肠套叠（回结型），长轴面显示为"套筒征"；A2. 横切面呈"同心圆征"

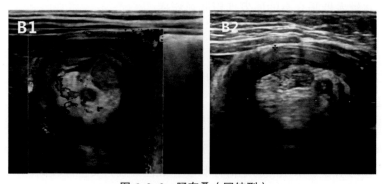

图 6-2-3　肠套叠（回结型）

B1. 肠套叠（回结型），横切面的"炸面圈征"；B2."炸面圈内新月征"，

新月形（箭头）为增厚的肠系膜

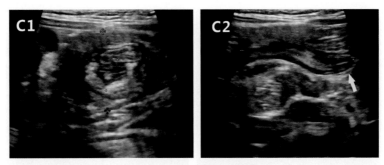

图 6-2-4 肠套叠（回盲型）

C1.肠套叠（回盲型）；C2.箭头示套入的阑尾（箭头）。

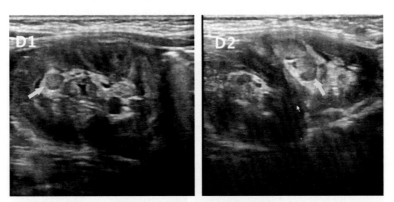

图 6-2-5 肠套叠（回回结套）

D1，D2.肠套叠（回回结套），套入多个淋巴结（箭头）。

2. 继发性肠套叠（图6-2-6~图6-2-10）

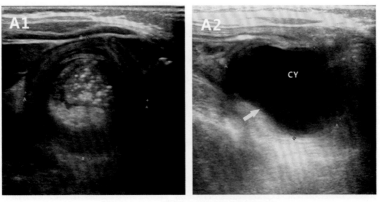

图 6-2-6 肠重复畸形继发肠套叠

A1.肠重复畸形继发肠套叠；A2.肠重复成为套叠的头端。CY：肠重复囊肿

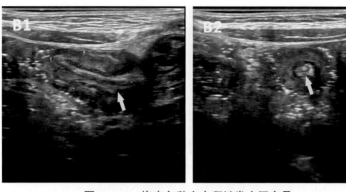

图 6-2-7 梅克尔憩室内翻继发小肠套叠
B1，B2.梅克尔憩室内翻形成继发性小肠套叠，憩室内翻后，
其系膜脂肪（箭头）跟着内翻位于团块中心

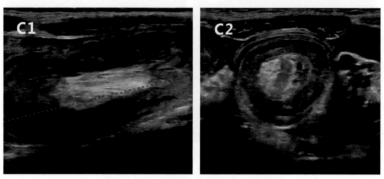

图 6-2-8 腹型紫癜继发小肠套叠
C1，C2.腹型紫癜继发小肠套叠

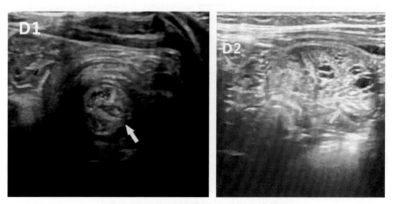

图 6-2-9 幼年性肠息肉继发小肠套叠
D1，D2.同一患儿，幼年性肠息肉继发小肠套叠，套叠头端是息肉，内见多发小囊腔样结构

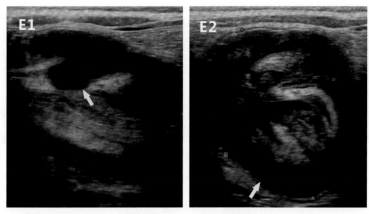

图 6-2-10　肠道淋巴瘤
E1，E2.肠道淋巴瘤继发结肠套叠，低回声肠壁是瘤体浸润

3. 暂时性小肠套叠（图6-2-11~ 图6-2-14 ）

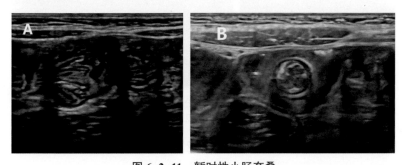

图 6-2-11　暂时性小肠套叠
A，B.不同患儿暂时性小肠套叠，动态观察呈套叠—自行解套—再套叠的循环出现

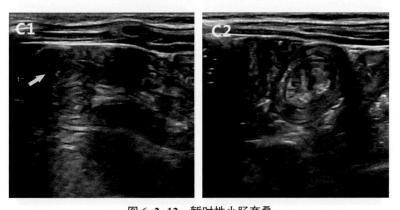

图 6-2-12　暂时性小肠套叠
C1，C2.8个月大的患儿反复哭闹，超声可见暂时性小肠套叠，套入部分相对较长，探头加压后，
动态观察已解套

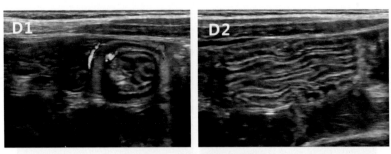

图 6-2-13　暂时性小肠套叠
D1.D2. 同一患儿暂时性小肠套叠的长轴和短轴，动态观察时自动解套

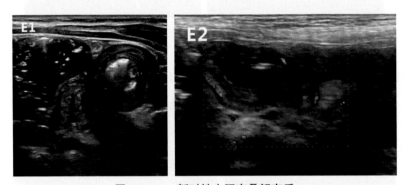

图 6-2-14　暂时性小肠套叠解套后
E1. 同一患儿暂时性小肠套叠；E2. 解套后复查肠壁水肿增厚

4. 假性套叠征象（图 6-2-15~ 图 6-2-22）

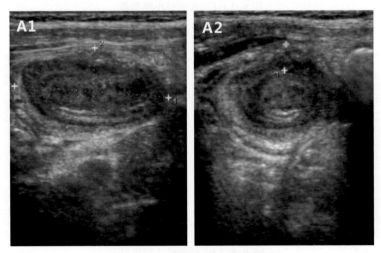

图 6-2-15　阑尾炎致回盲部粘连
A1，A2. 6 岁患儿，男孩，阑尾炎致回盲部炎性增厚并粘连形成套叠假象

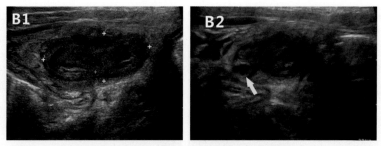

图 6-2-16　阑尾炎致回盲部炎性增厚

B1，B2. 4 岁患儿，女孩，阑尾炎致回盲部炎性增厚并粘连形成套叠假象，箭头所示为肿胀阑尾的横截面

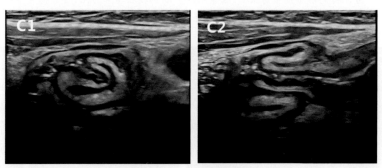

图 6-2-17　回盲部增厚

C1，C2. 6 岁患儿，男，因病毒感染后，回盲部增厚

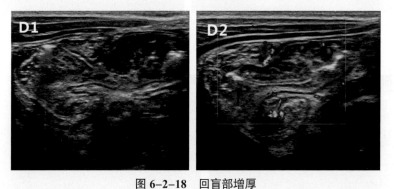

图 6-2-18　回盲部增厚

D1，D2. 5 岁患儿，女，扁桃体感染、腹痛来诊，回盲部增厚，血流信号增多

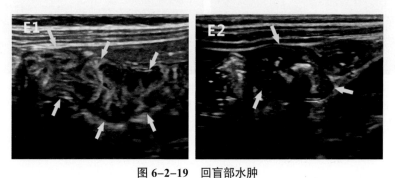

图 6-2-19　回盲部水肿

E1，E2. 2 岁患儿，男，肠套叠空气灌肠治疗后复查，回盲部水肿增厚

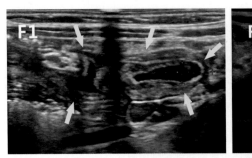
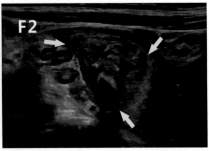

图 6-2-20　梅克尔憩室

F1.7 岁患儿，男，梅克尔憩室（箭头），肠壁增厚，以黏膜层增厚为主；F2.梅克尔憩室炎形成的
粘连团块

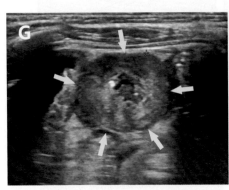
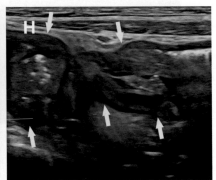

图 6-2-21　腹型紫癜

G，H.两个不同患儿，均患腹型紫癜，可见增厚的小肠壁形成套叠假象

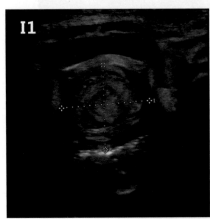
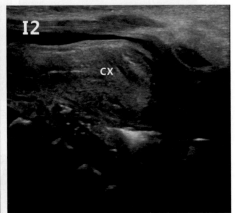

图 6-2-22　女性新生儿宫颈

I1，I2.女性新生儿宫颈，位于膀胱与直肠间，横切见套叠假象，纵切时显示为宫颈。CX：宫颈

肠套叠征象的鉴别如表 6-2-2 所示。

表 6-2-2　肠套叠征象的鉴别

分型 鉴别	肠套叠		暂时性或短暂性 小肠套叠	假性肠套叠
	原发性肠套叠	继发性肠套叠		
发病原因	占大部分。因回盲部解剖因素、肠痉挛及自主神经失调、感染等引起	由梅克尔憩室、肠息肉、肠重复、紫癜、淋巴瘤、卵黄管畸形、异物、蛔虫、术后粘连等胃肠道疾病引起	肠功能的失调是主因：儿童因肠功能较薄弱敏感，由上呼吸道感染、肠道炎症和饮食改变等多种因素刺激引起肠蠕动异常或肠痉挛而诱发	回盲部炎性增厚、肠痉挛引起的肠皱襞聚集、空气灌肠皱襞水肿、阑尾炎或憩室炎形成的粘连
分型特点	引起梗阻的、不可自行复位的持续性套叠		可自行复位，一般不引起梗阻	假性套叠，梗阻与不梗阻均可出现
临床表现	四联症：突发性阵发性腹部阵痛、反复呕吐、腹腔腊肠样包块、果酱样血便以及全身情况改变		缺乏特异性，有些有间歇性哭闹、间断隐痛、呕吐等，也有些毫无症状	具有与原发病因对应的临床表现
好发年龄	6 个月 ~2 岁	3 岁以上	各年龄段均可发生	各年龄段均可发生
好发部位	右上腹	各部位均可	脐周	右侧腹
多与何种解剖结构相关	回盲部	各段肠管	小肠	可发生于各段肠管，多见于右侧腹肠管
超声特点	多数情况下横径＞2.5cm，长径＞4cm，探头加压下动态观察，包块不解套。五大征象特点。肠梗阻。血流早期正常，后期少或无	除具有原发性肠套叠的超声特点外，还可探查到各原发病因的超声特点	通常情况下，横径＜2.5cm，长径＜4cm。套叠处可见套叠—自行解套—再套叠的循环出现，或者探头加压后套叠松解，可出现多处，大部分在套叠期间仍可观察到套叠的肠袢蠕动，不伴肠壁水肿和坏死，一般不引起肠梗阻	表现为横切面假性"同心圆征"，主要由增厚的肠壁或者粘连团形成的假象，而非相邻肠管套入，因此纵切面时一般无"套筒征"，探头加压后其形态、大小无明显改变。血流信号常表现为增多
临床治疗	非手术治疗失败后，及时手术		可暂行观察或以物理治疗为主	按照原发病因对症治疗

第三节　梅克尔憩室

梅克尔憩室（Meckel diverticulum, MD）是由于卵黄管退化不全所致，常发生于回肠末端的对侧系膜缘，属回肠远段真性憩室，位于回肠末端距回盲瓣 30~100cm 的回肠壁上，其内常含有异位组织，最常见的是胃黏膜，其次是胰腺组织。发病率约 2%，男女发病比例为（2~7.5）∶1，仅 4%~6% 的患儿可出现症状，5 岁以下儿童占 56.4%。

一、发病机制

1. 卵黄管正常的胚胎发育

在胚胎早期，中肠与卵黄囊相通，在其相连中间有一交通管道称之为卵黄管，也称脐肠管（图 6-3-1）。正常胚胎发育第 2 周卵黄囊顶部之内胚层细胞群卷入胚体，构成原始消化管，头端称前肠，尾端称后肠，中间段称中肠。卵黄囊位于羊膜囊外，属于胚胎组成复合体的一部分（胚盘、羊膜囊、卵黄囊），卵黄囊通过卵黄管与胎儿相连，是母体和胚胎交换的最初始途径，对胚胎早期的发育非常重要，在胎盘循环建立之前为胚胎提供营养、免疫、代谢、内分泌和造血等功能。胚胎于第 5 周末，其卵黄囊与原肠断离，逐渐退化，至第 7 周，成为直径小于 5mm 的小囊，残存于胎盘表面。卵黄管也将退化成纤维索条脱落。

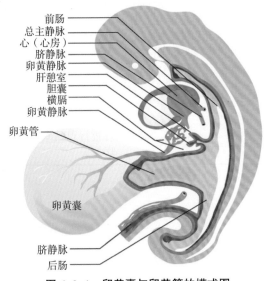

图 6-3-1　卵黄囊与卵黄管的模式图

2. 卵黄管发育障碍

当原本连接中肠与脐部的卵黄管没有完全退化脱落，只是卵黄管部分闭塞，卵黄管回肠端开放（图 6-3-2）而脐端留一纤维索条（图 6-3-3）则形成 MD。憩室壁结构与回肠壁结构相同，25%~30% 的憩室壁内有异位组织，最常见的是胃黏膜，其次是胰腺组织，偶可见十二指肠、空肠、结肠黏膜。异位组织是憩室并发症的主要原因，导致炎症、狭窄、组织自溶、扭转等改变。

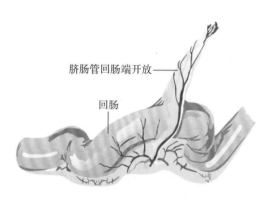

图 6-3-2　梅克尔憩室形成模式图

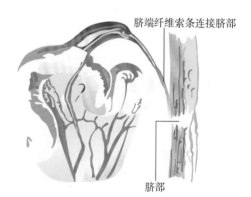

图 6-3-3　纤维索条的模式图

二、分型

目前临床上对 MD 的分型尚未统一，有学者按超声表现将 MD 分为 4 型。
Ⅰ型：为单纯 MD 表现，又分为 Ia 及 Ib 型。
　　　Ia 型：肠壁增厚并肠管固定。
　　　Ib 型：椭圆形囊状无回声。
Ⅱ型：MD 继发肠套叠。
Ⅲ型：MD 合并穿孔并周围炎症。
Ⅳ型：MD 并发肠梗阻。

三、临床表现

本病本身常无症状，多在发生并发症时才出现相应表现。最常见的表现有消化道出血、腹痛、腹膜炎、肠梗阻、贫血等。其中以消化道出血最为常见，主要与异位组织高度相关，其所分泌的消化液侵蚀憩室本身及周围肠管的黏膜及血管。肠梗阻也是常见的并发症之一，是由于憩室自身扭转或连带周围肠管扭转，憩室束带压迫或缠绕肠管形成内疝，憩室炎症渗出致周围肠管粘连，憩室内翻引起套叠等原因引起。

四、超声诊断及鉴别

（一）梅克尔憩室超声表现

1. 异常增厚的不规则厚壁肠襻

腔内以黏膜层及黏膜下层增厚为主，中心可见部分强回声黏膜似"花瓣样"，其一端为盲端，一端与回肠相通，动态观察蠕动差，形态僵硬，挤压不易变形，憩室周围可见低回声的炎性渗出带。患儿多以无痛性血便和贫血就诊。

2. 壁厚型囊性包块

囊内可见絮状沉淀，实为憩室感染或出血后所形成，周边系膜明显增厚并腹腔积液，肠间可见低回声粘连带。

3. 继发小肠套叠

表现为右中、上腹出现典型的"同心圆征"及"套筒征"，追踪探查套叠的头端，可发现囊状无回声，其壁为肠壁的囊状回声；当憩室内翻套叠入小肠腔时，套头内可见管状结构，管状结构（憩室）可见蒂与肠管相连，憩室的肠系膜脂肪翻入到憩室的中心，中间呈稍高回声（憩室浆膜层内凹、脂肪重叠）。

4. 憩室穿孔

表现为右下腹肠间隙的炎性渗出、腹腔游离积液等间接征象，周围系膜增厚，回声增强。

5. 合并肠梗阻

表现为近端肠管梗阻扩张，包块位于扩张与萎瘪肠管交替处，腹腔内可见游离液体，应警惕憩室顶端与脐部之间的索条下是否有小肠钻入而形成内疝的可能。

（二）鉴别诊断

1. 急性阑尾炎

临床表现与憩室炎相似，均表现为右腹痛、发热、感染指标升高，二者难以鉴别。高频超声主要通过寻找阑尾并判断阑尾与炎症包块的关系来鉴别，阑尾近端与回盲部相连，而憩室的近端与回肠相连。

2. 肠重复畸形

具有消化道壁结构的肠管，通常为管形、圆形或长条形并与周边肠管共壁，可分为腔内型及腔外型，囊壁可分辨强 – 弱 – 强三层结构，彩色多普勒显示囊壁可见血流信号，当发生感染、出血时，发生在右侧腹的回肠重复畸形与梅克尔憩室难以鉴别。由于回肠重复畸形的形态结构与憩室无明显的差别，手术方法相似，所以术前影像学上鉴别意义不大。

3. 急性胆囊炎

超声表现为右上腹囊性包块，内见絮状沉积物，包块增厚，回声减低不均匀，呈现"双边征"，可伴右上腹网膜增厚、腹腔积液，当临床上出现墨菲征阳性时，结合包块与肝门部的关系可鉴别。

五、临床其他诊断方法

1.CT 检查

术前腹部增强 CT 检查 MD 具有典型影像表现，对该病有诊断价值。儿童 MD 的 CT 特征表现为病变段肠管管壁增厚，强化明显，肠管直接由增粗的肠系膜上动脉终末支供血，大部分可见与回肠相通。

2.^{99m}Tc 核素扫描

据文献报道，诊断和定位正确率在 80% 以上。异位胃黏膜显像敏感性和特异性分别为 85% 和 95% 以上。但是在不合并异位组织或者微量异位时，此检查具有局限性，不能完全作为确诊或排除 MD 的诊断依据。

3.腹腔镜检查

当患儿的术前影像检查难以明确诊断，而临床又高度怀疑 MD 时，可进行腹腔镜探查，如果发现憩室即可同时治疗。

六、临床治疗及预后

治疗本病常用经腹腔镜行儿童梅克尔憩室切除术，具有微创、恢复快、并发症少、瘢痕小等优点，安全可行。

七、相关病例

病例一

患儿，3 岁，男，腹痛、便血，先后 2 次外院就诊。首诊时超声提示肠系膜淋巴结肿大，临床按照肠系膜淋巴结炎治疗 3 天，无好转，仍腹痛、便血，血红蛋白进行性下降。然后患儿转诊第二家医院，超声提示肠套叠，放射科行空气灌肠，发现空灌无阻力。因腹痛、便血病因不明，转诊我院。

超声所见：回盲部附近可见一厚壁肠襻（图 6-3-4A），黏膜层明显增厚似"花瓣样"（图 6-3-4B），一端为盲端，一端与回肠相通（图 6-3-4C），周边肠系膜明显增厚，探及少量腹腔积液（图 6-3-4D），探头下压痛明显。另见多处小肠暂时性套叠（图 6-3-4E），动态观察可见套叠—自行解套—再套叠的循环出现，不伴肠壁水肿和坏死，未引起明显梗阻征象。脐周及回盲部可见多发肠系膜淋巴结肿大（图 6-3-4F），较大者 2.0cm×0.8cm，皮髓质分界不清，部分可见融合。阑尾全程未见异常。

超声提示：考虑：梅克尔憩室炎；暂时性小肠套叠（可复性）；肠系膜淋巴结反

应性增生。

　　术中诊断：梅克尔憩室炎。

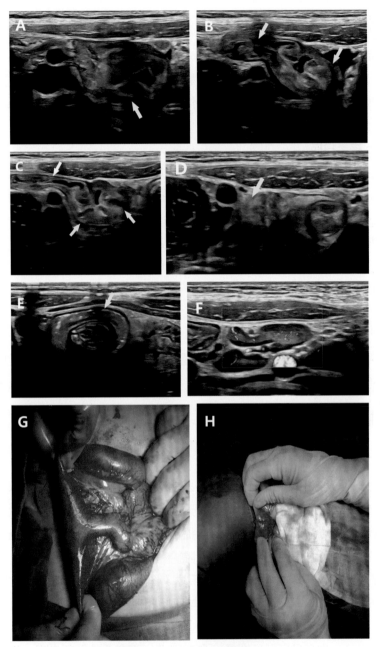

图 6-3-4　梅克尔憩室炎

A. 回盲部附近的厚壁肠襻；B. 黏膜增厚为主，呈"花瓣样"；C. 一侧为盲端，一侧与末端回肠（白
箭头）相通；D. 周边系膜片状增厚（黄箭头）；E. 暂时性小肠套；F. 肠系膜淋巴结反应性增生；
G. 术中诊断梅克尔憩室；H. 切除憩室后缝合

病例二

患儿，女，7岁，咳嗽、呕吐就诊，当地医院拟诊"支气管炎"收住院治疗，对症治疗未好转，呕吐进一步加重，腹平片示"肠梗阻"，转诊我院治疗。

超声所见：小肠广泛扩张（图6-3-5A），较宽处内径2.1cm，张力高，内见食糜及液体。右中腹距离脐水平约三指处可见一壁厚型液性暗区（图6-3-5B），壁厚、毛糙，内见絮状沉积物，暗区经一细小管道向肠管间延伸（图6-3-5C），并与肠管共同形成一"漩涡征"（图6-3-5D），即梗阻点，周边可见扩张与萎瘪肠管交替显示，萎瘪肠管无明显蠕动（图6-3-5E），肠系膜明显增厚。回盲部及阑尾显示不清。结肠未见扩张。

超声提示：考虑梅克尔憩室并扭转可能，肠重复畸形不除外。

术中诊断：梅克尔憩室炎、憩室根部及回肠扭转坏死、肠粘连。

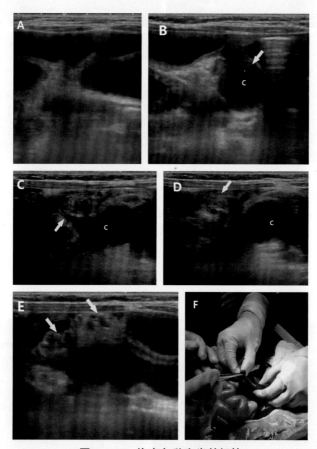

图6-3-5 梅克尔憩室炎并扭转

A.小肠梗阻；B.脐右侧腹厚壁型液性暗区；C.暗区一侧变细呈一管状回声向肠间延伸；D."漩涡征"处即梗阻点；E.梗阻远端的肠管萎瘪、肠壁增厚、蠕动差。F.术中证实梅克尔憩室、憩室根部及回肠扭转坏死

病例三

患儿 6 岁，男，血便来诊。

超声所见： 右侧腹探及一异常增厚的肠管呈囊袋状（图 6-3-6A），蠕动不明显，挤压不变形，一端呈盲端，一端与小肠相通，壁厚约 4~7mm，肠壁黏膜层明显增厚，横切时可看见部分黏膜局部凸起（图 6-3-6B），回声增强。

超声提示： 考虑梅克尔憩室。

术中诊断： 梅克尔憩室。

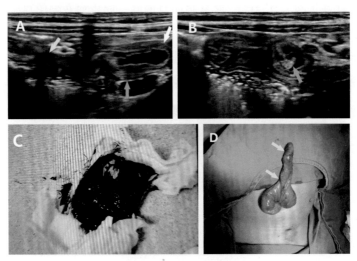

图 6-3-6　梅克尔憩室

A. 梅克尔憩室呈囊袋状（蓝箭头），一端呈盲端（白箭头），一端与小肠（黄箭头）相通；B. 横切时部分黏膜局部凸起（蓝箭头），回声增强，病理证实内含异位的胃腺和胰腺组织；C. 患儿血便；D. 术中探查确诊梅克尔憩室

病例四

经术中证实的梅克尔憩室一例（图 6-3-7）。

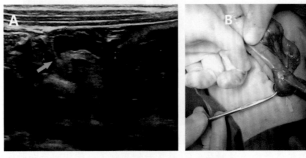

图 6-3-7　梅克尔憩室

A. 梅克尔憩室表现为一增厚的肠壁，其内充满透声欠佳的液性暗区，探头挤压整体形态大小无明显变化；B. 术中证实的梅克尔憩室

梅克尔憩室病例组（图 6-3-8）

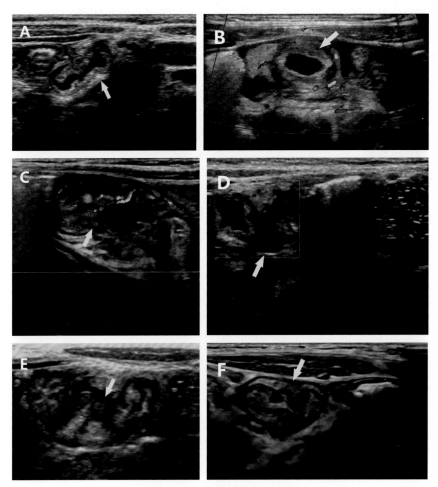

图 6-3-8 梅克尔憩室病例组
A~F. 示六组形态各异的梅克尔憩室（箭头）超声图

知识点拓展

一、卵黄管疾病

（一）卵黄管发育异常的病理类型（图 6-3-9）

1. 脐茸
卵黄管完全闭塞，仅在脐部残留肠黏膜组织，无管腔样结构，不与腹腔相通。

2. 脐窦
卵黄管肠端闭合，脐端残留较短的未闭盲管。

3.脐肠瘘

卵黄管全部未闭合，肠道通过未闭的卵黄管在脐部与外界相通。

4.卵黄管囊肿

卵黄管脐端和肠端均闭合，而中间部分仍保持原有的内腔，其黏膜分泌物聚集而形成囊肿。

5.脐肠索带

卵黄管及其血管纤维化索带未退化形成的残留。

6.梅克尔憩室

卵黄管肠端开放，脐端闭合。

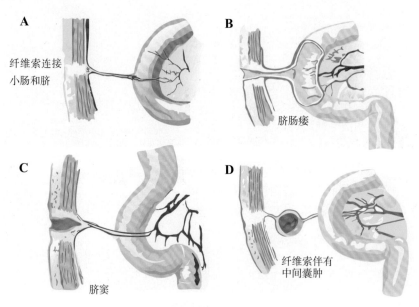

图 6-3-9　卵黄管发育异常的模式图
A~D.顺序显示脐肠索带、脐肠瘘、脐窦、卵黄管囊肿模式图

（二）临床表现

脐茸为黏膜样组织，肉眼观樱红色、息肉状增生物是特征性外观（图 6-3-10）；**脐茸及脐窦**均可出现脐部反复红肿、渗液；**脐肠瘘**时可从脐部渗出粪渣样物（图 6-3-11，图 6-3-12）；**卵黄管囊肿**位于脐部下方，一般无自觉症状，可出现感染；**脐肠索带**一般无症状，对肠管造成卡压时出现肠梗阻、急腹症症状，还可能引起内疝。上述病变还可能会继发感染、结石、癌变等并发症。

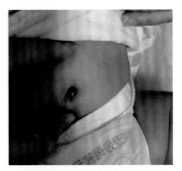

图 6-3-10　脐茸外观

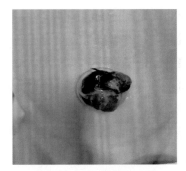

图 6-3-11　脐肠瘘外观

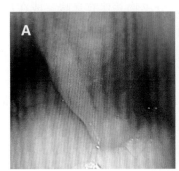

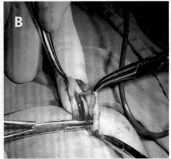

图 6-3-12　脐肠瘘术中图
A.腹腔镜下的脐肠瘘；B.开腹术中所见的脐肠瘘

（三）超声诊断

1.卵黄管异常的各类型超声表现

（1）脐茸：脐孔处向外局限隆起的低回声团，直径约 0.4~1cm，基底表浅，深方无管道结构，与腹腔无相通。低回声团内部见丰富血供。

（2）脐窦：脐部下方可见一具有盲端的管道回声，位于腹膜外，与腹腔不相通，管腔有渗液时显示清晰，无液体时，管道显示不清。

（3）脐肠瘘：脐部下方可见一管道回声，壁厚，一端与脐部相通，一端与腹腔相通，管腔内可见气体及粪渣样回声。

（4）卵黄管囊肿：脐部可见一囊性结构，壁厚，无感染时透声好，两端可见索带与囊肿相连，索带一端与脐部相连，另一端向腹腔延伸。合并感染时，囊肿壁增厚，内透声欠佳，周边软组织炎性水肿。

（5）脐肠束带

①束带表现　连接在脐部与回肠间的束带，常合并有梅克尔憩室，超声表现为带状低回声，粗约 0.2~0.3cm，形态光整，向周围延伸或缠绕弯曲，其中央可见线样高回声，其内无血流信号。

②束带造成肠梗阻　脐肠束带和梅克尔憩室共同形成疝囊口导致肠内疝；梅克尔

憩室顶端束带向脐部或周围区域延伸，周围肠管以此为轴异常旋转形成肠管异常排列团块导致肠扭转；脐肠束带直接卡压肠管及血管。以上均可造成肠梗阻出现如下继发改变：受累范围的肠管管壁增厚回声减低，蠕动明显减弱或者消失，腹腔及肠间隙可见积液，彩色多普勒示肠管壁血流明显减少。

2. 鉴别诊断

（1）脐炎：新生儿脐炎是最为常见的一种感染性疾病，因断脐或出生后护理不当，导致细菌通过脐残段侵入患儿体内并在其体内繁殖而引起的急性炎症。患儿在早期可表现为脐带根部发红或脐带脱落后不愈合，脐窝处湿润且有渗出物；疾病后期可见脐部周围的皮肤红肿，脐窝可见浆液脓性分泌物并伴有臭味，或在局部形成脓肿；严重者还可引起腹膜炎，并有发热、烦躁不安、精神不佳等全身中毒表现。超声表现为脐部炎症改变，可形成炎症包块，血流信号丰富，周边软组织增厚。应常规排查是否同时合并卵黄管及脐尿管病变。

（2）脐疝：超声表现为脐部探及一团块，内为腹腔内容物，常见是肠管。当患儿腹压增大时，腹腔内容物经疝孔进入腹壁或腹壁包块变大，当腹压减小时可回纳腹腔。当脐疝合并嵌顿时，腹腔内容物不可回纳腹腔，伴有肠梗阻表现，疝入的肠管壁水肿增厚。血流早期增多，后期稀疏。

（四）临床其他诊断方法

1. 探针探查法

可自脐孔插入较深，方向垂直向后，针头活动度大，可能为脐肠瘘；如探针插不进或插入较浅，应考虑为脐茸或脐窦；如探针方向仅限向下，且活动度小，可能为脐尿管瘘。

2. 造影法

经导管注入 76% 复方泛影葡胺后做腹部正侧位片，可见造影剂进入小肠，即可确诊为脐肠瘘。

3. 经脐孔注入法

经脐孔注入活性炭，可从大便排出；为鉴别脐尿管瘘，经脐孔注入美蓝，可从小便排出。

4. 腹腔镜技术

可鉴别诊断的同时进行治疗。

（五）临床治疗及预后

1. 脐茸

治疗方法包括非手术治疗和手术治疗。非手术治疗是通过物理和化学的方法破坏脐部残留黏膜，如硝酸银烧灼、电灼、CO_2 激光及冷冻方法等。手术治疗方法有单纯的脐部黏膜切除，也有用丝线结扎黏膜与皮肤交界处，使其干燥脱落，以上方法仅破坏了脐部外露的黏膜组织，未完整切除脐茸深在的蒂部，故均有易复发的缺点。

2. 脐窦、卵黄管囊肿

一般应手术切除。当脐窦合并感染时应先切开引流，待感染控制后再行窦切除及脐成形手术。卵黄管囊肿患者不愿手术治疗时，也有学者建议经脐孔入囊肿冲洗囊腔。

3. 脐肠束带

引起肠扭转、肠内疝、肠坏死时应积极手术治疗。

4. 脐肠瘘

一旦明确诊断，基本上都需要手术纠正。

（六）相关病例

病例一

患儿 3 月龄，男，生后一直有脐部肿物，呈樱红色（图 6-3-13A），因突发腹胀、呕吐不缓解入院。

超声所见： 小肠扩张，张力高（图 6-3-13B），肿物下方可见一延续的低回声管状结构，壁与肠管壁相似，近根部处扭转呈"漩涡征"（图 6-3-13C，D），隐约探及其扭转后与小肠相连。周边系膜明显增厚。探头下压痛明显。扭转处可见扩张与萎瘪肠管交替显示。

超声提示： 小肠梗阻。低回声管状结构不除外为脐肠瘘管，合并小肠扭转。

术中诊断： 脐肠瘘管并扭转（图 6-3-13E）、急性弥漫性腹膜炎、小肠梗阻、肠粘连。

术后病理： 符合脐肠瘘管（图 6-3-13F）。

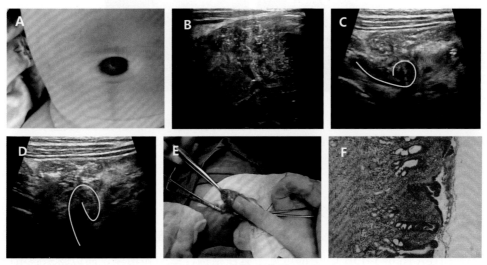

图 6-3-13 脐肠瘘管合并扭转

A.脐部肿物外观；B.小肠梗阻扩张；C，D."漩涡征"；E.术中将扭转复位后显示的脐肠瘘管；
F.病理符合脐肠瘘管

病例二

患儿 8 月龄，女，生后脐部一直有渗液，因呕吐入院。

超声所见： 脐部探查可见脐下方腹腔内一管状结构（图 6-3-14A），脐近端管腔内充盈液体及食糜样回声（图 6-3-14B），脐远端管腔萎瘪，并扭转形成"漩涡征"（图 6-4-6C），近端小肠梗阻扩张（图 6-3-14D），张力高，周边肠系膜增厚，回声增强。

超声提示： 小肠梗阻，考虑脐肠瘘管并扭转可能。

术中诊断： 脐肠瘘管并扭转、急性弥漫性腹膜炎、肠粘连。

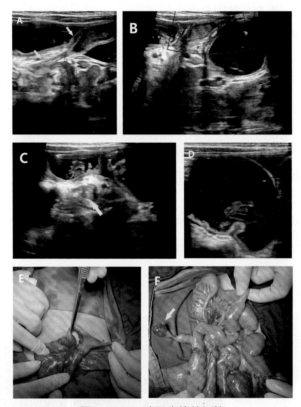

图 6-3-14　脐肠瘘管并扭转

A，B.脐肠瘘管（箭头），脐近端管腔扩张，管壁少量血流；C.脐远端管腔萎瘪，形成"漩涡征"；
D.近端小肠梗阻扩张，张力高；E.术中诊断脐肠瘘管，镊子指示扭转处；F.切除瘘管脐端，显示
完整脐肠瘘管

病例三

患儿 3 岁，女，腹痛来诊。

超声所见： 脐部下方探及一低回声索带，一端与脐部相连（图 6-3-15A），一端与小肠相连（图 6-3-15B），中部可见一囊性结构，壁明显增厚，周边肠系膜增厚、回声增强。

超声考虑： 卵黄管囊肿并感染。

术中诊断：卵黄管囊肿、弥漫性腹膜炎。

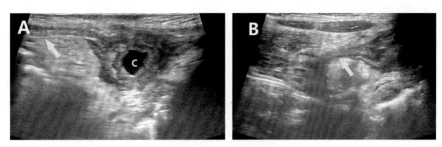

图 6-3-15　卵黄管囊肿
A.卵黄管囊肿一端与脐部相连；B.一端与小肠相连

病例组

图 6-3-16 为 6 例不同患儿脐茸病例。

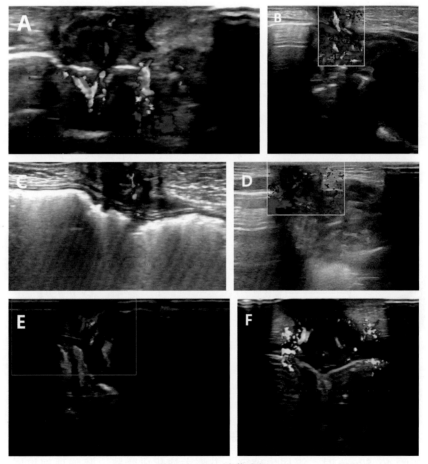

图 6-3-16　脐茸病例
A~F.示 6 例不同患儿的脐茸声像；均表现为脐孔处向外局限隆起的低回声团，基底表浅，深方无
管道结构，与腹腔无相通，内部血供丰富

二、脐尿管疾病

（一）发病机制

1. 脐尿管正常的胚胎发育过程

后肠尾段的膨大，成为泄殖腔。在其末端，内胚层与表面的外胚层紧密相贴，形成泄殖腔膜（图 6-3-17A）。尿囊从泄殖腔延伸至脐带。尿囊与后肠之间的尿直肠隔将泄殖腔分为前、后两份，前份称为尿生殖窦，后份称为直肠（图 6-3-17B）；泄殖腔膜也被分隔成前面的尿生殖膜和后面的肛膜。尿生殖窦上份形成梭形的膀胱，尿生殖窦下份的骨盆部和阴茎部（固有尿生殖窦）形成两性（男性：图 6-3-17C，女性：图 6-3-17D）的尿道、相关的腺体及结构。

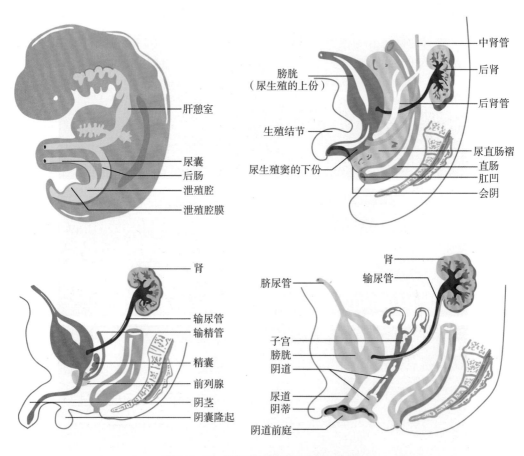

图 6-3-17　脐尿管正常的胚胎发育过程

在胚胎 40~50mm 时，泌尿生殖窦上方膨大演化成膀胱，膀胱顶部扩展到脐部，与脐部固定，随着胚胎长大，膀胱沿腹壁下降，在此过程中，自脐有一细管即脐尿管与膀胱相连，以后退化成一纤维束。在两性胚胎中，脐尿管都退化，形成纤维性的脐中韧带。脐尿管走行于腹膜外、腹横筋膜内的锥形腔隙（又称 Retzius 间隙）的中央，其长度在 3~10cm，直径约 8~10mm。

2. 脐尿管发育障碍

如果脐尿管不闭锁，或者一端闭锁，或者中间段未闭，就会形成脐尿管畸形（图 6-3-18~ 图 6-3-19）。

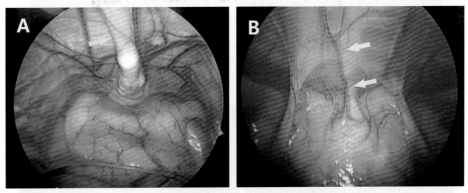

图 6-3-18　腹腔镜下未退化但已经闭锁的脐尿管

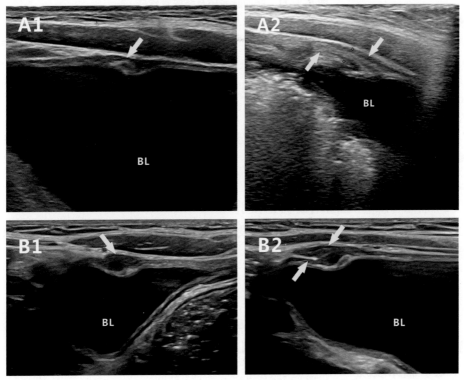

图 6-3-19　脐尿管遗迹超声图

图示两不同儿童，膀胱顶端的脐尿管遗迹的短轴（A1，B1）及长轴（A2，B2），已闭合但部分未完全退化

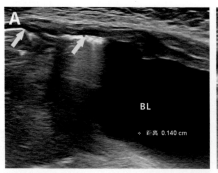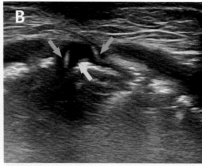

图 6-3-20　脐动脉遗迹

图示新生儿脐尿管已闭锁但未退化，横切面显示脐尿管两侧的脐动脉遗迹（蓝箭头）

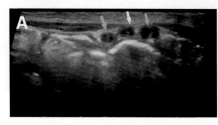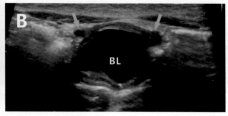

图 6-3-21　脐动脉残迹及脐尿管残迹

A.新生儿脐动脉残迹（蓝箭头）及脐尿管残迹（黄箭头）的横切图；B.脐动脉残迹（蓝箭头）沿膀胱两侧走行

（二）分型

脐尿管病变根据来源，可分为先天性和继发性。

1. 先天性

脐尿管病变根据不同部位退化障碍分成不同的脐尿管病变，即按 Fox 分型法分成四型（图 6-3-22）。

（1）脐尿管窦：脐尿管脐部未闭。

（2）脐尿管憩室：脐尿管膀胱端未闭。

（3）脐尿管囊肿：两端闭合而中间段管腔未闭，由于管壁上皮层分泌液的积聚，管腔扩张而形成脐尿管囊肿。

（4）脐尿管瘘：脐尿管完全不闭锁，脐部有管道与膀胱完全相通。

2. 继发性

继发性脐尿管病变分为脐尿管感染和肿瘤。任意一种类型脐尿管退化不全所残存的管状结构均有可能发生癌变的可能。因此对脐尿管病变的早期诊断尤为重要。

（三）临床表现

1. 脐尿管窦

主要表现为脐部反复潮湿流液，合并感染时流脓，经久不愈，腹部加压时脐部排出液量增加。

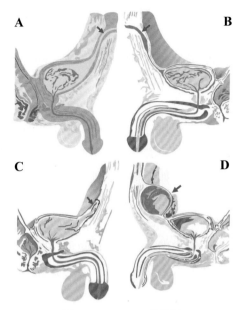

图 6-3-22 Fox 分型法
A.脐尿管瘘；B.脐尿管窦；C.脐尿管憩室；D.脐尿管囊肿

2.脐尿管憩室

脐尿管憩室是最罕见的疾病，表现为脐尿管近膀胱处未闭。多数情况下，该病无症状，通常是患者做影像学检查偶然发现。膀胱脐尿管憩室的开口大小与膀胱开口的大小不等，当开口较小时憩室内易形成结石，进而引起尿道刺激征和血尿等症状。

3.脐尿管囊肿

好发于脐尿管的下 1/3 处。单纯性脐尿管囊肿患者可无临床表现，当合并感染时会出现如疼痛、脐部脓性分泌物等炎症症状；如果囊肿出血或破裂，会出现腹膜刺激症状。

4.脐尿管瘘

临床多可在术前作出明确诊断。常表现为脐部发红、触痛及尿臭味渗液。渗液量多少与瘘管直径相关。憋尿、腹压增高（如儿童哭闹、咳嗽）和下尿路梗阻时渗液更明显。这种异常最常见于新生儿期的体检，表现为脐部持续的泌尿以及脐部的相关异常表现，包括脐部水肿、肉芽肿及脐带残端愈合延迟。

5.脐尿管肿瘤

十分罕见，主要发生于成人。

（四）超声诊断

1.脐尿管窦

表现为脐部下方窦道状回声，边界较清，脐尿管脐端呈较宽的"喇叭口状"，其向下逐渐变细类似"鼠尾状"最终形成盲端。有时脐部或膀胱端炎症引起的粘连或肠气干扰显示不清，可造成窦道和瘘道之间的鉴别困难。

2. 脐尿管憩室

表现为腹中线膀胱顶部的囊性包块，壁厚；一端与膀胱相通，一端为盲端；膀胱排尿后包块变小。

3. 脐尿管囊肿

表现为脐尿管走行区的囊性包块，边界清晰，形态规整，周边及内部未见明显血流信号，当合并囊内出血或感染时，囊壁明显增厚，内充满密集光点，考虑为坏死组织的碎屑、积血或囊壁渗出液等。如果感染迁徙不愈常容易形成脓肿，表现成混合性包块，边界模糊不清，周边组织增厚，包块周边可见丰富血流信号。当其囊内出现结节状突起或表现为实性团块时，则应该注意鉴别脐尿管癌可能。对于肿块内有血流信号者除考虑脐尿管癌外，还应考虑肉芽肿形成的可能。脐尿管囊肿的检查必须与排尿试验相结合，观察排尿后包块的大小变化，证实其与膀胱是否相通。

4. 脐尿管瘘

典型脐尿管瘘表现为脐部皮下无回声或低回声的管状结构，向下延伸与膀胱顶部相通，膀胱充盈时尤为明显，探头加压时，管道内液体增多，脐部可见液体流出。管道的粗细随膀胱充盈与排空，随外力施压大小而发生改变，而少数脐尿管瘘因瘘管管径较细，炎性水肿不明显，检查时膀胱充盈不佳等原因会发生漏诊、误诊。

5. 脐尿管肿瘤

表现多以低回声为主伴不均质混合回声及钙化。钙化出现率高，被认为是脐尿管腺癌的诊断依据。其声像图表现可与一些良性肿瘤、肉芽肿性炎性肿块或膀胱癌相类似，超声难以鉴别。

6. 与卵黄管疾病的鉴别

脐尿管与卵黄管的病变在声像表现上类似，但在长轴上二者与腹壁的夹角有所不同，走向也不同，脐尿管朝向膀胱走行，与腹壁夹角较小；卵黄管朝向腹腔走行，与腹壁夹角较大。

（五）临床其他诊断方法

1. 影像学诊断

超声筛查可作为首选检查方法。当超声无法诊断时，通常建议使用其他成像方式，如造影、CT 或 MRI。CT 能够更加直观地展现出脐与膀胱之间的异常结构，为手术提供精确的信息。

2. 其他方法

（1）经导尿管注入亚甲蓝，观察脐孔是否蓝染，或经脐部瘘孔注入亚甲蓝，观察有无蓝色尿液排出，明确脐孔是否与膀胱相通。

（2）经瘘孔插入输尿管导管造影明确脐尿管病变走行方向。

（3）排尿期膀胱尿道造影明确膀胱脐尿管憩室诊断及其形态。

（4）膀胱镜检查了解膀胱顶部是否有瘘孔、憩室或肿块。

（六）临床治疗及预后

1. 保守治疗

有文献报道 6 个月以内的婴儿经保守治疗后多能自愈。保守治疗后可以密切观察 6~12 个月，如症状持续存在或继发感染，应再次检查评估，必要时考虑手术切除，以防远期继发感染及恶变可能。

2. 手术治疗

手术仍是目前治疗症状性脐尿管残存的主要方式。腹腔镜技术不仅仅用于治疗，且对于高度怀疑脐尿管残存但影像学检查不能明确的患儿也是重要的诊断方式。

（七）相关病例

病例一

患儿 5 岁，男，脐正中腹痛，外院按肠系膜淋巴结炎治疗 1 周，无缓解并持续加剧，转诊我院。

超声所见：脐正中下方可见一混合性包块（图 6-3-23A），内部回声杂乱，边界欠清，包块远端可见一低回声索带状回声（图 6-3-23B），向膀胱顶部延伸。包块周边软组织层明显增厚，与腹腔内肠管可见相对运动。包块周边及内部可见丰富血流信号（图 6-3-23C）。

超声提示：脐下混合性包块（考虑脐尿管来源，合并感染）。

术中提示：脐尿管囊肿合并感染（图 6-3-23D）。

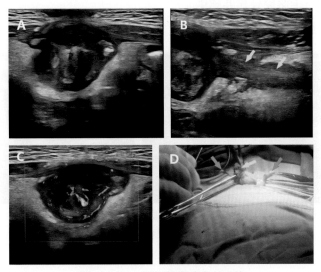

图 6-3-23 脐尿管囊肿合并感染

A. 脐正中下方混合性包块；B. 包块远端低回声索带状向膀胱顶部延伸；C. 包块周边及内部血流丰富。**术中**：D. 脐尿管囊肿合并感染（黄箭头），两侧为脐动脉残迹（蓝箭头）

病例二

患儿3岁，无不适，正常体检时发现异常。

超声所见： 患儿脐下方可见一带状低回声（图6-3-24A），挤压膀胱后，带状低回声呈管腔样，内可见尿液充盈，其脐端为盲端，膀胱端扩张（图6-3-24B），管腔排尿后消失。

超声提示： 考虑脐尿管憩室。

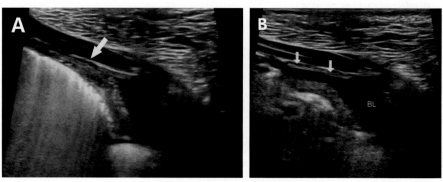

图6-3-24　脐尿管憩室
A.脐下方带状低回声（黄箭头）；B.挤压膀胱后，带状低回声呈管腔结构（白箭头），可见尿液充盈

病例三

患儿6月龄，女，脐部感染，红肿热痛来诊。

超声所见： 脐部下方可见一低回声团（图6-3-25），内部回声杂乱，血流信号丰富，团块一侧与脐部相连，一侧与膀胱相连。

超声提示： 考虑脐尿管瘘并感染。

术中诊断： 脐尿管瘘合并脓肿形成。

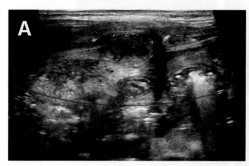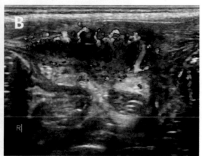

图6-3-25　脐尿管瘘并感染
图示脐部下方团块，一侧与脐部相连，一侧与膀胱相连

病例四

两不同患儿（A，B）均因脐部渗液就诊（图6-3-26）。

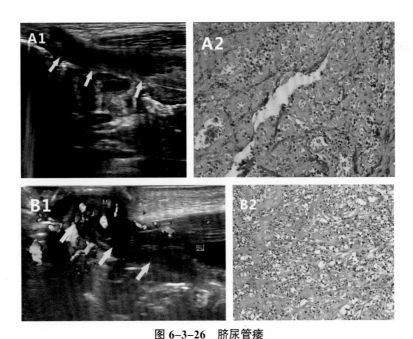

图 6-3-26 脐尿管瘘

A1，B1. 两不同患儿（A，B）的脐尿管粗大，壁增厚，挤压膀胱时可见管腔内充盈液体；
A2，B2. 术后病理证实符合脐尿管瘘

病例五

两患儿常规体检，发现异常（图 6-3-27）。

超声提示：脐尿管囊肿。

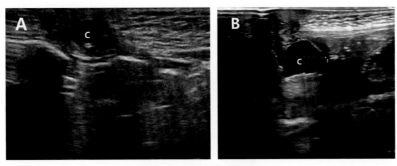

图 6-3-27 脐尿管囊肿

两不同患儿的脐尿管走行区的囊性包块，囊肿两侧均与低回声带延续，一端向脐部走行，一端向膀胱方向延伸。

第七章

结直肠及肛周
疾病的超声诊断

结直肠及肛周疾病主要运用的切面主要是"**回盲部切面、结肠切面及经会阴切面**",通过规范的扫查可正确辨认盲肠、升结肠、横结肠、降结肠、乙状结肠、直肠、肛管等,基本可覆盖大肠全段,然后针对各疾病的发病特点做出超声诊断。

第一节　幼年性息肉

幼年性息肉(Juvenile Polyp,JP)是儿童最常见的肠息肉类型,约占儿童结直肠息肉的 80% 以上,男孩多见,位于直肠、乙状结肠,多为单发。"幼年性"是指息肉的组织学类型,即镜下表现为黏膜固有层增生、腺体囊性扩张及炎性细胞浸润,而不是指息肉发生的年龄。一般认为单发幼年性息肉为良性病变,但也有文献报道少数单发性幼年性息肉有腺瘤及癌变可能。

一、发病病因

病因有错构瘤、炎症及过敏等假说,目前错构瘤学说被广泛接受。

1. 错构瘤学说

Morson 认为,幼年性息肉是由于黏膜固有层与腺体的错构瘤畸形伴继发性炎症改变而形成的。大部分幼年性息肉发生在年龄小的儿童中,且与炎症性肠病无关,部分患儿伴发先天性畸形(如心脏病、肠旋转不良、Meckel 憩室或头部畸形等)。

2. 炎性起源学说

认为幼年性息肉是由于肠黏膜对局部刺激的应答而产生的。

二、JP 临床表现与疾病鉴别

1. 幼年性息肉(JP)的临床表现

最常见的症状为间歇性无痛性便血,部分患儿由于慢性失血发生缺铁性贫血,有极少数患儿需要输血。其他较常见的症状包括息肉脱垂、腹泻、便秘、黏液脓性便、腹痛、贫血及自发脱落的肿块等,少见症状有直肠脱垂、里急后重、腹部不适、肛门痛、肠梗阻及消瘦等。文献报道息肉自发脱落的发生率为 4.5%,说明幼年性息肉有自愈可能,但息肉自发性脱落时可能发生大量出血,需要治疗干预。

2. 鉴别幼年性息肉病(JPS)与 P-J 综合征

(1)幼年性息肉病:又称幼年性息肉病综合征(juvenile polyposis syndrome,JPS),目前认为是一种常染色体隐性遗传性疾病,应与多发性幼年性息肉(JP)区分开。幼年性息肉病的临床特点是结直肠甚至全胃肠道多发性幼年性息肉，家族成员也常有幼年性息肉病、结肠多发性息肉病或结直肠癌病史，可伴有先天性畸形：如杵状指（趾）、肥大性肺性骨关节病（与肺动-静脉瘘有关）、脑积水、唇裂、腭裂、先天性心脏病、肠旋转不良、隐睾和梅克尔憩室等。

（2）P-J综合征：皮肤黏膜色素斑并胃肠道多发性息肉综合征（PJS）是一种常染色体显性遗传性疾病，目前已证实该病与19p13.3染色体上的丝氨酸/苏氨酸激酶11肿瘤抑制基因突变有关。临床特点：口唇周围、口腔颊部黏膜、阴道黏膜以及四肢末端皮肤出现黑色素斑并在胃肠道出现多发性息肉，息肉最常见于小肠，有家族史。研究表明，P-J综合征患者具有较高恶变潜质，其合并恶性肿瘤的概率要明显高于正常人群。

三、超声诊断

1. 一般表现

肠管内呈圆形、椭圆形或分叶状的团块影，部分带蒂团块呈"蘑菇状"，轮廓清晰，大小不等，多呈低回声，间质疏松，内可见散在不规则小囊性回声，此特点具有特征性。CDFI：息肉蒂部可见束状血流信号，息肉头部呈放射状分布血流信号。脉冲多普勒显示动脉呈低速高阻频谱，RI：0.6~0.85。

2. 常见并发症

肠息肉继发肠套叠最常见，表现为腹部包块，短轴呈"靶环征"，中央肠腔内可见实质性不均匀低回声团；长轴呈"套筒征"，中央肠腔内可见椭圆形或类圆形的不均匀低回声团，并通过蒂样低回声连接于肠壁的一端；血流丰富，可见血流从肠壁通过细长条索状蒂流入低回声团内。

四、临床诊断方法

临床上常将结肠镜作为诊断肠息肉的金标准，具有诊断和治疗的双重作用。还可以通过直肠指检、乙状结肠镜、气钡双重对比造影等协助诊断幼年性息肉。

五、临床治疗及预后

结直肠幼年性息肉治疗原则是一旦诊断即切除，预后好。多发性幼年性息肉复发的可能性较单发性高，应注意随访观察，尤其有3个或3个以上幼年性息肉或有幼年性息肉家族史的患者需长期随访。

六、相关病例

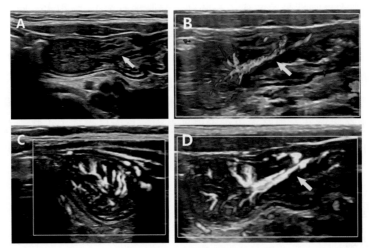

图 7-1-1 乙状结肠息肉

A~D. 同一个患儿，反复便血查因。在乙状结肠内探及一实性团块，内部见多个小囊腔结构，可见一蒂样结构（黄箭头）与肠壁相连，考虑肠息肉。分别显示二维图（A）、彩色血流图（B）、超微血流图（C，D）

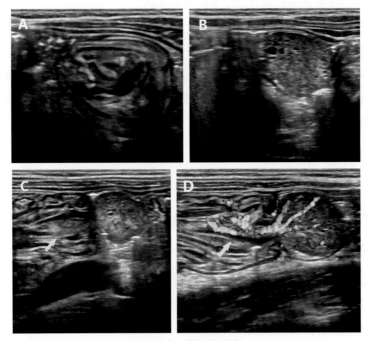

图 7-1-2 横结肠息肉

A~D 示同一患儿，因呕吐、腹痛、便血来诊。超声可见横结肠处包块，横切面呈"同心圆征"，包块头端可见一内部含多个小囊腔样结构的实性团块，团块有一蒂样结构与肠壁相连，血流信号丰富。考虑肠息肉继发肠套叠

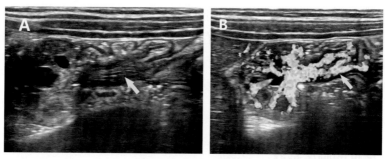

图 7-1-3 升结肠息肉

患儿不明原因反复发作的腹痛、便血。超声于升结肠内探及典型肠息肉回声

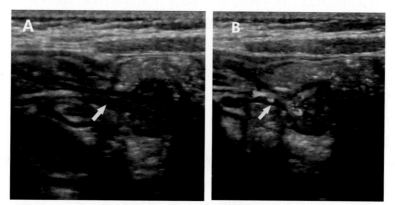

图 7-1-4 降结肠息肉

患儿便血来诊。超声提示降结肠息肉

第二节　克罗恩病

　　克罗恩病（Crohn disease，CD）是一种慢性肉芽肿性炎症，炎症性肠病的一种，病变呈穿壁性炎症，多为阶段性、非对称性分布，可累及胃肠道各部位，以末端回肠和附近结肠为主，主要症状表现为腹痛、腹泻、瘘管和肛门病变，具有病程迁延、反复发作、诊断困难、难以完全治愈等特点。可发生在各个年龄段，但多发于 6 岁以上儿童，平均年龄 10~14 岁，男性患者居多。

一、发病原因

　　CD 是一类多因素多基因相互作用的复杂疾病，其发生可能与感染、遗传、环境、体液免疫和细胞免疫有关，同时它也是贯穿肠壁各层的增殖性病变，会对肠系膜和局部淋巴结进行侵袭，病变局限在小肠部位，其中主要是回肠末端和结肠，两部位可能会同时累及，常常表现为回肠和右半结肠的病变。该病既往在欧美国家发病率较高，近年来国内发病率逐年上升。已有研究证实，总碳水化合物、蔗糖、单糖、二糖及精制糖的高消耗可能和克罗恩病的发病有关。

二、临床表现

（一）常见的临床症状

主要是消化系统的表现，如腹痛、腹泻、腹部包块、瘘管形成以及肛门直肠周围病变等，患者会出现发热、营养障碍等，急性发作期可能伴随明显的水、电解质以及酸碱平衡紊乱等现象。病程较长，且发病缓慢，发作期和缓解期交替出现。

（二）肠外表现

CD 肠外表现很多，可以影响关节、皮肤、肝脏、眼睛等其他器官。

1. 关节炎和关节痛

发生率达 50%。

2. 皮肤表现

约 1/3 患者会出现皮肤表现，有时发生率甚至高达 43%，可发生肛周克罗恩病（肛周皮赘、肛裂、脓肿、肛瘘或肛管直肠狭窄）、转移性克罗恩病（外阴克罗恩病、生殖器淋巴水肿）、结节性红斑、坏疽性脓皮病、口腔阿弗他溃疡、斯威特综合征等。皮肤和黏膜的表现更易反映克罗恩病肠外表现的发展，这提示炎症性肠病患者胃肠道病变与皮肤表现之间有本质关联。

3. 肝胆表现

肝胆表现包括肉芽肿性肝炎、淀粉样变性、脂肪肝、胆管周围炎、胆石病、硬化性胆管炎、门静脉血栓形成、胆管癌，这与克罗恩病本身或使用药物有关。克罗恩病患者同时伴有静脉栓塞的风险，活动期静脉栓塞的风险是静止期的 3 倍。

4. 眼部表现

眼部表现比较罕见，包括巩膜外层炎和前葡萄膜炎，易发生在疾病活动期。

三、超声诊断

（一）常规经腹超声在 CD 中的表现

1. 直接征象

（1）病变为节段性分布：以末端回肠及其邻近结肠多见，这是由于病变肠段之间的正常黏膜无炎症浸润。

（2）病变肠壁增厚：临床多选择肠壁厚度 > 4mm 为判断界值。而病变肠管的长度对于 CD 活动期的判断没有意义。缓解期时，肠壁增厚通常不明显，可通过治疗前后的声像对比评估疗效。

（3）肠壁分层的消失：也是炎症活动的指标，这是由于肠壁脂肪浸润、水肿或纤维化。活动期时以黏膜下层回声增高、增厚最为显著。

（4）肠管纤维化：使肠蠕动减慢，甚至狭窄继发扩张。

2. 间接征象

主要表现为肠系膜增厚、肠系膜淋巴结反应性增生、盆腹腔积液。

3. 常见并发症

（1）腹腔脓肿：表现为低回声病变，伴后方回声增强和邻近肠系膜回声增高。

（2）瘘管：表现为细小低回声的管道样结构、肠袢之间或肠袢与其他结构（皮肤、膀胱等）之间的小区域，其中可能包含由空气或肠内容物引起的内部斑点状回声。

（3）肠穿孔：若在超声下看到气体样强回声，尤其是贯通肠壁全层者则考虑肠穿孔。

（二）多种超声成像技术对诊断 CD 的价值比较

目前临床广泛使用能量多普勒成像技术（power doppler imaging，PDI）检测组织血流情况，高级动态血流成像（advanced dynamic flow，ADF）和超微血流成像技术（superb microvascular imaging，SMI）对组织细微血流显示的敏感性和分辨率更高。超声造影技术（contrast enhanced ultrasound，CEUS）通过检测肠壁的血管化程度来评估克罗恩病活动度。

根据 Limberg 分级法对病变肠壁血流进行分级：Limberg 0 级为正常肠壁；Limberg Ⅰ级为肠壁增厚，未见明显血流信号；Limberg Ⅱ级为肠壁增厚，可见点状血流信号；Limberg Ⅲ级为肠壁增厚，可见多个短条状血流信号；Limberg Ⅳ级为肠壁增厚，可见多个长条状血流信号并延伸至肠周组织。其次，根据 Limberg 分级结果判断 CD 的炎症反应活动程度：Limberg Ⅰ～Ⅱ级为缓解期、Ⅲ～Ⅳ级判断为活动期。

PDI、ADF、SMI、CEUS 的 Limberg 肠壁血流分级与 CD 病变肠管组织炎症反应活动性相关，是目前超声评价肠壁血供的主要手段。SMI 技术可以在蠕动的肠管中更敏感地探测出低速血流，因此在判断炎症反应活动程度方面，其敏感性和准确性比PDI 及 ADF 更高。CEUS 通过静脉注射微泡造影剂，在低机械指数实时对比成像条件下，可以更加真实客观地对组织微循环进行评价。

四、临床其他诊断方法

目前临床用于诊断与评估克罗恩病活动度、并发症的方法主要有内镜、病理、肠道 CT、MRI 和 C- 反应蛋白（CRP）、ESR 及钙卫蛋白水平等。

1. 病理活检

是临床诊断克罗恩病的金标准，但当炎症处于活动期伴发出血时不建议应用。

2. 内镜检查

溃疡的形态以椭圆形或不规则形为多见，还有纵形裂隙状溃疡、鹅卵石样改变、息肉样增生、节段性病变、肠腔狭窄等改变。

3. 结肠镜

只能观察消化道的黏膜层，而克罗恩病为透壁性炎症，其更深层次的肠壁及动脉血流状况在内镜下无法直观评价，且结肠镜作为一种侵入性检查，通常不易为患者接受。

4. 粪钙卫蛋白

可反映肠黏膜的炎症状态，还可预测药物治疗的疗效，便捷、特异性高，临床应用价值逐渐增大。

5. 影像学检查

CT、MRI 可观察病变肠段、周边表现及并发症，为临床提供有价值的影像参考。

五、临床治疗及预后

最新的儿童克罗恩病指南中提出：儿童 CD 的治疗需个体化，应考虑多方面的因素，如年龄、疾病部位、疾病行为、存在生长延迟、药物的潜在不良反应以及生活质量等。制定最佳治疗方案的一个关键点是如何识别复杂病程的高危患者，总体目标是快速控制炎症，减少长期肠道损伤。在治疗后改善的情况下，粪便钙卫蛋白的降低可作为治疗有反应的标志；缓解期时，粪便钙卫蛋白的显著升高应考虑调整或升级治疗方案；通过肠道超声或肠道磁共振成像评估肠壁情况可用作治疗反应的标志。规范的治疗可改善患儿的生活质量。

六、相关病例

病例

患儿 7 岁，女，13 天前无明显诱因解稀水样便，伴发热，外院治疗后仍反复发热稀便，大便逐渐出现血丝，伴黏液。后转诊我院。

超声所见： 盲肠及结肠壁增厚，黏膜层增厚为主，回盲部及升结肠显著，肠壁较厚处约 0.8cm（图 7-2-1A，B）。肠壁周边系膜增厚，回声增强（图 7-2-1C）。

超声提示： 结肠壁增厚，考虑炎症性改变。

结肠镜： 回盲部、升结肠可见黏膜充血、水肿，呈弥漫性改变，血管网模糊，肠道黏膜呈铺路石样改变，裂沟样溃疡，有黄色脓苔（图 7-2-2A）。肠黏膜散在大小不等的糜烂灶（图7-2-2B），触之易出血。考虑克罗恩病。

病理：黏膜固有层及黏膜下层中等至大量慢性炎细胞浸润，符合黏膜慢性炎症（图7-2-1D）。

3个月后患儿回院复查的情况。

超声表现：肠壁相对治疗前，水肿明显减轻（图7-2-3A），根据Limberg分级法，病变肠壁血流符合Limberg Ⅱ级（图7-2-3B，C）。

超声提示：克罗恩病（缓解期）。

病理：示肠黏膜表现较前减轻（图7-2-3D）。

结肠镜：回盲部、升结肠黏膜粗糙潮红，可见散在小溃疡，横、降结肠肠腔形态正常，皱襞规则出现，黏膜表面光滑、润泽、血管网清晰（图7-2-3E，F）。

临床诊断：克罗恩病（恢复期）。

随访：后续随访中患儿病情有反复，未彻底治愈。

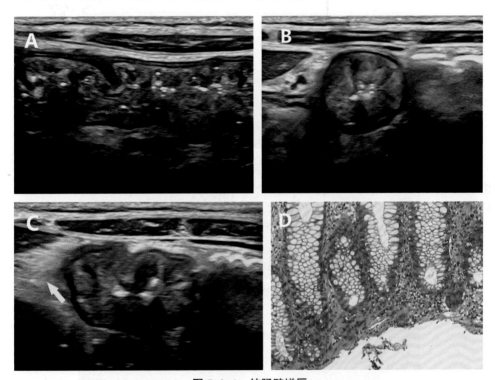

图7-2-1 结肠壁增厚

A，B.升结肠肠壁增厚；C.增厚的肠壁周边系膜增厚，系膜血管扩张，可显示扩张小血管断面（黄箭头）；D.病理示：肠黏膜慢性炎症

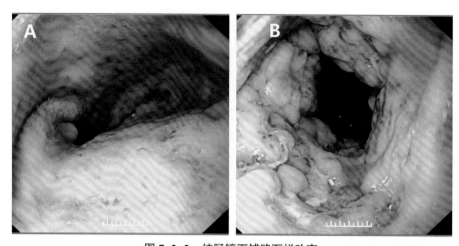

图 7-2-2 结肠镜下铺路石样改变

A.结肠镜下，肠道黏膜呈铺路石样改变，有黄色脓苔；B.肠黏膜散在大小不等的糜烂灶

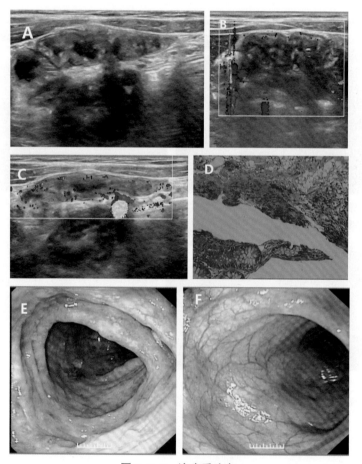

图 7-2-3 治疗后改变

A.肠壁相对治疗前，水肿明显减轻；B，C.肠壁血流符合 Limberg Ⅱ级，为缓解期；D.病理示肠黏
膜表现较前减轻；E，F.结肠镜示：克罗恩病恢复期改变

第三节　先天性巨结肠

肠神经元性发育异常（intestinal dysganglionoses）为儿童消化道常见畸形，是儿童便秘的主要原因，包括先天性巨结肠（Hirschsprung disease，HSCR）和巨结肠同源病（Hirschsprung disease allied disorders，HAD）。

一、发病原因

HSCR 是人胚 3~8 周来自于迷走神经嵴细胞（干细胞或前体细胞）沿头尾方向在胚肠迁徙障碍所致。狭窄段肌间神经丛和黏膜下神经丛内神经节细胞缺如，外源性神经纤维增粗、增多。

二、分型

（一）临床分型

1. 短段型

指狭窄段位于直肠中、远段。

2. 常见型

又称普通型，指狭窄段位于肛门至直肠近端或直肠乙状结肠交界处，甚至可达乙状结肠远端。

3. 长段型

指狭窄段自肛门延至降结肠甚至横结肠。

4. 全结肠型

指狭窄段波及升结肠及距回盲部 30 cm 以内的回肠。

5. 全肠型

指狭窄段波及全部结肠及距回盲部 30cm 以上小肠，甚至累及十二指肠。

（二）病理及基因型

HSCR 临床表型与病理及基因型也不一致：散发性的常见型 / 短段型病例呈复杂的非孟德尔遗传，长段型、家族性、综合征型 HSCR 呈显性或隐性遗传。*RET* 基因是最主要的致病相关基因，约 50% 的家族病例、20% 的散发病例可检测出有害编码突变。

三、临床表现

HSCR 因无肠神经节肠管（狭窄段）痉挛、内容物通过受阻而产生一系列临床症状，但其严重程度与病变肠管长度并不一致。新生儿期可起病，通常在出生后 1 周或 1 个月做出诊断，但 10% 以上在婴儿期以后才表现出来。

1. 新生儿期常见的症状

生后 24~48h 胎便延迟排空，占 60%~90%，腹胀、呕吐，肠梗阻；腹胀呈"蛙状腹"伴腹壁静脉曲张，有时可见肠形及蠕动波；顽固性便秘以及反复发作的小肠结肠炎。小肠结肠炎是 HSCR 最常见最主要的致死并发症，与肠道屏障改变、肠黏膜免疫异常及肠道菌群失调有关。

2. 婴幼儿和儿童期典型的临床表现

间断或进行性腹胀、腹胀严重时膈肌上升，影响呼吸，患儿呈端坐呼吸，夜晚不能平卧；排便困难，严重时出现不全性肠梗阻；长时间不能正常进食又导致水电解质失衡；合并肠炎后会发生局部及全身感染中毒性症状，甚至出现巨结肠危象，延误治疗可以因剧烈腹胀造成肠穿孔、腹膜炎、脓毒症，病情迅速恶化，最终死亡。

四、超声诊断

超声诊断 HSCR 无明显优势，文献中仅有散在报道，且特异性不高。典型的巨结肠超声表现：主要运用结肠及经会阴切面，从肛管开始朝结肠近端方向追踪扫查，痉挛段以上可见到宽大的乙状结肠或部分扩张的结肠，肠壁明显增厚，呈气 – 粪混杂的高回声，可见粪石，小肠可扩张或无明显扩张。

全结肠巨结肠：结肠全程细小萎瘪，呈痉挛状态，小肠广泛积液扩张，张力高，与小肠远端闭锁较难鉴别。

五、临床其他诊断方法

1. 临床常用方法

目前临床常用方法有 X 线钡灌肠（X-ray barium enema，BE）、直肠肛门测压法（anorectal manometry，ARM）、直肠黏膜吸引活检术或直肠全层活检（full-thickness rectal biopsy，FTRB）。术前 BE 检查显示移行段可辅助判断病变肠管范围，确诊有赖于直肠组织活检（直肠黏膜或全层），直肠黏膜吸引活检因无需麻醉、操作简单、并发症少是首选的活检方法，对于年龄大于 1 岁、直肠黏膜吸引活检结果不确定或病理技术受限的患儿应选择直肠全层活检。肛门直肠测压应用逐渐减少，目前主要用于超短段型 HSCR 与内括约肌失弛缓鉴别及 HSCR 术后随访。

2. 最新的专家共识中给出的临床诊断推荐意见

（1）足月儿出生 48h 内未排胎便均应考虑 HSCR 可能。

（2）结合患儿腹胀、便秘的病史以及肠梗阻的临床表现是筛查 HSCR 的重要依据；对怀疑 HSCR 的患儿进行直肠肛管指诊，可以排除直肠肛管畸形，辅助诊断 HSCR。

（3）对于临床症状疑似 HSCR 的新生儿可首先通过结肠造影作为筛查判断是否需要进一步检查，诊断应结合 RSB 或 FTRB 等组织活检，组织活检仍是诊断 HSCR 的金标准；如新生儿期无法确诊 HSCR，患儿病情稳定，建议行开塞露纳肛、扩肛、结肠灌洗等保守治疗 1~3 个月后，如症状无改善再复查相关检查。

（4）全结肠巨结肠（total colonic aganglionosis，TCA）的诊断依靠钡灌肠的特异性表现，确诊依然有赖于术中回肠末端及全结肠多点活检。

六、临床治疗及预后

一旦确诊 HSCR，则需要行手术治疗，手术原则在于切除无神经节细胞肠管等病变肠段并且重建肠道功能。但是 HSCR 患儿由于长期便秘、营养摄入不足，常表现为消瘦、身高体重不达标、脂肪含量偏少、低蛋白血症、免疫力下降，因此术前的营养支持对加快术后机体恢复和降低并发症发生率有重要意义。

HSCR 患儿的术后随访非常重要，术后 1 个月、3 个月、6 个月、1 年、2 年应作为常规随访节点，定期评估患儿的排便及控便能力。在国外研究的长期随访中，虽然仍有少部分患儿在成年后存在排便异常，但是大部分患儿的控便能力得到加强，污粪等症状得到明显改善。此外，有部分患儿存在沮丧、抑郁症状，但是总体来说生活质量与普通人无异。

七、相关病例

病例一

新生儿，11 天，男，出生后一直正常奶量喂养，腹胀逐渐加重，大便需灌肠后方能排出，外院治疗无缓解后转诊我院。

超声所见： 全腹小肠广泛扩张，呈"蜂窝状"（图 7-3-1A）。升结肠扩张显著（图 7-3-1B），内径达 2.7cm，结肠肝曲骤然萎瘪，横结肠、降结肠、乙状结肠、直肠管腔均萎瘪（图 7-3-1C-E），腔内仅见少量气体，形态僵硬，肠壁明显增厚，较厚处约 0.35cm。

超声提示： 考虑先天性巨结肠或胎粪性腹膜炎可能。

术中诊断： 回盲部穿孔、结肠肥厚僵硬（考虑先天性巨结肠，图 7-3-1F）。

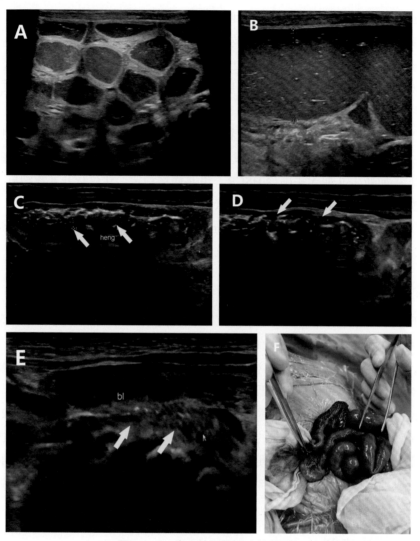

图 7-3-1　先天性巨结肠（长段型）

A. 全腹小肠扩张呈蜂窝状；B. 升结肠明显扩张；C~E. 分别示萎瘪的横结肠、降结肠、乙状结肠；
F. 术中所见：回盲部穿孔（黄箭头），结肠远端肥厚僵硬（蓝箭头）

病例二

患儿，8 月龄，男，长期便秘，需开塞露辅助方能排便，腹胀逐渐加重来诊。

超声所见：升结肠、横结肠明显扩张，最大内径约 3.1cm，肠壁明显增厚，厚约
0.28cm，降结肠、乙状结肠、直肠萎瘪，形态僵硬，内未见明显内容物。

超声提示：结肠梗阻。

术中诊断：降结肠及远端肠管僵硬（考虑先天性巨结肠）。

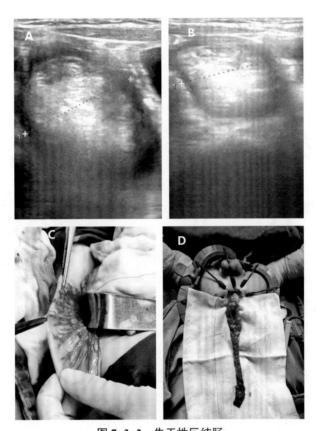

图 7-3-2 先天性巨结肠

A，B. 患儿升结肠及横结肠明显扩张，肠壁明显增厚；C，D. 术中的扩张段及狭窄段

第四节　先天性肛门闭锁

先天性肛门闭锁（congenital anal atresia）又称无肛症，即肠道没有出口，属于先天性消化道畸形，占新生儿 1/1500~1/5000，一般男多于女，常合并其他畸形，主要是手术治疗。

一、发病机制

1. 早期原基

在胚胎早期尾肠与尿生殖窦共同形成泄殖腔，内胚层与表面的外胚层紧密相贴，形成泄殖腔膜。尿囊从泄殖腔延伸至脐带。原肠胚的间介中胚层增生，在胚内体腔的背侧壁上形成两条纵行隆起，称为尿生殖嵴（图 7-4-1）。尿生殖嵴进一步发育形成内外侧两条生肾嵴（索）（图 7-4-2）。原始生殖细胞通过背系膜开始从后肠的中胚层向生殖嵴迁移。在生肾嵴（索）内，中肾管（沃尔夫管）和中肾旁管（苗勒管）形成。

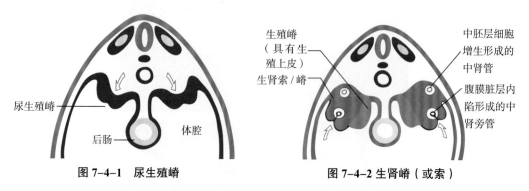

图 7-4-1 尿生殖嵴　　　　　　　　　图 7-4-2 生肾嵴（或索）

2. 泄殖腔分隔

在胚胎第 7 周时，尿囊与后肠之间的尿直肠隔将泄殖腔分隔成前、后两份（图 7-4-3），前份称为尿生殖窦，发育成泌尿生殖系统（膀胱、尿道、阴道）；后份向会阴部伸展发育形成直肠，并在会阴部后方肛门的部位出现一凹陷，称为原始肛道（图 7-4-4）。泄殖腔膜也被分隔成前面的尿生殖膜和后面的肛膜。肛道向体内伸展与肠相遇，中间仅有肛膜相隔。在胚胎第 8 周时此肛膜消失，尾肠与肛道遂贯通为正常的直肠和肛管。

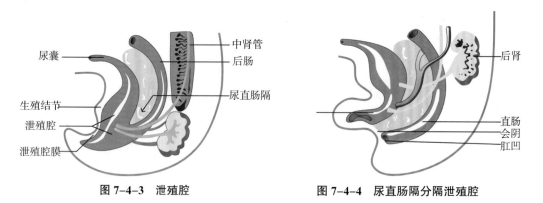

图 7-4-3 泄殖腔　　　　　　　　　图 7-4-4 尿直肠隔分隔泄殖腔

3. 发育障碍

在发育异常或中止时，即形成肛门直肠闭锁或狭窄的畸形，可合并直肠－尿道瘘、直肠－阴道瘘、直肠－前庭瘘等（图 7-4-5）。

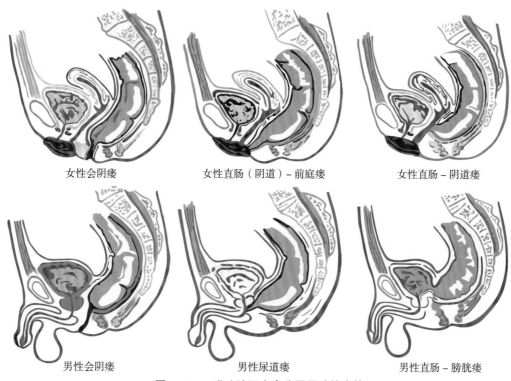

女性会阴瘘　　　　　　　　女性直肠（阴道）- 前庭瘘　　　　　　　女性直肠 - 阴道瘘

男性会阴瘘　　　　　　　　男性尿道瘘　　　　　　　男性直肠 - 膀胱瘘

图 7-4-5　泄殖腔不完全分隔导致的瘘管

二、分型

临床上既往常分为低位、中位及高位肛门闭锁（Wingsperead 分类）。近来，临床多按照瘘管情况分类（Krickenbeck 分类），高位肛门闭锁对应膀胱颈部瘘、直肠 - 尿道瘘（前列腺部）；中位肛门闭锁对应直肠 - 尿道瘘（球部）、无瘘者（表 7-4-1）。

表 7-4-1　肛门直肠畸形 Wingspread 分类法

男性	女性
1. 肛门直肠发育不全	
一、高位 　　直肠 - 前列腺 - 尿道瘘	直肠 - 阴道瘘
无瘘	无瘘
2. 直肠闭锁	
二、中间位 　　直肠 - 尿道球部瘘	直肠 - 前庭瘘
肛门发育不全，无瘘	直肠 - 阴道瘘
——	肛门发育不全，无瘘

续表

	男性	女性
	肛门 – 皮肤瘘	肛门 – 前庭瘘
三、低位	肛门狭窄	肛门 – 皮肤瘘
	——	肛门狭窄
四、其他	罕见畸形	罕见畸形
五、泄殖腔畸形	——	

三、临床表现

1. 临床表现及症状出现时间因闭锁类型不同而不同

如先天性肛门直肠闭锁，完全闭锁而无瘘管可引起完全性低位肠梗阻；而合并较大会阴瘘的肛门闭锁患儿可能数月后才出现症状，常在数月后因添加辅食，大便变稠厚导致梗阻发生，也可发生阴道炎或上行感染，少数病例甚至长期无明显症状；肛门直肠狭窄合并直肠后尿道瘘者，瘘管多较细，肠梗阻症状多较明显，从尿道口排气是最常见的症状，在尿道口、尿布上可沾染极少量胎粪。

2. 先天性肛门闭锁常合并其他畸形

最常见的合并畸形为泌尿系统衍生的，如肾缺如、肾发育不良或马蹄肾、膀胱输尿管反流、尿道下裂等，此外还有生殖系统、骨骼系统、神经系统、胃肠系统及心血管系统的合并畸形。有报道肛门直肠闭锁位置越高，合并的畸形越多，且畸形越严重。

3. 肛门闭锁常为复合畸形中的表现之一

如 VACTERL 综合征、尿直肠膈畸形（urorectal septal malformation sequence，URSM）序列征、OEIS 综合征等。VACTERL 综合征表现为脊柱裂，肛门闭锁，食管闭锁，气管 – 食管瘘，桡骨、肾发育不良。URSM 序列征是尿直肠隔分离泄殖腔失败或与泄殖腔膜融合失败，致尿直肠隔畸形、外阴性别不清、无尿道及阴道开口、肛门闭锁、膀胱阴道和直肠窦道形成、囊性肾或无肾、心脏畸形、气管 – 食管瘘、马蹄内翻足、单脐动脉。OEIS 综合征也称泄殖腔外翻综合征，主要包括脐膨出、内脏外翻、肛门闭锁、脊柱畸形。

四、超声诊断

超声检查能较清楚显示直肠盲端及周围解剖关系，使准确测定直肠盲端与肛门隐窝之间的距离成为可能，也能较满意地设立 PC 线，提高先天性肛门闭锁术前定位诊断准确率，可作为首选检查方法，值得临床推广。

运用经会阴切面扫查，正常的直肠及肛管显示为骶椎前方通向肛门隐窝的低回声管道。肛门闭锁时显示扩张的直肠内充满气粪及液体回声并形成一盲端，测定直肠盲端与肛门隐窝皮肤之间的距离（也称"P-P间距"），观察直肠盲端与耻尾线（PC线）的相对位置，观察肛门括约肌，可进行闭锁的超声分型。

肛门闭锁
- 低位闭锁：P-P间距<10mm，直肠盲端在PC线以下者
- 高位闭锁：P-P间距>15mm，直肠盲端位于PC线以上者
- 中间位：P-P间距在10~15mm之间、直肠盲端约位于PC线平面者

高位肛门闭锁者极少显示明显的肛门括约肌回声，而低位肛门闭锁患儿均可显示不同大小的括约肌低回声。闭锁位置较高时则还应结合腹部扫查，探查扩张的直肠及其盲端，如果直肠盲端终止于膀胱底部上方，则提示为高位肛门闭锁。如合并瘘管形成，可探查瘘管的位置、走行、大小等，在直肠与会阴部、膀胱、阴道或尿道之间可见管状的低回声，若能探查到管状低回声内气体强回声或粪便低回声通过，则合并瘘管的诊断成立。

五、临床诊断方法

X线腹部倒立侧位拍片是最为传统和经典的诊断肛门直肠畸形的方法，在单纯肛门闭锁以及尚未发现瘘口的患儿中可作为首选。拍片应在出生20~24小时左右进行。拍片太早吞咽气体未到达直肠，过晚则直肠胎粪妨碍气体完全充盈直肠盲端。但倒立位X线有明显不足，受倒置时间过短、胎粪黏稠、瘘管减压、肛提肌收缩等因素影响可导致盲端显示较实际位置高，同时倒立位可能导致新生儿缺氧。磁共振成像对闭锁的位置和瘘管的定位准确性高，但因患儿需镇静麻醉，且费用昂贵，难以广泛应用。

六、临床治疗及预后

中高位肛门闭锁需在新生儿期暂行一期结肠造瘘术，3~6个月后再行二期肛门成形术及三期关瘘术。低位无肛患儿盆底肌肉发育较好，术后功能恢复较中高位肛门闭锁好。

七、相关病例

病例一

患儿，3月龄，女，家长述出生时就发现肛门闭锁，拟择期手术。患儿喂养期间无呕吐、腹胀出现，会阴部排便，无梗阻情况。查体：肛隐窝未及正常肛门括约肌。

超声所见： 经会阴部切面扫查，未发现正常肛管声像，直肠远端扩张并形成一盲端，直肠远端贴近阴道后方并朝向会阴部走行，开口未见明显梗阻，盲端距离肛隐窝距离约0.5cm（图7-4-6）。

超声提示：考虑先天性肛门闭锁并直肠 – 前庭瘘。

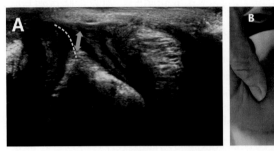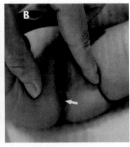

图 7-4-6　先天性肛门闭锁并直肠 – 前庭瘘

A. 直肠远端贴近阴道后方并朝向会阴部走行（黄虚线），测量直肠盲端至肛隐窝距离（蓝色双向箭头）；B. 患儿外观，肛隐窝处呈线状回声

病例二

新生儿，1 天，男，外院分娩，因发现肛门闭锁，后转入我院。孕期产检未发现异常。患儿外观：肛隐窝未及肛门括约肌和肛门口。患儿尿片上出现散在点状粪状回声。腹部正侧位片：直肠远端距离体表标志物的距离约为 3.3cm，考虑先天性肛门闭锁。

超声所见：经腹筛查消化道全程，发现直肠远端为一盲端，经儿童会阴部标准切面扫查，未发现正常肛管声像，未显示直肠壶腹及直肠会阴曲的正常弯曲度，直肠远端贴近尿道走行，直肠盲端距离肛隐窝距离约 1.1cm。

超声提示：考虑先天性肛门闭锁（合并直肠尿道瘘不除外，图 7-4-7）。

临床诊断：先天性肛门闭锁合并直肠 – 尿道瘘。

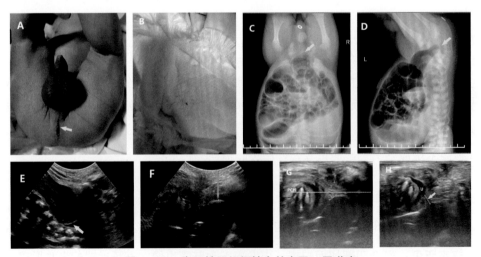

图 7-4-7　先天性肛门闭锁合并直肠 – 尿道瘘

A. 患儿外观；B. 尿片上点状粪样回声；C, D. 腹部正侧位片示直肠盲端；E. 经腹扫查，发现直肠远端为一盲端；F. 测量直肠盲端距离肛隐窝距离约 1.1cm；G. 直肠盲端与耻尾线（黄线示 PC 线）几乎水平，考虑为中间位肛门闭锁；H. 动态扫查时似见一细小窦道（黄虚线）与尿道相通

第五节　肛周脓肿

肛周脓肿（perianal abscess）是婴儿常见的外科疾病，是指肛门周围间隙软组织因发生急慢性化脓感染而形成，其中以肛门腺感染、化脓继发的脓肿最为多见。儿童肛门腺比较发达，特别是新生儿可达 50 个，而成人只有 6~10 个，儿童肛管短，当患儿便秘、腹泻，清洗肛门、尿布粗糙等易损伤肛门隐窝和肛管皮肤，导致肛门腺感染甚至脓肿形成。

一、发病原因

人体中，睾丸间质细胞分泌的雄激素主要为睾酮。睾酮是最主要的雄激素，它与雄激素受体结合而发挥雄激素的生理效应。正常男婴儿在 0~1 岁时间段内，有一过性雄激素水平增高。雄激素增高可能与婴儿肛周脓肿的发病相关。

（1）男婴雄激素水平明显高于女婴，肛周脓肿发病率男婴明显高于女婴，比例约为 8∶1。

（2）肛周脓肿好发于营养状况较好的母乳喂养的婴儿。雄激素可促进蛋白质合成代谢，促进生长和骨骼、肌肉发育。

（3）肛周脓肿好发于小于 3 月龄段的婴儿，大于 3 月龄的发病率明显降低，因为婴儿雄激素水平在 0~3 月龄时达到峰值，而后水平逐渐下降。也就是说，婴儿期雄激素增高可导致肛腺增生和分泌旺盛，黏液排泄不畅，瘀滞形成囊肿。而婴儿本身肛门直肠黏膜局部免疫结构未成熟，易受感染，感染可通过肛腺逐渐蔓延至肛管直肠周围形成脓肿。

（4）婴幼儿大便不成形，常发生腹泻、湿疹，而肛周皮肤和直肠黏膜娇嫩，局部防御能力薄弱，可造成粪便对直肠肛管及肛周皮肤的侵蚀，另外部分家长护理不当，长期带尿不湿或暴力擦屁股可导致肛周皮肤损伤，也可增加肛周感染的发生率。

二、临床表现

肛周脓肿的临床表现与一般软组织感染相同。全身症状表现为发热、精神不振、纳差、呕吐等。婴幼儿表现为哭闹、拒食、呕吐。局部表现为肛门周围皮肤红、肿、热、痛，晚期可有波动感。就诊较晚者，可见肛周皮肤破溃流脓。

儿童的直肠会阴曲较小，肛管前壁受粪便直接压力大，因而前壁易发生隐窝炎。肛管后壁有耻骨直肠肌加固，肛管前壁相对薄弱，感染时炎症易向前方穿透破溃，故儿童肛周脓肿后位者少见，前位者多见，且大多位置较浅，脓肿破溃后外口和内口呈直线型，内口多在前位与隐窝相对应的位置。

三、超声诊断

主要运用高频探头与儿童微凸探头联合扫查。

高频探头主要多角度观察脓肿的解剖位置、形态走向、范围大小、内部回声、有无并发内瘘及瘘管数目和走向等，并观察脓肿内部及周边组织的血流情况。

儿童微凸探头经会阴切面扫查，主要显示肛管内部情况、肛管直肠组织结构与病变的关系等（图 7-5-1~图 7-5-3）。

四、临床其他诊断方法

采取 MRI 对肛周脓肿及肛瘘进行诊断，可以对脓肿与肛瘘的数目、累及范围、具体位置和周围结构关系进行准确判断，能确诊并定位深部肛周脓肿病变范围及其与肛管直肠周围括约肌之间的复杂关系，对指导手术排除肛管直肠周围潜在病变具有确切意义，对临床制定治疗方案及预后具有重要价值。

五、临床治疗及预后

在成年人和青少年肛周脓肿患者首选手术治疗。

在婴幼儿，建议肛周脓肿早期给予局部治疗，进展期给予脓肿穿刺排脓，对于 1~3 个月的婴幼儿给予非手术治疗，肛瘘迁延不愈才行瘘管切除术。脓肿切开引流是最常用的手术方法，脓肿填塞纱条引流、保持引流通畅是减少肛周脓肿复发和肛瘘形成的关键，术后加强肛周护理及应用抗生素可以促进肛周脓肿的愈合，减少住院时间。

六、相关病例

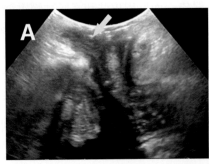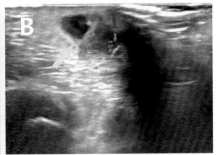

图 7-5-1 肛周脓肿（部分液化）

患儿，男，肛周肿物。A.微突探头经会阴切面显示肛周一低回声团块（箭头）；B.切换高频探头可见团块与肛管未见明显相通，内部部分液化，实性部分可见血流信号。超声考虑肛周脓肿（部分液化）。BL：膀胱　U：尿道　R：直肠

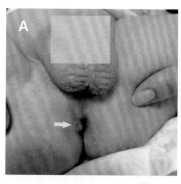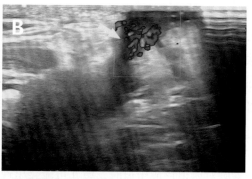

图 7-5-2 肛周脓肿（未化脓）

A. 患儿 2 月，男，肛周脓肿来诊，肛周 11 点处一隆起；B. 高频探头下探查可见脓肿尚未化脓，内部可见丰富血流信号

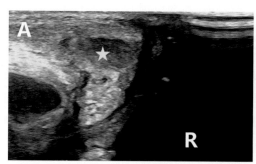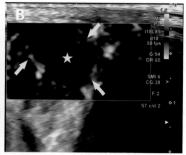

图 7-5-3 肛周脓肿术后复发

A. 患儿 5 月，男，肛周脓肿术后复发，脓肿（黄星标）内部已化脓；B. 超微血流显示脓肿周边可见丰富血流信号（黄箭头），内部未见血流信号

知识点拓展

尿道旁腺囊肿

尿道旁腺囊肿（Skene 腺囊肿）与处女膜囊肿合称为唇间囊肿，是形成唇间肿块的原因之一。

一、发病原因

1. 女性尿道正常解剖

周围有尿道海绵体环绕，约有 6~30 个腺体开口于尿道，其中最大的两个腺体称为尿道旁腺，又称为 Skene 腺。

2. 成年女性

常因局部炎症，引起尿道口周围的管状腺体阻塞，是尿道旁腺囊肿形成的原因，其总体发病率较低，多见于 20~40 岁女性。

3. 新生儿女婴

尿道旁腺囊肿较罕见，可能是因为发育过程中尿路上皮细胞易位造成导管口阻塞了 Skene 腺管，进而导致囊肿形成。部分学者认为这是新生儿的一种自限性疾病，大部分可在数天至数月自动消退，雌激素在该疾病的发生发展中可能存在一定的作用。

二、临床表现

当囊肿对尿道形成压迫时，患儿可能会出现尿线异常、排尿困难及尿路梗阻等表现。少数患儿在母体雌激素的影响下，可能会出现乳房增大、阴道肿胀、阴道流血等临床表现。

三、超声诊断

表现为尿道旁的囊性暗区，边界清晰，有较厚包膜，内透声差，见均匀密集点状云雾样回声充填，CDFI 内部未见明显血流信号，周围见丰富血流信号。当囊肿伴感染时表现为囊腔内有絮状回声及稠厚粗点状的混合回声。经会阴切面可清楚显示囊肿与尿道、阴道的关系，囊肿边界清晰，且囊肿没有突破尿道的肌层，而是呈弧形压迫，与阴道分界清楚。

四、临床诊断

影像学检查协助评估，并且可以排除可能存在的肾积水、尿路梗阻等泌尿生殖系统合并症。针吸囊肿也是必要时可选择的诊断性操作，如穿刺液为乳白色黏液，则临床可诊断为 Skene 腺囊肿。

新生儿尿道旁腺囊肿还需要与多种泌尿生殖系统疾病相鉴别，如处女膜闭锁、Gardner 管囊肿、苗勒管囊肿、尿道脱垂、阴道积液、阴道横纹肌肉瘤、输尿管囊肿、湿疣、尿道憩室、尿道息肉、先天性脂肪瘤以及阴道脱垂等。

五、临床治疗及预后

患儿可选择随访观察，以等待囊肿自然消退；对囊肿较大或合并有排尿困难等不适者，可选择外科手术处理，但术式应尽可能微创。该病无临床不良影响，具有较高自然缓解率。

六、相关病例（图 7-6-1）

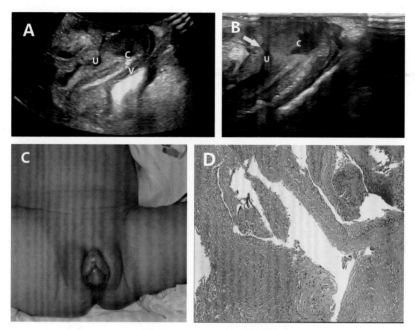

图 7-6-1　Skene 腺囊肿

新生儿，女，尿道口肿物。A，B. 分别示凸阵探头和高频探头扫查时，尿道旁腺囊肿（C）与尿道（U）、阴道（V）的关系。囊肿壁厚，囊内部分呈云雾样回声，对尿道呈弧形压迫；C. 患儿外观；D. 病理结果：良性囊肿性病变。镜下见纤维结缔组织囊壁样结构，内衬鳞状上皮

第八章

其他疾病的超声诊断

儿童消化道的扫查切面，还可以应用在下列疾病中，如胃肠道肿瘤、系膜病变（肠系膜淋巴结肿大、肠系膜囊肿、肠系膜水肿增厚等）、肠道蛔虫、肠道异物等，为临床进一步的诊疗提供重要参考。

第一节　胃肠道淋巴瘤

原发性胃肠道淋巴瘤（primary gastrointestinal lymphoma，PGIL）是起源于胃肠道黏膜下层及黏膜固有层淋巴组织的恶性肿瘤，占胃肠道恶性肿瘤的 2%~7%。早期表现无特异性，漏误诊率较高。儿童 PGIL 好发年龄为 6~8 岁，且临床特点不同于成人，肿瘤具有发病急、生长迅速、可广泛播散至全身、恶性度高的特点，通常家长发现就诊时已发展至中晚期，预后差。

一、概述

1. 淋巴瘤的发病因素

淋巴瘤是儿童时期常见恶性肿瘤，好发于 15 岁以下，占儿童恶性肿瘤的 10%，占 15 岁以下恶性肿瘤的第 3 位（白血病和脑及中枢神经系统肿瘤分别占第 1 和第 2 位），恶性淋巴瘤的起病与许多因素有重要关系。

（1）与病毒感染有关：如 EB 病毒、逆转录病毒人类 T 淋巴细胞、Kaposi 肉瘤病毒、人疱疹病毒 −8 等。

（2）与不规律的细胞周期、宿主先天或后天敏感性因素有关：如幽门螺杆菌感染、丙型肝炎等。

（3）与免疫缺陷，免疫功能低下有关：自身免疫病或后天服用了与免疫抑制有关的药物等。

（4）放射因素：接受放射剂量、接受放射时年龄等。

（5）化学因素：接触烷化剂、多环芳烃类化合物、芳香胺类化合物。

（6）遗传因素：可有明显的家族聚集性。

2. 淋巴瘤的分型

淋巴瘤包括非霍奇金淋巴瘤（non−Hodgkin lymphoma，NHL）和霍奇金淋巴瘤（Hodgkin lymphoma，HL）。儿童 HL 分为结节性淋巴细胞为主型和经典型，经典型包括富于淋巴细胞型、结节硬化型、混合细胞型和淋巴细胞消减型（图 8−1−1）。儿童 NHL 根据细胞来源不同主要以淋巴母细胞淋巴瘤 / 白血病（lymphoblastic leukaemia/

lymphoblastic lymphoma，ALL/LBL），伯基特淋巴瘤（Burkitt lymphoma，BL），间变大细胞淋巴瘤（anaplastic large cell lymphoma，ALCL）及弥漫大 B 细胞淋巴瘤（diffuse large B-cell lymphoma，DLBCL）多见。HL 中反应性成熟淋巴细胞多、肿瘤细胞较少，恶性程度比 NHL 低，其早期治疗效果较好。HL 已公认为是儿童癌症中可被治愈的肿瘤之一，长期存活率已经超过 90%。

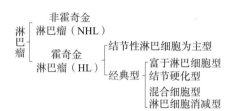

图 8-1-1 淋巴瘤的分型

3. 胃肠道淋巴瘤

胃肠道淋巴瘤（PGIL）属于结外淋巴瘤，在我国较少见，属于非霍奇金淋巴瘤，主要来自于边缘区 B 细胞，肿瘤细胞表面均保留了 T 细胞、B 细胞的功能与特征。可累及胃肠道的任何部位，胃最常见，占全部胃肠道淋巴瘤的 60%~70%；其次为小肠，占 20%~30%；结直肠（5%~10%）及食管（< 1%）较少见；5%~15% 的病例累及多部位。小肠淋巴瘤中回肠是最常见的部位，其次为空肠、十二指肠。大多数胃肠道淋巴瘤来源于 B 细胞，T 细胞来源少见。胃肠道也是原发淋巴结性淋巴瘤最常见的继发转移部位。

二、临床表现

早期以腹痛、腹胀、纳差、恶心、腹部肿物、便血等非特异性胃肠道症状为主，随着疾病进展，患者逐渐表现为并发穿孔、肠套叠、肠梗阻等症状及体征。

三、超声表现

1. 肠管壁增厚呈均匀低或极低回声

病变胃或（和）肠管迂曲扩张，胃肠壁环形或局限性增厚，为均匀低回声或极低回声，正常层次消失，管腔变窄，血流信号增多杂乱。增厚的壁间夹杂气体回声，这是鉴别胃肠管腔结构的特征。

2. 腹腔多发极低回声肿物

肿物可与腹膜后和肠系膜多发肿大的淋巴结融合成团块状，不伴中心气体强回声，肠壁多段增厚僵硬，肠系膜增厚，腹腔积液。应注意与粘连性结核性腹膜炎鉴别。

3. 反复肠套叠

当年长患儿发生反复肠套叠、空气灌肠又不易解套时，结合临床消化道症状（如恶心、呕吐、食欲减退等），应高度警惕胃肠道淋巴瘤的存在。

4. 其他

超声在 PGIL 检查中可与其他胃肠道内溃疡或增殖性病变进行有效鉴别诊断，但其对分型诊断准确率不高，需辅助其他影像学。

四、临床其他诊断方法

1. 诊断金标准

儿童 PGIL 病理组织学检查是诊断的金标准。组织标本的获取途径包括消化道内镜、外科手术、CT 或超声引导穿刺。

2. 影像学检查

MRI 及 CT 逐渐被应用于临床诊断 PGIL，CT 或 MRI 可清晰显示 PGIL 的病变特点以及其周围组织浸润情况，且对定性诊断有较大参考价值。MRI 检查对胃肠组织具有较高的分辨率，并可从冠状位、轴位进行全面观察，通过动态增强，显示胃肠道内浆膜、黏膜情况。但该检查需要患儿配合度高，检查需要较长时间，患儿常难以配合完成，且该检查对小淋巴结的显示较差。

五、临床治疗及预后

目前治疗淋巴瘤的方法很多，主要是以化疗为主，放化疗结合，还有单克隆抗体、PD-1、PD-L1 这些新药、手术、造血干细胞移植等多种综合治疗手段，早期发现及诊断，通过积极有效的治疗，可以延长患儿生命，提高生活质量。

六、相关病例

病例一

患儿 7 岁，因腹痛、纳差就诊。

超声所见： 腹腔探及一明显增厚的肠壁，为极低回声，正常层次消失，肠腔变窄，肠壁内可见杂乱丰富的血流信号（图 8-1-2A，B）。腹腔多段肠壁受累，呈不规则增厚（图 8-1-2C，D），层次不清；肠系膜广泛增厚、僵硬、粘连，呈板状，间杂不规则极低回声（图 8-1-2E）。大量腹腔积液透声欠佳（图 8-1-2F）。

超声提示： 考虑肠道淋巴瘤。

病理确诊： 肠道淋巴瘤。

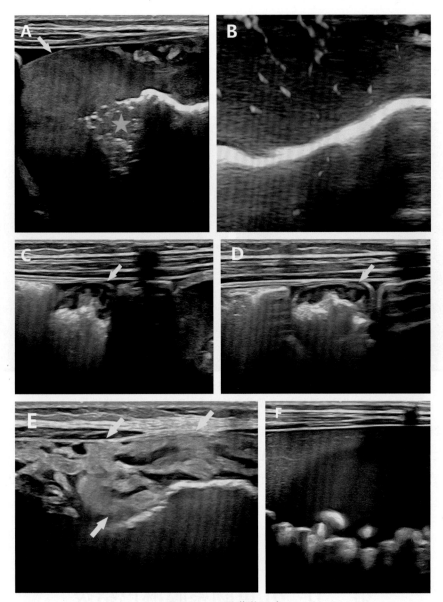

图 8-1-2　肠道淋巴瘤
A.明显增厚的肠壁呈极低回声（黄箭头），肠腔（蓝星标）变窄；B.肠壁内血流杂乱丰富；
C，D.多段肠壁受累，呈不规则增厚；E.肠系膜瘤体浸润；F.大量腹腔积液透声欠佳

病例二

患儿 9 岁，外院诊断肠套叠转诊我院。空灌无效转开腹。

超声所见： 左上腹横结肠套入横结肠形成一"同心圆征"包块（图 8-1-3A），纵切呈"套筒征"（图 8-1-3B），大小约 5.0cm×3.8cm×4.1cm，肠壁回声极低，套入系膜肿胀增厚，包块内可见肿大淋巴结。

　　超声提示: 肠套叠(结结套)。

　　术中诊断: 结肠壁肿物继发肠套叠。

　　病理诊断: 肠道淋巴瘤。

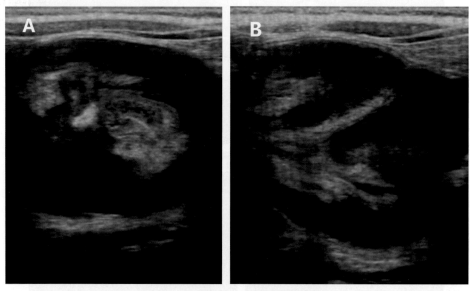

图 8-1-3　肠道淋巴瘤继发肠套叠
A."同心圆征",肠壁呈极低回声;B.套入系膜肿胀增厚

　　诊断心得: 此病例为继发性肠套叠,超声漏诊原发性病因为淋巴瘤。患儿发病年龄远大于 3 岁,发生肠套叠时应首先考虑继发性。超声可见肠壁回声极低,误认为肠壁缺血性改变,未行彩色血流检测导致漏诊。肠壁缺血性改变时血运减少,而肠道淋巴瘤血运明显丰富杂乱。

第二节　儿童肠系膜淋巴结炎

　　儿童肠系膜淋巴结炎是由 Brennemann 在 1921 年发现,由于该病多急性发病,且无明显的固定特征,又被称作为急性非特异性肠系膜淋巴结炎。多见于 3~14 岁的儿童,多属于病毒感染,好发于冬春季节,常继发于上呼吸道感染、肠道炎症后,尤以 7 岁以下的男童居多。

一、发病因素

1. 正常儿童肠系膜淋巴结特点

儿童处于旺盛的生长发育期，具有强烈的免疫反应，不同年龄段正常儿童淋巴结的大小有一定的差异。10岁以前，正常儿童肠系膜淋巴结随着年龄增长相应地增大；10岁以后，淋巴滤泡逐渐萎缩，生发中心趋于消失，淋巴结表现出缩小的趋势。

2. 儿童肠系膜淋巴结炎的相关机制

（1）淋巴结数目多，引流丰富：由于升结肠以及回肠末端区域的淋巴结数目众多，同时远端回肠的肠系膜淋巴引流非常丰富，患儿在发生上呼吸道感染以后，机体免疫系统活跃且发育不完善，各种肠道病菌、毒素等都可能透过肠黏膜，从而造成肠系膜淋巴结炎。

（2）与肠道炎症和寄生虫病毒有关。

（3）回盲瓣的关闭作用：回盲瓣的存在造成体内细菌及毒素新陈代谢的产物留在回肠末端，易导致肠系膜淋巴结炎。

（4）屏障功能尚未完善：儿童的淋巴系统处于发育阶段，一旦呼吸系统、消化系统中发生细菌、病毒感染，极易累及肠系膜，造成儿童肠系膜淋巴结肿大。

3. 其他引起肠系膜淋巴结肿大的原因

肠系膜淋巴结肿大的其他常见病因是全身或局部炎症病变、结缔组织病、肿瘤等。

二、超声在肠系膜淋巴结炎临床诊断中的作用

1. 超声不直接诊断肠系膜淋巴结炎

超声只提示肠系膜淋巴结肿大，由临床综合评估判断。

2. 国内对于肠系膜淋巴结肿大的测量径线，大多数采用的参照标准

淋巴结长径≥1.0cm，短径＞0.5cm，长径/短径＞2，同时呈弥漫性均匀性改变。其中淋巴结短径＞0.5cm为必需条件。

3. 肠系膜淋巴结肿大的声像表现

淋巴结增大，常成串、簇状出现，部分融合，周边肠系膜明显增厚，回盲部肠壁增厚，还可伴内部回声改变（如回声极低、钙化点出现、纵横比＞1、液化腔、淋巴门消失、血流丰富等，图8-2-1）。

4. 排查原发疾病

肠系膜淋巴结的肿大并不单一的认定为肠系膜淋巴结炎，还可能由下列原因引起：腹腔炎症致反应性增生、淋巴结核、淋巴瘤、转移性淋巴结等等，超声需逐一排查。

5. 超声报告

当符合上述第2点、第3点，并按照第4点排查无其他原发疾病后，超声提示肠系膜淋巴结肿大，而肠系膜淋巴结炎的诊断参照临床诊断流程。

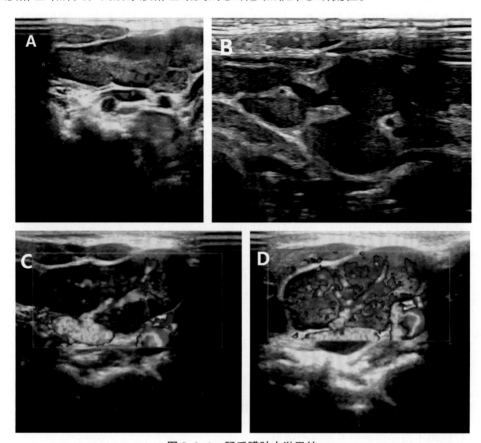

图 8-2-1　肠系膜肿大淋巴结

A. 簇状排列的肿大淋巴结；B. 肿大淋巴结的融合，皮髓质分界欠清，周边系膜轻度增厚；C，D. 肿大淋巴结的淋巴门结构存在，血流信号丰富

三、临床诊断肠系膜淋巴结炎的流程

1. 临床表现

（1）好发年龄段，上呼吸道感染、肠道感染病史。

（2）患儿常出现发热、腹痛、呕吐、腹泻或便秘等症状。

（3）腹痛以脐周及右下腹为主，位置不固定，无固定压痛点，无反跳痛，发作有间歇期，缓解时与正常无异，无持续进展期。

2. 临床鉴别

（1）主要与肠痉挛、蛔虫症等鉴别，解痉、驱虫对症治疗效果欠佳。

（2）需与外科性急腹症、肿瘤、结缔组织等疾病鉴别。

3. 实验室检查

外周血检查白细胞计数正常或轻度升高。

4. 超声结果

提示肠系膜淋巴结肿大，无其他原发疾病。

四、临床治疗及预后

西医普遍认为儿童肠系膜淋巴结炎由细菌及病毒感染引起，治疗上多采用对症治疗，无效时加用抗菌、抗病毒药物。中医采用辨证论治施方，针灸、推拿、中药外敷等中医特色外治疗法，易为患儿及家属接受。

该病预后良好，淋巴结的减小一般可能需要 1~4 周，且有一定自限性。

五、相关病例

病例

患儿，男，8 岁，因腹痛就诊，首诊临床诊断肠系膜淋巴结炎，对症治疗 3 天无好转，腹痛剧烈伴频繁呕吐再次入院。

首诊超声所见： 脐右侧可见淋巴结肿大并融合成团（图 8-2-2A），范围约 1.8cm×0.8cm，淋巴门结构不清，内部呈均匀低回声，周边系膜轻度增厚。CDFI：血流信号不丰富（图 8-2-2B）。

首诊超声提示： 考虑肠系膜淋巴结肿大。

二次超声所见： 脐右侧原肿大肠系膜淋巴结形态消失，代之以混合性包块，大小约 2.2×1.2cm，回声杂乱，内见网格状液性暗区（图 8-2-2C），周边可见增厚肠壁粘连，肠壁最厚处约 1.0cm。包块近端肠管明显梗阻扩张（图 8-2-2D），远端肠管萎瘪，梗阻点位于包块处，此处还可探及"十字交叉征"（图 8-2-2E）及系膜"纠集征"（图 8-2-2F）。腹腔积液，深约 1.5cm，内透声可。

二次超声提示： 考虑腹内疝或肠扭转不除外。

术中诊断： 肠系膜淋巴结炎继发肠内疝（图 8-2-2G）。

病理： 镜下可见淋巴结结构破坏，见大片坏死，坏死周围见上皮样细胞及少许多核巨细胞浸润，间质大量淋巴、浆细胞浸润（图 8-2-2H）。

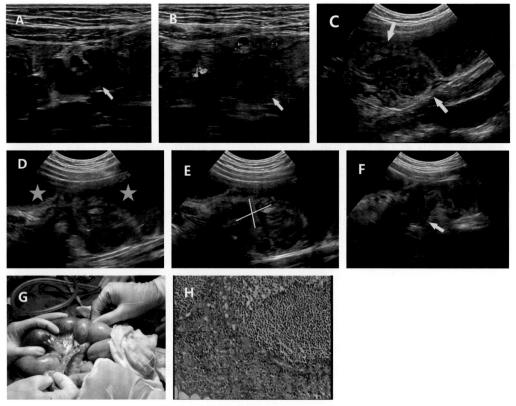

图 8-2-2　肠系膜淋巴结炎继发肠内疝
首次超声：A，B.淋巴结融合呈团；二次超声：C.混合性回声团，内见网格状液性暗区，周边可见增厚的肠壁；D.包块近端肠管明显梗阻扩张；E."十字交叉征"；F."纠集征"。术中：G.肠系膜淋巴结炎导致网膜粘连，继发肠内疝。病理：H.符合淋巴结坏死

第三节　肠系膜囊肿

　　肠系膜囊肿（mesenteric cyst，MC）是一种少见的良性外科疾病，儿童发病率最高，约 1/20000，发病年龄往往低于 5 岁，与先天因素有明显关系。MC 泛指所有源于肠系膜结构的囊性病变，从十二指肠至直肠系膜都可发生，但大部分都位于回肠系膜间，肠系膜囊肿 60% 发生于小肠系膜，24% 发生于结肠系膜，14.5% 可发生于腹膜后腔。有研究显示儿童淋巴管发育畸形列脉管发育畸形第二位，因此也称肠系膜乳糜囊肿或肠系膜淋巴管瘤。

一、发病机制

MC 的囊肿壁是由单层扁平内皮细胞和纤维结缔组织组成，可含有少量平滑肌纤维、淋巴组织和（或）泡沫细胞。发病机制有下列学说：

1. 原发性淋巴管发育畸形，输出端不通畅或梗阻，导致近端扩张而形成。

2. 肠系膜异位的淋巴组织增殖，由于其缺乏与其他淋巴系统的交通，当聚积一定液体形成囊状外观，炎症或出血使其迅速增大，进一步加重输出管梗阻。

3. 遗传、外伤、感染等多种因素，导致淋巴管粘连、阻塞，淋巴液流动不畅、淤滞，形成囊肿。

二、分型

根据内容物的差异性，MC 可被分为乳糜性、多成分性、浆液性、多囊性等四种，其中最为常见的是乳糜性以及浆液性。

三、临床表现

MC 的临床症状与囊肿的部位、大小以及是否对周围组织、器官造成压迫有关。当囊肿较小时，可无特殊的临床表现仅在偶然的影像学检查中偶然发现。当囊肿不断发展增大到一定程度，就可能因囊肿压迫推挤腹腔脏器、牵拉肠系膜等，出现一系列临床症状与体征，如腹痛、腹胀、恶心、呕吐等，当并发囊肿出血、感染、扭转时可出现发热、白细胞升高等急腹症征象，还可能引起肠梗阻、肠扭转、腹膜炎等并发症。

四、超声诊断

（一）MC 超声分型

1. 多房型

临床多见。超声表现为囊腔大小不一、形态不一的多房囊性包块，边界不清。当囊肿直径小于 3mm 时，高频超声扫查见团块内弥漫分布或间断分布的无回声细小囊腔，呈"筛孔征"或"裂隙状"。少部分可围绕肠管生长，表现为囊肿内穿行肠管。还可包绕肠系膜血管生长。

2. 单囊型

临床少见。超声表现为孤立的单房囊性包块，壁薄、形态规则、囊内无分隔，部分可见附壁小结节。

（二）并发症

当囊肿合并感染、出血、扭转时，囊腔内出现均匀细密光点回声或者分层征，多房型中可发生于部分囊腔，周边可探及肿胀增厚的系膜及低回声粘连带。如果囊肿破裂，囊液流出，会探及浑浊的腹腔积液。当囊肿扭转时，超声可探及囊肿根部的"漩涡征"以及周围肿胀系膜的"集束征"，并可以大致判断扭转的度数，囊肿同时可以引起肠扭转的严重并发症。

（三）鉴别诊断

1. 大网膜囊肿

一般较巨大，将肝脏向上方、肠管向后方推移，其内可见纤维条样光带将无回声分为大小不等的多个房（图 8-3-3），光带可小幅摆动，而肠系膜囊肿通常发生于肠间，有时可见"肠管穿行征"。

2. 卵巢囊肿或囊性畸胎瘤

鉴别的关键点是发生部位在盆腔，与卵巢关系密切。

3. 肠重复囊肿

肠重复的囊壁厚并具有特征性的消化道低回声肌层结构，与肠系膜囊肿菲薄的壁较易鉴别。但是如果合并了感染、出血，与单房的肠系膜囊肿鉴别困难。

4. 假性胰腺囊肿

有胰腺炎或胰腺外伤史，囊肿与胰腺关系密切或有相应的胰腺改变，可结合临床改变及检验学指标鉴别。

五、临床其他诊断方法

根据患儿临床症状，有腹痛、腹胀、腹部膨隆、腹部触及活动度较大的包块等病史，还可结合腹部平片、CT 或 MRI 等检查诊断。

1. 腹部 X 线平片

仅对肠管受压、推移等提供诊断支持，缺乏确诊价值。

2. CT 扫描

可通过图像后处理技术实现影像的三维立体定位，操作者可任意旋转，直观对病灶的各个方位进行全面观察，对肠系膜囊肿的发病部位、病灶结构、病灶形态及其附近组织的解剖关系可以清楚显现，这对疾病的早期发现及其并发症的诊断均有重要的参考意义。

六、临床治疗及预后

治疗的金标准为完全性的外科手术切除。一旦确诊，应手术治疗，避免急腹症的出现。虽然这种病变是良性的，但在不完全切除的情况下，仍易复发，对周围组织具有侵入性。

七、相关病例

病例一

新生儿，1天，男，一般情况好，无腹胀、呕吐等。产前超声提示腹部多房囊性包块。

1. 孕31周产前超声检查

超声所见：腹部可见多房囊性包块，边界欠清，可见多发分隔，包块与肠管回声分辨欠清，动态观察包块大小及形态未见明显变化。CDFI：包块周边及内部未见明显血流（图 8-3-1A，B）。

超声提示：腹部多房囊性包块。

2. 新生儿期超声检查

超声所见：腹部可见多房囊性包块，无明显边界，弥漫分布，囊腔大小不等，分隔上可见血流信号，肠管在包块中穿行，即"肠管穿行征"（图 8-3-1C，D）。未见明显梗阻表现。未见腹腔积液。

超声提示：考虑肠系膜囊肿。

术中诊断：肠系膜囊肿。

病理诊断：肠系膜淋巴管瘤。

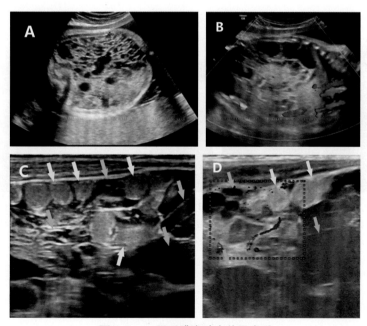

图 8-3-1　肠系膜囊肿产前及产后

胎儿期：A，B. 提示腹部多房囊性包块。新生儿期：C，D. 肠管（黄箭头）在包块（蓝箭头）中穿行，即"肠管穿行征"

病例二

患儿，1岁，女，常规体检时发现右侧腹包块。

超声所见：右侧腹可见一巨大多房囊性包块（图8-3-2），范围约10.5cm×
8.9cm×9.5cm，边界清，囊内部分透声好，部分透声差，内可见厚薄不均的光带分
隔，分隔上可见点状血流信号。

超声提示：考虑肠系膜囊肿。

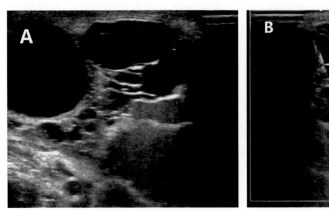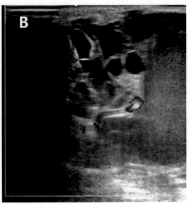

图8-3-2 肠系膜囊肿
A.肠系膜上的多房囊性包块；B.分隔上可见血流信号

鉴别诊断

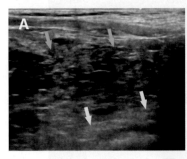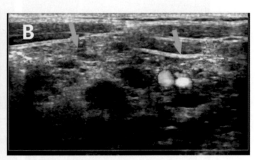

图8-3-3 大网膜囊肿
A.左侧大网膜囊肿（蓝箭头），紧贴前腹壁，将肠管（黄箭头）向后方推移；
B.囊肿延伸至髂血管前方

第四节　肠道蛔虫症

儿童肠道蛔虫症是最常见的儿童寄生虫病之一，蛔虫病患者是主要传染源，在肠腔中寄居率高，6~8 岁儿童为肠道蛔虫症的易感人群。大多发生于农村地区，与户外活动范围广、卫生习惯差、免疫力差有关。

一、发病原因

虫卵随患者的粪便排出进入到环境中，若温度适宜，2 周内即可发育为成熟虫卵，而后成熟虫卵随田地里的蔬菜等食物在清洁不足的情况下一起被吃进人体内，虽然大部分会被胃酸杀死，但仍有少部分会进入小肠发育为幼虫。

二、临床表现

（一）幼虫与成虫的症状

儿童肠道内存在少量蛔虫时一般不会有显著症状，蛔虫繁殖到一定数量时则会出现一系列临床症状。幼虫所致的症状多为咳嗽、哮喘、气急及发热等。成虫所致的症状在儿童以腹痛较为常见，主要是由于蛔虫分泌毒素引起消化道功能紊乱所致，疼痛位于上腹部或脐周，常反复发作，可伴有食欲不振，恶心、呕吐、腹泻及便秘。

（二）机体受到不良刺激时的表现

蛔虫厌酸喜碱，常生活在小肠上段，一般处于安静状态。当机体受到某些不良刺激，如高热、消化道病变、驱虫药量不足等均可致蛔虫活动加剧，引起反复发作的上腹部或脐周疼痛。当蛔虫位于胆总管以及胆总管、肝管、或肝内胆管时，患儿出现典型阵发性"钻顶样疼痛"。有的蛔虫窜至十二指肠，造成 oddi 括约肌功能失调，出现急性疼痛，严重者引起 oddi 括约肌痉挛发生胆绞痛，甚至引起蛔虫性肠梗阻、肠穿孔、胆道蛔虫及蛔虫性胰腺炎等并发症。由于身体的机械性刺激及其分泌物和代谢产物可引起消化道功能紊乱和特异性蛋白的反应，如纳差、恶心、呕吐、腹泻。儿童严重感染者，可引起营养不良、精神不安、失眠、磨牙等。

三、超声诊断

（一）肠腔内的蛔虫

1. 超声表现

中央腔体呈低至中等回声，肠管长轴切面可见蛔虫体壁呈两条平行的高回声亮线，经蛔虫中心的切面呈"三线"结构，未通过蛔虫中心的切面表现为"双线"结构，在声束与虫体垂直时表现更突出，形态各异，呈平直或自然不规则卷曲状，当多条相互扭曲缠绕时短轴切面聚集表现为"蜂窝状"。若观察到活体蛔虫的蠕动基本可确诊。

2. 扫查时的注意事项

（1）需鉴别蛔虫体壁与肠壁回声：小肠壁与壁之间平行走行时呈两条线形回声，但是肠壁回声没有蛔虫体壁回声强、平直，肠壁回声是连续的，呈波状起伏的，部分可见小肠黏膜环形皱襞。

（2）必要时可喝水：蛔虫位于肠腔内，可卷曲，必要时可喝水使胃肠充盈、皱褶伸展、动态连续观察有助于鉴别。

（二）胆道系统的蛔虫

当蛔虫位于胆总管以及胆总管、肝管或肝内胆管时，可探及肝管以及肝内胆管的同步扩张，扩张的胆管腔内可见条形或者蜷曲样的双线状强回声，呈条形或者蜷曲样，周围肝组织有类似炎症回声增强；胆道蛔虫病的最典型的声像是胆道内双线状强回声带或者等号强回声。实时超声如果能够看到胆道系统里的活体蛔虫的蠕动就基本能够确诊。

四、临床确诊标准

依据患者症状、体征及联合各项检查（粪便检查、显微镜检查及血常规检查结果等）方式进行判断，有反复发作的上腹部或脐周腹痛，伴恶心、呕吐或睡眠不安、哭闹等，同时若粪便检查找到蛔虫卵或虫体或有呕吐蛔虫、排蛔虫史等，并且显微镜下发现蛔虫卵，予以血常规检查发现血液中白细胞与嗜酸粒细胞数量显著增多，即可诊断为肠道蛔虫症。单纯显微镜诊断标准：镜下见蛔虫卵。单纯血常规检查：患儿血液中白细胞与嗜酸粒细胞数量显著增多。

五、临床治疗及预后

临床上的治疗仍首选中药乌梅汤及肠虫清口服，以维生素 C 辅助治疗，还可辅以高压氧治疗。胆道探查术仍是胆道蛔虫症治疗不可或缺的手段，对于保守治疗及十二指肠镜结合 ERCP 取蛔虫均失败的患者而言，手术治疗仍是胆道蛔虫症治疗最后的手段。预后良好。

六、相关病例（图 8-4-1）

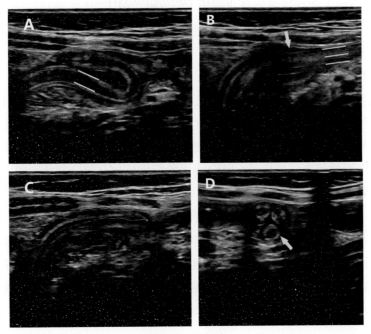

图 8-4-1 蛔虫

A. 未通过蛔虫中心的切面显示为"双线"结构；B. 经蛔虫中心的切面呈"三线"结构；C. 示蛔虫体的长轴；D. 蛔虫体的短轴呈"蜂窝状"

第五节　儿童消化道异物

儿童通常因好奇心使然，辨别能力差，易将各种各样的色彩鲜艳的异物吞入，以硬币、小玩具、生物球、首饰、骨片、塑料片、枣核、磁铁、电池或食团等为主要类型。

一、概述

儿童消化道异物性质大体归类为三种。

1. 尖锐性异物

尖端刺入黏膜后不下行，引起梗阻，易刺破消化道或血管，造成穿孔和出血。

儿童消化道异物中以食管异物多见，构成比为 45%，高发年龄为 6 月龄~3 岁，男性患儿居多，多由误吞引起。常梗阻于食管的 3 个生理狭窄部位，多见于第一狭窄，其次为第二、三狭窄，且第一狭窄处为伸缩度不大的冠状裂隙，是食管最狭窄部位。80%~90% 的上消化道异物能自行排出，10%~20% 需内镜治疗，< 1% 需外科手术取出异物或处理并发症。枣核在食源性异物导致肠穿孔中比例高达 58.6%，发病率有逐年升高趋势。

2. 腐蚀性异物

易造成消化道溃疡、液化和组织坏死，日后多形成管腔狭窄造成梗阻。

纽扣电池吞食是儿童中常见的腐蚀性消化道异物，电池放电及碱性物质外漏腐蚀黏膜，均易导致上消化道黏膜损伤，主要并发症有食管穿孔、气管 – 食管瘘、食管 – 主动脉瘘和喉返神经麻痹损伤等，部分出现术后瘢痕狭窄等远期并发症。

3. 磁性异物

尤其是多个异物时，相互吸引造成管腔的缺血坏死易形成瘘管。

磁铁引起的消化道异物尤其特殊，单枚磁铁异物多可自行排出，而多个磁铁异物往往造成严重的后果，需外科手术的比例远远高于其他异物。多枚磁铁异物可引起消化道穿孔、腹膜炎、腹内疝、内瘘、肠梗阻、肠扭转、肠套叠等严重并发症，甚至有脓毒症及死亡病例。

二、临床表现

1. 消化道异物

食管内异物症状多较明显，可表现为吞咽困难、疼痛、异物阻塞感、拒食、流涎等。胃和十二指肠异物多无明显临床症状，少数也可出现呕吐、腹痛、上腹部不适等表现。如果异物造成周围软组织肿胀可压迫呼吸道，造成咳嗽、喘息、发绀等呼吸系统表现；若有呕血或者便血提示有出血症状；若出现胃型及蠕动波提示幽门梗阻的可能；若颈部肿胀、红斑、压痛应警惕食管穿孔；若出现腹膜刺激征应考虑胃肠穿孔致腹膜炎；若出现危及生命的大出血要考虑食管 – 主动脉瘘可能。

2. 其他

儿童中生殖、泌尿系的异物包括缝衣针、棉花、水蛭、吸管、药瓶等，导致生殖道不规则出血、臭味分泌物、瘙痒等表现，泌尿系尿急、尿频、尿痛等感染表现，应引起家长重视，需耐心询问患儿病史。

三、超声诊断

1. 切面应用

对消化道异物的超声筛查主要通过消化道全程切面扫查，其中经会阴的标准切面，除了观察消化道远端外，还可以观察生殖道、尿道的情况。大致判断异物的大体位置、形态、大小、数量等，还可以发现其与周边组织的关系。

2. 直接征象

异物的直接征象与异物的性质有关。如为塑料、骨头、鱼刺、首饰、金属针等时，可表现为强回声，形态与异物形状相吻合；当异物为实心磁力球、铁球等时，可表现为强回声的弧形影，后方回声严重衰减，边界不清；当异物为液性成分时，可表现为无回声的囊性包块，边界清，与肠壁间可见气体。

3. 间接征象

当异物嵌顿时，可引起肠梗阻、肠壁水肿、肠穿孔、内瘘、腹膜炎等继发改变。表现为肠管扩张且张力高、肠壁水肿增厚、肠系膜网膜增厚、腹腔积液、肠间低回声粘连带等。

4. 动态监测

对于一些尚无症状的、期待自行排出的、相对安全的异物，超声可反复动态观察异物在消化道内的移动变化，密切监测异物是否引起消化道继发改变，为临床提供动态的影像学参考。

四、临床其他诊断方法

（一）喉镜

异物位于口咽部、食管入口上方者，先行喉镜检查。

（二）影像学

若考虑在食管入口处以下，则首选影像学检查。

1. X 线平片

若异物性质为 X 线下显影，则可通过平片检查确定异物所在部位、数量及潜在的并发症等，若异物为不显影材质则会出现假阴性的结果。

2. CT 评估

较 X 线平片的敏感性和特异度更高，且可判断异物与比邻组织的关系，确定有无感染、穿孔或瘘的征象。

五、临床治疗及预后

对于儿童消化道异物，消化道内镜不仅具有诊断意义，可直视异物的性质、数量、位置、大小、形态，观察有无黏膜损伤、出血、穿孔、瘘管形成等并发症，而且消化道内镜下治疗的成功率可达 95% 以上，具有微创、操作简便、经济、并发症少的优势。内镜治疗失败时，需立即外科手术治疗，防止发生腹腔脓肿或脓毒症等严重并发症。早期诊断并治疗，预后良好。

六、相关病例（图 8-5-1，图 8-5-2）

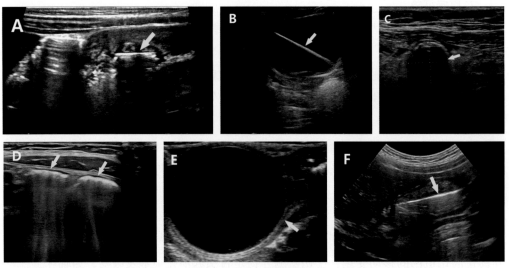

图 8-5-1 肠道异物

A.患儿腹腔肠管近回盲部异常回声，一端扎入肠壁，肠壁水肿增厚，患儿吞食鱼刺史；B.患儿膀胱内一短棒状异物；C.回盲部龙眼核异物，周边系膜明显增厚；D.磁珠异物；E.十二指肠球部的"海绵宝宝"生物球；F.幽门部平躺的一元硬币

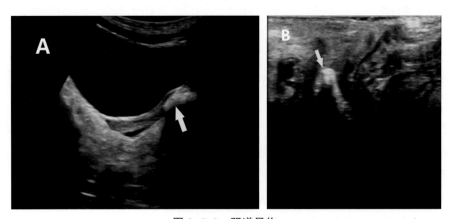

图 8-5-2 阴道异物

A.经腹扫查可见患儿阴道内可疑异常回声；B.经会阴部切面扫查可确切探及阴道内异常回声，术后证实为棉花

第九章

超声新技术在小儿消化道疾病中的应用进展

小儿消化道疾病的临床症状不具备特异性，且消化道蜿蜒曲折、相互重叠、内容物多，影像干扰因素多，诊断主要依赖影像学检查如 X 线腹平片、X 线钡剂造影、电子胃镜、CT 及 MRI 技术等。而近年来超声成像技术及检查方法的发展日新月异，对于儿童尤为重要。儿童发育中的器官对放射敏感性更高，因此经腹超声（US）无辐射的突出特点已成为小儿消化道疾病的首选成像方式。它可以提供有关运动、流量、灌注、蠕动以及器官充盈和排空的信息，具有较高的时空分辨率；还由于其无创性和高重复性，可以通过研究功能性胃肠道过程和功能性胃肠道疾病随时间推移的行为及其对治疗的反应，深入了解其病理生理机制。新近的超声技术已扩展到标准 B 模式 / 2D 成像之外，包括超声造影、弹性成像、介入技术及其他应用等，为小儿消化道疾病的诊断提供了最新领域的影像支持。

一、超声造影

（一）口服胃肠超声造影

目前，儿童上消化道疾病公认的有效检查方法是纤维胃镜，但其具有创、并发症发生率高、不易操作且患儿难以密切配合等缺点，不适用于临床大范围的疾病筛查。X 线钡餐造影需要服用钡剂，同时其放射性也不易被家长接受。胃肠超声造影又称为胃肠充盈检查法，通过口服造影剂与实时超声检查相结合，可提高诊断效果，弥补胃镜检查的不足，且无辐射、无创、便捷。使用造影剂可以减少气体干扰，改善腹部结构的可视化范围，可清晰观察病灶位置、大小、形态以及周围黏膜情况，同时可以观察到病灶对胃壁的侵犯。

1. 常用造影剂的种类

（1）无回声型造影剂：主要为水，能充盈胃腔，形成良好的透声窗，但其弊端是后方回声增强的伪像会掩盖部分病变，且排空速度快，难以消除肠道内气体的干扰，存在诊断的局限性。

（2）有回声型造影剂：①胃超声造影剂主要成分为谷物类、莲藕、陈皮等药食同源的粉末熟化物，利用其黏性的特点，减少胃肠腔气体、内容物、黏液等对超声波的干扰，且排空较慢，有利于充分观察病变。此类对比剂无异味、安全、易饮，口感贴近婴幼儿辅食且无毒副作用，易被患儿接受。通过口服充盈胃肠腔，能清晰显示胃肠壁的层次结构，提高病灶的分辨率和检出率，适用于儿童消化道尤其是上消化道的疾病筛查，并可作为胃镜肠镜的重要补充，还可以用于评估胃蠕动和排空，作为儿童上消化道疾病的筛查。②微泡超声造影剂以静脉造影剂"声诺维"为代表，它是磷脂包裹的六氟化硫（SF6）微泡造影剂，经适当稀释调制后，可口服后在超声造影谐波成像模式下检查。但是此模式下，二维超声分辨力有所降低，胃肠结构成像质量下降，因此不推荐作为一线造影剂使用。

2. 胃肠超声造影的突出优势

（1）儿童消化道各种先天性及后天性的疾病，通过口服造影剂，能更清晰地显示病变特点。

（2）在占位性病变的诊断中，尤其在空腹状态下不能辨别占位来源时，胃肠超声造影的准确率及特异性较高，它削弱了气体干扰，使声束穿透胃肠壁直达病灶，可清晰显示胃肠壁层次，并可准确定位病变部位。

（3）不仅能观察到胃肠腔内的占位，因其能形成良好稳定的透声窗，还能分辨突向腔外的占位，诊断胃肠壁外压性病变，并显示其与消化道壁的关系。

（4）对于黏膜及黏膜下病变可清晰显示，可诊断和跟踪黏膜下肿物。

（5）对周围的毗邻脏器和组织（如胰腺、肝外胆管、胃周围和腹膜后淋巴结、腹膜后血管）也能清晰显示，为相关疾病的诊断与鉴别诊断拓宽新的视野。

3. 制约胃肠超声造影的因素

体脂厚、严重哭闹不配合、胃肠准备不充分以及操作者的手法和熟练程度等，均会对图像质量造成影响；浅表性胃炎及小溃疡难以鉴别；胃息肉的检出率低于胃镜。

（二）经静脉超声造影

二维超声与能量多普勒（power doppler image，PDI）技术是评价消化道肿瘤及胃肠壁炎症活动的高性价比检查方法之一，但易受检查者手法、胃肠道蠕动及超声仪器调节或性能的影响，使结果分析的差异较大，评价标准欠客观。经静脉超声造影（contrastenhanced ultrasound，CEUS）技术的出现提供了新的影像诊断方法，它是经静脉注射微小气泡组成的造影剂，通过增强血细胞信号，增加血管对比度。观察组织血流灌注特征并分析其动态变化的超声检查方法，是实时超声下观测实质器官血流灌注最灵敏的方法，且无肾毒性，无电离辐射，过敏反应的可能性较低。CEUS 的破坏 – 再灌注方法还可以避免与呼吸相关的运动伪影，可以实现多切面地快速连续地对同一目标重复测量及观察。CEUS 被欧洲医学和生物学超声学会联合会（EFSUMB）指南广泛接受并推荐用于炎症性肠病，建议用于评估胃肠壁和胃肠肿瘤的血管分布。

1. CEUS 评估炎症性肠病血流灌注

CEUS 可用于评估胃肠壁和周围组织的实质血流灌注，进行炎症活动性的监测及定性评估，在监测溃疡性结肠炎和克罗恩病的病程方面具有公认的作用。炎性肠病活动期时病变肠壁大量新生血管生成，是影像学检查可视化炎性肠壁的基础，CEUS 灌注特征表现为黏膜下层广泛的高增强或由管壁内至外的离心性增强。随着病程延长，血管可向固有肌层乃至浆膜层及周围系膜组织增生蔓延，CEUS 灌注特征反映出病程延长和（或）炎症活动程度较高，表现为由管壁内至外全层透壁性增强。缓解期时，炎症活动由急性转向慢性，肠壁纤维化，伴随着顺应性下降，进展至肠腔狭窄，黏膜下层及黏膜层内新生血管减少，对应的血流灌注量减少，CEUS 灌注特征表现为管壁外至内的向心性增强或肠壁低（无）增强。但这种诊断方式的局限性是主观性强。为了实现造影剂注射后小肠壁血管分布对比的客观测量，学者们引入了定量技术。推注造影剂后，通过定量分析目标区域的灰度或者通过获取相应的参数（如时间－强度曲线下面积、上升时间、峰值强度、平均通过时间等），使结果更客观、精确。

2. CEUS 评估肿瘤血流灌注

肿瘤生长伴随着新血管生成，肠道血管系统的评估可以提供有关肿瘤灌注的功能信息，CEUS 可通过增强模式、增强分布、肿瘤坏死、不规则和扩大的血管（直径＞5 mm）等评估肿瘤血管分布。可表现为快速动脉增强（弥漫性、向心性或离心性），随后在静脉期逐渐消失。如果在动脉和静脉期在肿瘤内可以看到非增强区域，则认为存在肿瘤坏死。

3. CEUS 鉴别炎症与肿瘤

尽管炎症和肿瘤均表现出血管生成的特征，但由于病理生理机制的不同，它们在血液灌注方面有着显著差异，这有助于两种疾病之间的鉴别诊断。肠血管从肠系膜根部垂直穿入肠浆膜，穿过固有肌层进入黏膜下层形成动脉丛，然后将许多小分支送入黏膜层。因此，从浆膜层到黏膜层的正常血管分布呈"梳齿状"。当发生炎症时，主要的病理生理变化是小血管的扩张和充血，而血管分布没有明显变化。因此，CEUS 上炎症的增强顺序仍然是有序的，这表明炎症过程不会破坏肠壁的正常分层和血管分布。在炎性病变中，血管分布保持均匀，坏死很少见。这两个特征都可能有助于炎性病变的均匀增强。但是，肿瘤细胞具有强大的侵袭能力，会产生大量高度混乱且分布不均的新血管，破坏肠壁的结构，导致血管曲折，破坏甚至闭塞，导致正常的"梳齿状"血管分布丧失。上述因素可导致 CEUS 增强紊乱。随着肿瘤的增大，内部血液供应趋于不足，可能发生内部出血和坏死，新血管分布不均以及内部出血和坏死可能导致 CEUS 上的肿瘤异质性增强，恶性病变中血管的曲折和阻塞可能导致对血流的抵抗力高于正常水平，因此，在肿瘤中，造影剂趋于更缓慢地进入和流出，呈现出具有相对平缓的上升分支的"缓慢进出"的增强模式。

4. CEUS 在儿科领域的使用限制

CEUS 多年来在儿科领域中均未获得应用许可，美国 FDA 仅批准声诺维用于膀胱和肝脏，国内仅被批准用于膀胱腔内 CEUS，其他器官组织多为标签外使用。在欧洲需监护人签署知情同意书，还需通过医院伦理审查，方可标签外使用。虽然 CEUS 在儿科领域开展受限，尤其是我国尚未批准应用于儿童，但相关技术应用的研究已经在进行。最新的国外文献指出，儿童 CEUS 与 CT、MRI 相比，具有明显的优势：价廉、无辐射、无肾毒性、可重复、无需镇静及实验室测试可在各种环境下进行。《2020版肝脏超声造影临床实践规范与指南》中指出：CEUS 在儿童中使用是安全的，强烈推荐。期待国内外学者通过药物临床试验质量规范管理等方式通过医院伦理审查，进行多中心儿童 CEUS 的研究，使 CEUS 技术能广泛应用于儿科领域。

二、超声弹性成像技术

实时剪切波弹性成像技术（shear wave elastography, SWE）主要用于评估慢性肝病的纤维化程度和肝硬化的存在，鉴别甲状腺及乳腺良恶性病变，但在消化道病变应用中的报道相对较少。

1.SWE 在网膜疾病中的运用

正常人的大网膜上缘悬吊于胃大弯和近端十二指肠下方，分布于肠管表面与壁层腹膜间，内含有脂肪、纤维、血管及神经等组织，常规超声难以分辨。当大网膜病变时，网膜受累增厚、回声增强，超声可清晰显示。大网膜病变包括良、恶性。良性病变有炎症、结核、囊肿及梗死等，其中大网膜结核发生率最高；恶性病变有淋巴瘤、转移癌、黏液瘤、间皮瘤等，其中原发灶常来源于女性卵巢肿瘤及男性消化道肿瘤的大网膜转移癌。

研究学者认为可将 SWE 作为一种无创的检查手段来评估网膜的良恶性病变。SWE 成像是利用动态应力，测量组织表面激发产生平行或垂直维度的剪切波，通过测量剪切波的速度，进而定量计算出组织的杨氏模量值，在鉴别网膜结核及转移癌中有较高的灵敏度及特异度。实时剪切波弹性成像联合常规超声检查，对网膜结核的诊断效能优于两者的独立应用，可作为网膜结核穿刺前有效、无创的辅助检查方法。

网膜淋巴瘤（omental lymphoma）为结外淋巴瘤的一种类型，最常见的结外累及器官为胃肠道，因网膜不含淋巴组织，故淋巴瘤累及网膜很少见。网膜非霍奇金淋巴瘤最常见的病理类型为弥漫大 B 淋巴瘤，Burkitt 淋巴瘤少见，可通过网膜淋巴瘤的常规超声及弹性图像特异性的表现——"镶嵌征"与网膜转移癌区分。网膜恶性病变超声弹性评分较高，良性反之，以此鉴别网膜良、恶性病变。

2.SWE 可反应肠壁纤维化程度

传统的影像学检查无法直接、无创评估肠壁的组织硬度。在炎症性肠病中，SWE 可经腹评估肠壁硬度，经济、安全、无创地鉴别炎性和纤维化狭窄，纤维化的肠壁弹性评分较高，通过组织的硬度变化动态监测疾病的进程。

三、介入超声

诊断消化道疾病的金标准仍然是病理学，可指导临床诊疗。消化道病变的组织获取通常依靠胃镜、肠镜等消化内镜下的活检，当存在内镜检查的禁忌证、取材不满意或不充分、小肠段病变使内镜应用受限，有时不能得到确切诊断。腹腔镜探查或开腹手术可最终明确诊断，但手术活检创伤大、风险高、经济压力重，不易被患儿和家长接受。

　　超声可较直观地显示病变的整体观，可多切面观察消化道结构与病变的关系，还能检测病变的血供情况，并区分病变与邻近脏器的位置关系。经腹超声引导下穿刺活检，取材满意率高，可作为鉴别诊断炎性肠病、肠淋巴瘤、肠癌等其他肠道疾病的重要补充手段。超声引导下穿刺活检直观、便捷、经济，并发症（主要包括出血、肠瘘、消化液漏、腹膜炎、针道转移等）规范操作下发生率低，被证实为一种安全可靠的方法，可广泛应用于获取实质脏器病理组织，可作为内镜活检诊断困难时的替代方案，为临床决策提供新的辅助方法。

四、其他应用

1. 床旁超声在重症患儿肠内营养支持中的应用

　　危重患儿在持续镇痛镇静下，常伴有胃排空延迟及吸收功能障碍等不良反应，营养支持是危重症患儿基础治疗手段之一，其中肠内营养（enteral nutrition，EN）是首要考虑的支持途径。相比肠外营养，肠内营养花费少、避免了肠外营养可能引发的多种并发症、能获得与肠外营养相近的营养支持效果。镇痛镇静对胃肠功能存在负面影响，如阿片类镇痛药可引起肠道功能障碍，常表现为便秘，也可表现为恶心、呕吐、腹胀、Oddi 括约肌痉挛及喂养不耐受等不良反应。肠内营养很大程度影响重症患儿的预后，日益受到临床重视，良好的胃肠功能是顺利开展肠内营养的保障，而早期肠内营养又可促进胃肠功能的恢复，形成良性循环。

　　肠内营养过程中判断是否耐受最常用的方法是通过胃残余量监测了解胃排空的情况，但不能预判能够供给重症患儿营养量的多少，且受胃管直径及尖端位置、患儿体位、消化腺分泌等因素的影响较大。消化道超声检查能深入评估及判断胃排空、监测功能性疾病和胃肠道动力障碍的情况，是研究胃动力的一种潜在的有价值的无创性的技术手段。胃肠超声通过应用胃窦单切面面积检测液体胃排空，与放射性核素法比较有很好的一致性，对重症患者胃排空功能评价具有很好的指导意义，且可避免抽吸法测量胃残余量的一些不良反应。但胃肠超声也同时存在一些不足，如肥胖、腹部手术、胃肠胀气等会影响图像质量。床旁胃肠超声能减少反复抽吸胃管引起胃黏膜损伤的可能，更能客观、准确地判断胃排空情况、评估胃肠运动功能的强弱，能有效地缩短肠内营养的起始时间及达到目标喂养速度的时间，并有效减少肠内营养中断率，效果显著，值得在持续镇痛镇静的危重患儿中进一步推广应用。

2. 床旁超声定位重症患者鼻肠管

　　为了保障重症患者肠内营养的支持，放置幽门后肠内营养的鼻肠管是重要途径，而鼻饲管的位置准确是营养支持的关键步骤。临床通常采用盲插法放置，失败及异位的概率大，操作不当时可能会造成肺炎、气胸等严重后果。临床上判断鼻肠管的位置的"金标准"是 X 线定位，但存在辐射性、耗时长、可重复性差、临床转运不便等缺点，尤其是危重症的早产儿，实施起来很困难。近年来，利用便捷、无辐射、可床旁反复操作的腹部超声来确认鼻饲管位置，并对危重患者做到有效评估的方式，受到临床高度关注，相关研究也逐步展开。

参考文献

［1］丁文龙、刘学政. 系统解剖学［M］. 9 版. 北京：人民卫生出版社，2020.

［2］李继承、曾园山. 组织学与胚胎学［M］. 9 版. 北京：人民卫生出版社，2018.

［3］Cochard. 奈特人体胚胎学彩色图谱［M］. 高英茂主译. 北京：人民卫生出版社，2004.

［4］刘萍萍，黎新艳，欧作强，等. 超声筛查在新生儿消化道畸形诊断中的应用［J］. 中国妇幼健康研究，2022（7）：66-71.

［5］Romiti A, Viggiano M, Savelli S, et al.Comparison of mediastinal shift angles obtained with ultrasound and magnetic resonance imaging in fetuses with isolated left sided congenital diaphragmatic hernia［J］. Journal of Maternal-Fetal & Neonatal Medicine，2022，35（2）：269-274.

［6］Whalen M.An infant with esophageal atresia and tracheoesophageal fistula: what does the X-Ray reveal?［J］. Neonatal Network，2022，41（4）：236-242.

［7］Shreder EV, Vadina TA, Konyukhova MB, et al. Ectopic thyroid gland: clinical features and diagnostics in children［J］. Problemy Endokrinologii, 2022，68（3）：76-85.

［8］贾立群，王晓曼. 实用儿科腹部超声诊断学［M］. 北京：人民卫生出版社，2009.

［9］刘萍萍，黎新艳，田晓先，等. 17 例小儿非肥厚性幽门梗阻的高频超声诊断价值及临床分析［J］. 中国实验诊断学，2022（6）：921-923.

［10］Sugano K, Spechler SJ, EL-OMAR EM, et al.Kyoto international consensus report on anatomy, pathophysiology and clinical significance of the gastro-oesophageal junction［J］. GUT, 2022, 71（8）：1488-1514.

［11］Perveen S, Ali S, Israr S.Variety of gastrointestinal duplications in children: experience at tertiary care hospital［J］. Journal of Ayub Medical College, Abbottabad: JAMC, 2022，34（1）：58-61.

［12］Park JS, Byun Y, Choi SJ, et al.Feasibility of point-of-care ultrasound for diagnosing hypertrophic pyloric stenosis in the emergency department. Pediatric Emergency

Care, 2021, 37（11）：550-554.

［13］Kache SA, Sale D, Chinwuko VIJ, et al.Duodenal obstruction due to missed pre-duodenal portal vein in a patient with intestinal malrotation［J］. African Journal of Paediatric Surgery: AJPS, 2022, 19（2）：109-111.

［14］Ismailoglu T.The Nutcracker Syndrome［J］. Journal of Radiology Case Reports, 2022, 16（5）：17-23.

［15］施诚仁，金先庆，李仲智. 小儿外科学［M］. 4 版. 北京：人民卫生出版社. 2009.

［16］Grande MC, Margarit MJ, Fuentes CS.Intestinal duplication isolated from the digestive tract: an entity to be considered.cirugía pediátrica : organo oficial de la sociedad española de cirugía pediátrica［J］. 2022,35（1）：36-41.

［17］Liu X, Hao P, Lui VCH, et al.Gut lumen formation defect can cause intestinal atresia: evidence from histological studies of human embryos and intestinal atresia septum［J］. Journal of Developmental Origins of Health and Disease,2022,13（1）：61-67.

［18］Rich BS, Bornstein E, Dolgin SE.Intestinal atresias［J］. Pediatrics in Review, 2022, 43（5）：266-274.

［19］朱飞，韩雪盈，刘鹏，等.《美国放射学院适宜性标准：疑似小肠梗阻》2020 年版要点解读［J］. 中国普外基础与临床杂志，2021（2）：171-174.

［20］Hwang M, Tierradentro-garcía LO, Dennis RA, et al.The role of ultrasound in necrotizing enterocolitis［J］. Pediatric Radiology, 2022, 52（4）：702-715.

［21］Cuna A, Chan S, Jones J, et al.Feasibility and acceptability of a diagnostic randomized clinical trial of bowel ultrasound in infants with suspected necrotizing enterocolitis［J］. European Journal of Pediatrics, 2022, 181（8）：3211-3215.

［22］黄兰，熊涛，唐军，等. 新生儿坏死性小肠结肠炎临床诊疗指南（2020）［J］. 中国当代儿科杂志，2021（1）：1-11.

［23］Jerry AL, Amboiram P, Balakrishnan U, et al.Clinical profile, outcomes and predictors of mortality in neonates operated for gastrointestinal anomalies in a tertiary neonatal care unit- an observational study［J］. Journal of Indian Association of Pediatric Surgeons, 2022, 27（3）：287-292.

［24］Shinar S, Agrawal S, Ryu M, et al.Fetal meconium peritonitis - prenatal findings and postnatal outcome: a case series, systematic review, and meta-analysis［J］. Ultraschall in Der Medizin, 2022, 43（2）：194-203.

［25］Bakhshandeh T, Maleknejad A, Sargolzaie N, et al.The utility of spectral doppler evaluation of acute appendicitis［J］. Emergency Radiology, 2022, 29（2）：371-375.

［26］Ashjaei B, Mehdizadeh M, Alizadeh H, et al.Evaluating the value of different sonographic findings in diagnosis of acute appendicitis in children ［J］. African Journal of Paediatric Surgery: AJPS, 2022，19（1）：13–17.

［27］Bolmers MDM, Bom WJ, Scheijmans JCG, et al.Accuracy of imaging in discriminating complicated from uncomplicated appendicitis in daily clinical practice ［J］. International Journal of Colorectal Disease, 2022，37（6）：1385–1391.

［28］Hou J, Feng W, Liu W, et al.The use of the ratio of C–reactive protein to albumin for the diagnosis of complicated appendicitis in children ［J］. American Journal of Emergency Medicine，2022（52）：148–154.

［29］Hryn VH, Drabovskiy VS, Sytnik DA, et al.Peculiarities of morphoetiopathogenesis of acute appendicitis and consequences after appendectomy ［J］. Wiadomosci Lekarskie （Warsaw, Poland: 1960），2022，75（6）：1492–1499.

［30］Zhang Y, Shao C, Wei X, et al.Ultrasound findings to predict risk of recurrence in pediatric intussusception after air enema reduction ［J］. Journal of Ultrasound In Medicine, 2022，41（5）：1227–1235.

［31］Furlong SA, Hart A, Lobeck I, et al.Recurrent ileocolic intussusception with appendiceal lead point in a 2–year–old child: an etiology to be aware of on ultrasound ［J］. Radiology Case Reports, 2022，17（6）：1951–1954.

［32］Subramaniam S, Chen AE, Khwaja A, et al.Point–of–care ultrasound for differentiating ileocolic from small bowel–small bowel intussusception ［J］. Journal of Emergency Medicine, 2022，62（1）：72–82.

［33］Lin–martore M, Firnberg MT, Kohn MA, et al.Diagnostic accuracy of point–of–care ultrasonography for intussusception in children: a systematic review and meta–analysis ［J］. American Journal of Emergency Medicine, 2022（58）：255–264.

［34］Sun Z, Song G, Lian D, et al.Process management of intussusception in children: a retrospective analysis in China ［J］. Pediatric Emergency Care, 2022，38（7）：321–325.

［35］García GL, Ballesta B, Rodríguez TJ, et al.Urachal pathology: review of cases ［J］. Urologia Internationalis, 2022，106（2）：195–198.

［36］Gandhi D, Garg T, Shah J, et al.Gastrointestinal duplication cysts: what a radiologist needs to know ［J］. Abdominal Radiology, 2022，47（1）：13–27.

［37］Devi GK, Goei AHY, Ragavendra K, et al.Meckel's diverticulum – clinical presentation and pitfalls in diagnosis in the pediatric age group in singapore ［J］. Journal of Indian Association of Pediatric Surgeons, 2022，27（3）：340–344.

［38］Li C, Luo Y, Ouyang H, et al. Clinical features of intestinal polyps and risk factors for secondary intussusception in children: an analysis of 2669 cases［J］. Chinese Journal of Contemporary Pediatrics, 2022；24（5）：530-535.

［39］Jiang HH, Lu F, Tan SG, et al.Peutz-Jeghers syndrome manifested as multiple polyps in jejunum with intussusception［J］. Journal of Medical Cases, 2022, 13（6）：302-306.

［40］Aytin YE, Türkyilmaz Z.a rare cause of mechanical intestinal obstruction due to small bowel intussusception: a solitary Peutz-Jeghers type hamartomatous polyp［J］. Ulusal Travma Ve Acil Cerrahi Dergisi-Turkish Journal of Trauma & Emergency Surgery, 2022, 28（6）：879-883.

［41］Van WEA, Benninga MA, Van LJL, et al.Intestinal ultrasound in pediatric inflammatory bowel disease: promising, but work in progress［J］. Inflammatory Bowel Diseases, 2022, 28（5）：783-787.

［42］Hata J, Imamura H.The use of transabdominal ultrasound in inflammatory bowel disease［J］. Korean Journal of Radiology, 2022, 23（3）：308-321.

［43］Ma Y, Jiang Q, Zhang Z, et al.Diagnosis of Hirschsprung disease by hydrocolonic sonography in children［J］. European Radiology, 2022, 32（3）：2089-2098.

［44］Apte A, Mayhew A, Mckenna E, et al.Clinical quiz-newborn female with an anorectal malformation and a gynecological abnormality［J］. European Journal of Pediatric Surgery Reports, 2022, 10（1）：63-67.

［45］Yin C, Tong L, Nie D, et al.Significance of the "line sign" in the diagnosis of congenital imperforate anus on prenatal ultrasound［J］. BMC Pediatrics, 2022, 22（1）：15-19.

［46］Okuhira T, Yoden A, Kaji E, et al.Usefulness of ultrasonography for small intestinal evaluations in pediatric Crohn's disease［J］. Pediatrics International, 2022, 64（1）：e15206.

［47］Tripathy PK, Jena PK, Pattnaik K.Management outcomes of mesenteric cysts in paediatric age group［J］. African Journal of Paediatric Surgery: AJPS, 2022, 19（1）：32-35.

［48］Young A, Yusuf GT, Fang C, et al.Cholecystoduodenal fistula identified on oral contrast-enhanced ultrasound［J］. Journal of Ultrasound, 2022, 25（2）：339-342.

［49］中国医药教育协会超声专委会胃肠超声学组.中国胃充盈超声检查专家共识［J］.肿瘤预防与治疗, 2020（11）：817-827.

［50］沈理, 章建全, 顾新刚, 等.口服造影剂胃超声检查规范操作专家共识意见（草案, 2020年, 上海）［J］. 中华医学超声杂志, 2020（10）：933-952.

中英文对照

英文简写	英文名词	中文名词

A

AO	abdominal aorta	腹主动脉
AP	appendix	阑尾
AIR	appendicitis inflammatory response	阑尾炎炎症反应
ADF	advanced dynamic flow	高级动态血流成像
ALL	acute lymphoblastic leukemia	急性淋巴细胞白血病
AAO	ascending aorta	升主动脉
AUS	abdominal ultrasonography	床旁腹部超声
AMA	aortomesenteric angle	腹主动脉与肠系膜上动脉夹角
ARM	anorectal manometry	直肠肛门测压法
ABO	adhesive bowel obstruction	粘连性肠梗阻
ALCL	anaplastic large cell lymphoma	间变大细胞淋巴瘤
APPES	appendictis-pediatric score	儿童阑尾炎评分（新）
	annular pancreas	环形胰腺
	appendicitis	阑尾炎

B

BL	Burkitt lymphoma	伯基特淋巴瘤
BE	barium enema	钡剂灌肠
	branchial cleft cyst	鳃裂囊肿

C

CA	cardia	贲门
CE	cecum	盲肠
CD	Crohn disease	克罗恩病
CDH	congenital diaphragmatic hernia	先天性膈疝
CDE	congenital diaphragmatic eventration	先天性膈膨升
CAS	children's appendicitis score	儿童阑尾炎评分

CPP	circumportal pancreas	门静脉型环状胰腺
CDG	congenital defects of gastric musculature	先天性胃壁肌层缺损
CHPS	congenital hypertrophic pyloric stenosis	先天性肥厚性幽门狭窄
CEUS	contrast enhanced ultrasound	超声造影技术
CPP	circumportal pancreas	门静脉型环状胰腺
CPSF	congenital pyriform sinus fistula	先天性梨状窝瘘
	congenital intestinal malrotation	先天性肠旋转不良
	congenital anal atresia	先天性肛门闭锁
	cystic hygroma	囊性水瘤
	cavernous lymphangioma	海绵状淋巴管瘤
	capillary lymphangioma	毛细管性淋巴管瘤

D

DU	duodenum	十二指肠
DLBCL	diffuse large B-cell lymphoma	弥漫大 B 细胞淋巴瘤

E

E	esophagus	食管
EA	esophageal atresia	先天性食管闭锁
EN	enteral nutrition	肠内营养

F

FTRB	full-thickness rectal biopsy	直肠全层活检

G

GB	gallbladder	胆囊
GD	gastricduplication	胃重复畸形
GER	gastroesophageal reflux	胃食管反流
GMP	prolapse of gastric mucosa	胃黏膜脱垂症
GERD	gastroesophageal reflux disease	胃食管反流病
	gastric volvulus	胃扭转

H

HL	Hodgkin lymphoma	霍奇金淋巴瘤
HSP	Henoch-Schonlein purpura	过敏性紫癜
HAD	Hirschsprung disease allied disorders	巨结肠同源病
HSCR	Hirschsprung's disease	先天性巨结肠

	heart	心脏

I

I	ileum	回肠
IM	iliopsoas muscle	髂腰肌
IVC	inferior vena cava	下腔静脉
ILO	ileocecal ostium	回盲口
	intussusception	肠套叠
	intestinal dysganglionoses	肠神经元性发育异常
	internal hernia	腹内疝

J

J	jejunum	空肠
JP	juvenile polyp	幼年性息肉
JPS	juvenile polyposis syndrome	幼年性息肉病综合征

L

L	liver	肝脏
IM	iliopsoas muscle	髂腰肌
LBL	lymphoblastic lymphoma	淋巴母细胞性淋巴瘤
	lymphangiohemangioma	淋巴血管瘤
	lymphangioma	淋巴管瘤
	left renal vein entrapment syndrome	左肾静脉压迫综合征

M

MP	meconium peritonitis	胎粪性腹膜炎
MC	mesenteric cyst	肠系膜囊肿
MD	Meckel diverticulum	梅克尔憩室

N

NHL	non-Hodgkin lymphoma	非霍奇金淋巴瘤
NEC	necrotizing enterocolitis	坏死性小肠结肠炎

O

	omental lymphoma	网膜淋巴瘤

P

P	pancreas	胰腺
PD	pancreas divisum	胰腺分裂

PM	psoas major	腰大肌
PDI	power doppler imaging	能量多普勒成像技术
PAS	the pediatric appendicitis score	儿童阑尾炎评分
PDPV	preduodenal portal vein	十二指肠前门静脉
PGIL	primary gastrointestinal lymphoma	原发性胃肠道淋巴瘤
	perianal abscess	肛周脓肿
	pouch sign	囊袋征

S

STO	stomach	胃
SVC	superior vena cava	上腔静脉
SMA	superior mesenteric artery	肠系膜上动脉
SMV	superior mesenteric vein	肠系膜上静脉
SMI	superb microvascular imaging	超微血流成像技术
SWE	shear wave elastography	实时剪切波弹性成像技术
SMAT	superior mesenteric artery thrombosis	肠系膜上动脉血栓
	simple lymphangioma	单纯性淋巴管瘤
	superior mesenterie artery syndrome	肠系膜上动脉综合征

T

T	thymus	胸腺
TC	thyroid cartilage	甲状软骨
THY	thyroid	甲状腺
TCA	total colonic aganglionosis	全结肠巨结肠
TEF	tracheo-esophageal fistula	食管 - 气管瘘
	thyroglossal cyst	甲状舌管囊肿
	thyroglossal fistula	甲状舌管瘘

U

| URSM | urorectal septal malformation sequence | 尿直肠膈畸形序列征 |

V

| | vasculolymphatic malformation | 血管淋巴管畸形 |

附录

儿童消化道超声八组基本扫查切面模式图与超声图

切面一　食管颈段及胸段切面

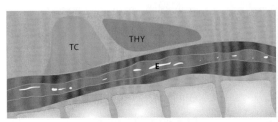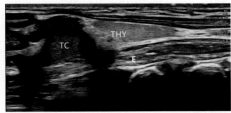

（1）食管颈段矢状面的模式图及超声图

E：食管（颈段）　TC：甲状软骨　THY：甲状腺

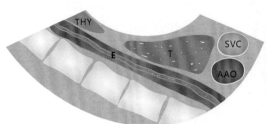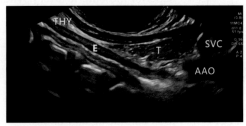

（2）食管胸段矢状面的模式图及超声图

E：食管（颈段）THY：甲状腺　T：胸腺　SVC：上腔静脉　AAO：升主动脉弓

切面二　食管腹段及贲门切面

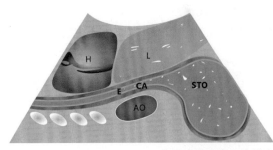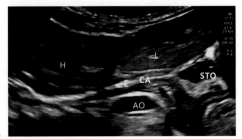

食管腹段及贲门的模式图及超声切面图

E：食管（腹段）　CA：贲门　STO：胃　AO：腹主动脉　H：心脏　L：肝脏

切面三　胃幽门切面

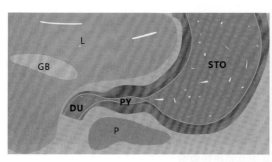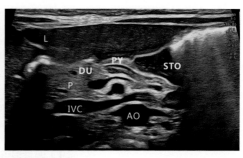

幽门切面的模式图及超声切面图

PY：幽门　DU：十二指肠（球部）STO：胃　L：肝脏　GB：胆囊　P：胰腺

AO：腹主动脉　IVC：下腔静脉

切面四　十二指肠与肠系膜上动、静脉切面

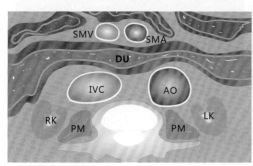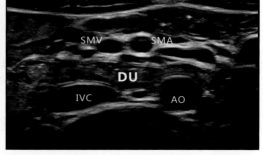

十二指肠的模式图与超声切面图

DU：十二指肠（水平部）　AO：腹主动脉　SMA：肠系膜上动脉　SMV：肠系膜上静脉

IVC：下腔静脉　PM：腰大肌　LK：左肾　RK：右肾

切面五　空回肠切面

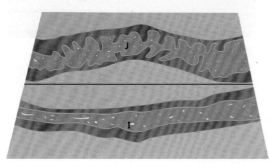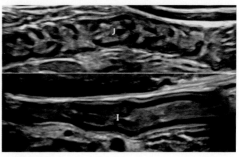

空回肠切面模式图与超声图

J：空肠　I：回肠

切面六　回盲部及阑尾切面

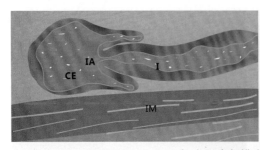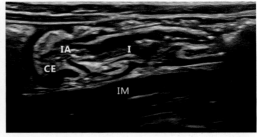

（1）回盲部模式图及超声切面图

Ce：盲肠　I：回肠（末端）　IA：回盲口　IV：回盲瓣

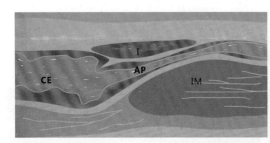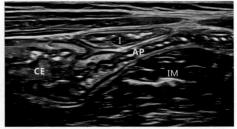

（2）阑尾模式图及超声切面图

Ap：阑尾　Ce：盲肠　I：回肠（末端）

切面七　结肠切面

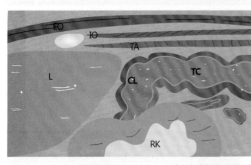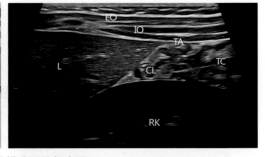

（1）结肠之肝曲模式图及超声图

CL：结肠肝曲　TC：横结肠　L：肝脏　RK：右肾　EO：腹外斜肌　IO：腹内斜肌　TA：腹横肌

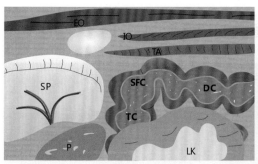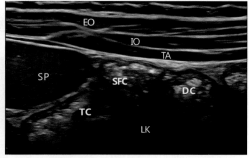

（2）结肠之脾曲模式图及超声图

SFC：结肠脾曲　TC：横结肠　DC：降结肠　SP：脾脏　EO：腹外斜肌　IO：腹内斜肌
TA：腹横肌

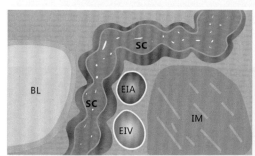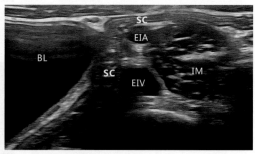

（3）结肠之乙状结肠模式图及超声图

SC：乙状结肠　EIA：髂外动脉　EIV：髂外静脉　IM：髂腰肌

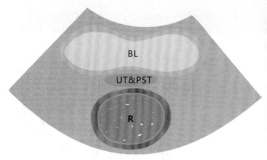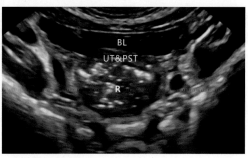

（4）结肠之直乙交界模式图及超声图

R：直肠　BL：膀胱　UT：子宫　PST：前列腺

切面八　经会阴切面

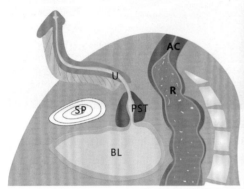 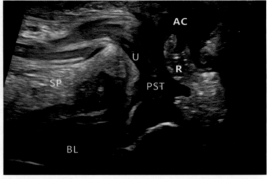

（1）经会阴切面（男性）

R：直肠　AC：肛管　U：尿道　BL：膀胱　PST：前列腺　SP：耻骨　CP：阴茎海绵体

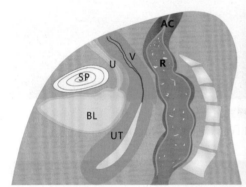 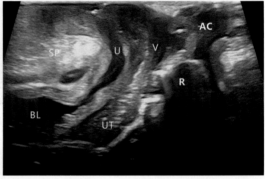

（2）经会阴切面（女性）

R：直肠　AC：肛管　U：尿道　V：阴道　BL：膀胱　UT：子宫　SP：耻骨联合